DAVID ZINCZENKO
COM PETER MOORE

Dieta das 8 horas

SEXTANTE

Este livro é uma obra de referência e não um manual médico. As informações nele contidas têm o objetivo de ajudar o leitor a tomar decisões conscientes sobre sua saúde. O propósito desta publicação não é substituir tratamentos nem orientações de profissionais da área médica. Caso você suspeite de que tem um problema de saúde, nós o aconselhamos a consultar um médico. Além disso, busque a orientação desse profissional antes de tomar qualquer medicamento. O autor e a editora não se responsabilizam por quaisquer efeitos colaterais que possam resultar do uso ou da aplicação das informações aqui apresentadas.

Título original: *The 8-Hour Diet*

tradução: Ana Beatriz Rodrigues
preparo de originais: Magda Tebet
revisão técnica: Dra. Roberta Lima e professora Tainá Soares
revisão: Flávia Midori e Rebeca Bolite
fotografias: Beth Bischoff
projeto gráfico e diagramação: Valéria Teixeira
capa: Miriam Lerner
impressão e acabamento: Cromosete Gráfica e Editora Ltda.

CIP-BRASIL. CATALOGAÇÃO NA PUBLICAÇÃO
SINDICATO NACIONAL DOS EDITORES DE LIVROS, RJ

Z67d Zinczenko, David
Dieta das 8 horas / David Zinczenko com Peter Moore; tradução de Ana Beatriz Rodrigues. Rio de Janeiro: Sextante, 2014.
256 p.: il.; 16 x 23 cm.

Tradução de: The 8-hour diet
ISBN 978-85-431-0150-7

1. Emagrecimento. 2. Dieta de emagrecimento. 3. Exercícios físicos. I. Moore, Peter. II. Título.

14-15593 CDD: 613.25
CDU: 613.24

Rua Voluntários da Pátria, 45 – Gr. 1.404 – Botafogo
22270-000 – Rio de Janeiro – RJ
Tel.: (21) 2538-4100 – Fax: (21) 2286-9244
E-mail: atendimento@esextante.com.br
www.sextante.com.br

SUMÁRIO

PREFÁCIO

QUERO FALAR SOBRE UM MOMENTO que mudou a minha vida. Porque vai mudar a sua também.

Há muitos anos, logo depois de ser nomeado editor-chefe da revista *Men's Health*, vivi uma crise pessoal. Aparentemente, eu tinha uma vida perfeita: reuniões quase diárias de manhã durante as quais tomava um café reforçado, além de jantares regados tarde da noite para bajular escritores e fotógrafos. Eu comia e trabalhava da manhã à noite, mas tinha uma alimentação muito "saudável". Malhava feito um maníaco – corria maratonas aos sábados e domingos e praticava musculação na hora do almoço várias vezes por semana. Eu precisava de toda aquela comida e de todo aquele exercício, tinha que levantar cedo e ficar acordado até tarde, para manter minha forma física e a carga de trabalho que me permitiram ser o "cara da *Men's Health*".

Eu era a personificação de "saudável e ativo". Estava fazendo tudo. E estava exausto.

Em 1999, aos 52 anos, meu pai sofreu um derrame que lhe tirou a vida. Sua morte me ensinou duas lições. Em primeiro lugar, a vida era curta e eu precisava aproveitá-la ao máximo. Segundo, eu precisava me exercitar constantemente e seguir uma dieta rigorosa para evitar o mesmo destino. Mas, depois de anos tentando fazer tudo, eu estava cansado de estar cansado o tempo todo. Meu médico observou que, como meu pai, eu também estava a caminho da hipertensão. Algo dentro de mim dizia que era hora de desacelerar. Talvez, afinal, não fosse assim tão saudável eu me esforçar tanto para ser saudável.

Mais ou menos nessa época, comecei a ler algumas pesquisas preliminares sobre uma nova tendência na ciência do emagrecimento que estava gerando resultados importantes. Ela não envolvia praticar exercícios difíceis, contar calorias o tempo todo, nem levar o corpo ao limite. Era uma técnica simples, por meio da qual reduzimos as horas que passamos comendo, reduzimos a intensidade dos exercícios e passamos mais tempo descansando e desfrutando os alimentos de que mais gostamos. Em algum lugar, bem lá no fundo, fiquei matutando os preceitos dessa nova ciência.

Não foi uma decisão repentina. Com o tempo, comecei a evitar essas reuniões acompanhadas de um café da manhã reforçado. Passei a caminhar despreocupadamente até o trabalho e a me concentrar apenas em resolver os problemas que apareciam antes de um longo e delicioso almoço. Parei de me exercitar tanto na academia e de correr maratonas, dispensei meu *personal trainer*. Comecei a ir para a cama mais cedo, em vez de trabalhar e "alimentar" meu corpo até tarde da noite. E sabe o que aconteceu?

Não, eu não engordei. Ao contrário, emagreci. Mais de três quilos nos dez primeiros dias. Comecei a emagrecer sem esforço, e não voltei a engordar, mesmo depois de minha pressão arterial estar sob controle. Fiquei impressionado.

Achava que esse novo plano ia me ajudar a relaxar e aproveitar um pouco mais a vida.

Não tinha ideia de que seria um milagre para o emagrecimento.

Fiquei tão inspirado com a simplicidade, a facilidade e o prazer da nova vida que passei os últimos anos me aprofundando nas pesquisas sobre o assunto e resumindo-as em um programa fácil, acessível, capaz de mudar a sua vida. E o resultado é este livro. A Dieta das 8 Horas é o programa de emagrecimento mais simples, mais sustentável do mundo. Vai mudar sua vida. Vai deixá-lo magro, mais saudável e mais feliz.

Funcionou para mim. Sei que vai funcionar para você.

David Zinczenko

INTRODUÇÃO

8 horas para ter o corpo que você quer!

O programa de emagrecimento mais simples e eficaz já inventado

IMAGINE PASSAR PELA VITRINE DE UMA LOJA, ver uma imagem refletida e ficar se perguntando – só por um segundo – quem é aquela pessoa magra e atraente. Agora imagine descobrir que essa pessoa é você.

Pense na liberdade consequente da capacidade de fazer o que quiser, comer o que quiser e saber – não apenas acreditar ou esperar, mas ter a certeza – que você nunca mais engordará.

Imagine nunca mais precisar se preocupar com o peso, nem com o impacto dele sobre a saúde.

Parece impossível, mas não é. Eu sei porque, como dezenas de milhões de pessoas, também já tive problemas com o peso. Sei como é estar infeliz com o próprio corpo, preocupado com a saúde cardíaca, tenso por causa da pressão arterial e da glicemia, apreensivo quando o clima começa a esquentar e a temporada de roupa de banho se aproxima. Sei como é sair para comprar roupas, escolher tamanhos que eu acreditava que coubessem, mas acabar voltando para casa com calças dois ou até mesmo três números maiores do que eu esperava.

Hoje sei que nunca mais vou me preocupar com o ganho de peso – e, ainda mais importante, nem com todas as inquietações relacionadas à saúde que ele acarreta. Sei que encontrei o segredo para o emagrecimento rápido e permanente.

E é essa confiança que eu quero para você.

O segredo da Dieta das 8 Horas

Quando ouve a palavra "dieta", talvez você pense em algo confuso e difícil de seguir – e, francamente, em algo meio deprimente. É provável que acredite que até as menores mudanças refletidas no espelho e na balança do banheiro requerem sacrifício, privação e uma considerável ausência de bolo de chocolate e churrasco. É claro que você pensa isso porque é o que eu e você fomos levados a crer que fosse uma dieta. É difícil emagrecer, certo?

Errado. Você está prestes a ler um segredo sobre emagrecimento tão simples e, ainda assim, tão diferente dos programas comuns de "dieta" que vai jurar que é mentira.

Emagrecer não pode ser tão fácil assim!

Mas é. De fato, nestas páginas, você verá estudos esclarecedores, ideias surpreendentes de especialistas e histórias pessoais extraordinárias sobre o emagrecimento rápido e duradouro. Esqueça todos os conselhos comuns sobre cortar calorias. Esqueça todas as dietas da moda que limitam a ingestão desse ou daquele alimento. Esqueça determinação, contagem de calorias e índice glicêmico. Esqueça tudo o que já ouviu sobre emagrecimento e faça apenas o seguinte:

Coma o que quiser, na quantidade que quiser.

Mas coma apenas durante uma janela de 8 horas por dia – com alguns truques aqui e ali!

Se você é cético como eu, deve estar pensando: se parece bom demais para ser verdade, provavelmente não é. Certo?

Mas as pesquisas são irrefutáveis. Estudos e especialistas das organizações científicas mais respeitadas no mundo – do Instituto Salk ao USDA (o Departamento de Agricultura americano), passando pela Universidade da Califórnia em Berkeley – continuam chegando à incrível descoberta: existe um remédio infalível para o emagrecimento.

Coma o que quiser, na quantidade que quiser. Mas consuma boa parte dos alimentos durante uma janela de 8 horas em cada dia.

E o mais extraordinário: você só precisa seguir a dieta 3 vezes por semana. Três vezes por semana!

Siga esse conselho e você emagrecerá rapidamente. (As pessoas que já experimentaram a dieta relataram a perda de até 9 quilos em apenas 6 semanas.) Você reduzirá de maneira drástica o risco de doenças cardíacas, câncer e diabetes. Aumentará sua capacidade cerebral e pensará com mais clareza e eficiência. Protegerá o corpo e a mente contra os efeitos do envelhecimento e do estresse. E aumentará de forma significativa sua expectativa de vida.

Bastam 8 horas.

Emagreça como nunca

A ideia de comer quanto quiser, o alimento que quiser e de que, na verdade, as calorias não importam no longo prazo contraria tudo o que já ouvimos falar sobre emagrecimento. Mas, novamente, veja os indícios: mais de dois em cada cinco americanos afirmam estar seguindo uma dieta no momento. Os americanos gastam mais de US$67 bilhões anualmente com livros sobre dietas, programas de emagrecimento e academias. Mesmo assim, dois em cada três americanos adultos estão acima do peso ou obesos. Obviamente, o que aprendemos sobre emagrecimento simplesmente está errado e todas as dietas que seguimos, em última análise, também.

Bem, isso tudo está prestes a mudar.

Todas as dietas que existem por aí podem ser classificadas em um dos dois tipos: dietas de restrição calórica e dietas de restrição de alimentos.

As **dietas de restrição calórica** são as mais antigas, aquelas em que você abastecia as despensas com bolachas de arroz, queijo cottage e refrigerante diet. Contanto que consumisse menos calorias do que seu corpo gastava todos os dias, emagreceria. A ciência afirmava que, afinal, esse era o segredo para o emagrecimento.

Mas as dietas de restrição calórica não funcionam, por um simples fato: somos o que somos – instáveis, falíveis, humanos. É claro que, se você tiver a força de Nelson Mandela e a resistência do nadador Michael Phelps, não terá dificuldade de resistir ao cheiro do pão quentinho, de uma picanha assando na churrasqueira e da pizza que parece ter acabado de sair do forno no restaurante ao lado enquanto você assiste ao jogo de futebol. Mas, em geral, as dietas de restrição calórica fracassam porque a determinação acaba e o passo seguinte é cair de boca na caixa de bombom. A longo prazo, essas dietas tradicionais não funcionam.

A Dieta das 8 Horas é diferente porque você pode consumir quantas calorias quiser. Isso mesmo: em um estudo realizado no Centro Beltsville de Pesquisa em Nutrição Humana, cientistas descobriram que consumir o mesmo número de calorias, mas em um período limitado, provocava "uma mudança significativa da composição corporal, incluindo reduções na massa gorda".

As **dietas de restrição de alimentos** são a nova maneira de emagrecer. Coma o que quiser, mas não carboidratos. Nem gordura. Nem carne. Nem laticínios. Nem alimentos com alto índice glicêmico. Nem alimentos que os homens paleolíticos não comiam. Nem alimentos que não sejam "integrais". Nem alimentos com um furo no meio. Do iogurte à batata-doce, alguém, em algum lugar, dirá que, se você não comer essas coisas, ou se comê-las apenas em combinação com determinados alimentos, ficará bem.

Dietas diferentes, mesmo resultado: você pode tentar viver de bife e ovos, mas em algum momento precisará comer uma fatia de pão. E um pouco de manteiga. Ou seja: a longo prazo, essas dietas da moda também não funcionam.

A Dieta das 8 Horas é diferente porque você pode comer qualquer tipo de alimento que quiser, na quantidade que quiser. Segundo os pesquisadores do Regulatory Biology Laboratory, no Instituto Salk de Estudos Biológicos, "*quando* comemos pode ser tão importante quanto *o que* comemos". Eles depararam pela primeira vez com essa descoberta extraordinária em estudos feitos com animais. Quando deixaram os camundongos comerem o que quisessem, mas apenas durante um determinado período, eles emagreceram. Quando submeteram os camundongos a uma dieta restritiva e os alimentaram o dia todo, eles engordaram. A surpreendente conclusão: você pode comer o que quiser porque, ao limitar o período durante o qual se consome alimentos, aumenta o número de calorias – principalmente de calorias de gordura – que o corpo queima ao longo do dia.

A história de sucesso da Dieta das 8 Horas

"COMECEI A ME SENTIR BONITA."

MORGAN PERDEU 7KG EM 6 SEMANAS – E ASSUMIU O CONTROLE DE SUA VIDA

Morgan Jennings, 32, Gate City, Virgínia
Profissão: Contadora
Altura: 1,63m
Peso inicial: 87kg
Peso depois de 6 semanas: 80kg

Quando descobriu que estava grávida, Morgan Jennings achou que estava na hora de se preparar e virar, de uma vez por todas, uma pessoa saudável. Logo depois, como mãe solteira e amamentando, reconheceu que uma dieta da moda, com poucos carboidratos, pouca gordura e pouca quantidade de tudo, estava fora de cogitação. A Dieta das 8 Horas lhe deu a flexibilidade de que precisava para emagrecer e, ao mesmo tempo, conciliar sua rotina como profissional e mãe solteira.

UMA SOLUÇÃO SIMPLES – COM ALGUMA MARGEM DE MANOBRA

O dia de Morgan começa às 5h30, quando seu filho de 1 ano acorda. Entre o trabalho como contadora e sua vida de supermãe, ela não tem tempo para preparar refeições saudáveis nem dinheiro para investir em programas caros de emagrecimento. "Não tenho tempo para ficar contando calorias nem a quantidade de carboidratos. Já pesquisei sobre os Vigilantes do Peso, a Dieta do Dr. Atkins e várias coisas diferentes, mas tudo me parecia consumir muito tempo. Descobri a Dieta das 8 Horas por acaso e pensei: 'Essa eu consigo fazer!'"

EMAGRECENDO COM SAÚDE

A Dieta das 8 Horas não restringia as calorias de Morgan, por isso ela conseguia obter a energia e os nutrientes de que precisava para amamentar e ainda emagrecia. E, como nunca se sentia com opções limitadas, era mais fácil comer bem. "Saber que eu poderia comer uma barra de chocolate se quisesse me ajudou a tomar decisões mais saudáveis, pois eu não me sentia privada de nada", diz. "A dieta realmente se adequou à minha vida."

DEIXANDO A INSEGURANÇA DE LADO

Morgan perdeu 7 quilos até agora e vem sentindo os efeitos em todas as áreas da vida. "Emagreci, estou me sentindo melhor e vejo que fazer escolhas mais saudáveis me fez ficar bem comigo mesma", diz ela. "E essa confiança influencia tudo – trabalho, vida social e pessoal." Ela agora tem mais energia para brincar com o filho e sua perspectiva mudou radicalmente, afirma, como resultado da Dieta das 8 Horas. "Comecei a me sentir bonita. Linda! Eu costumava me questionar: será que sou boa o suficiente, bonita o suficiente? Emagrecer me ajudou de verdade. Essa injeção de confiança foi o suficiente para me fazer sentir bem em relação à vida, de um modo geral." Morgan recomendou o programa aos amigos e à família, e diz que continuará a segui-lo. "Foi a dieta ideal para mim!"

É por isso que a Dieta das 8 Horas é uma mudança de paradigma. O programa dispensa a força de vontade. Elimina o sacrifício. E ignora a contagem de calorias, o cálculo do índice glicêmico, o equilíbrio entre carboidratos, gorduras e proteínas, a contagem de pontos e outras "ginásticas mentais" que transformaram o ato de jantar em um problema aritmético digno da Harvard Business School.

Em vez disso, simplesmente coma o que quiser, na quantidade que quiser. Mas coma apenas durante uma janela de 8 horas por dia.

E você só precisa seguir a dieta alguns dias por semana.

Nos próximos capítulos, explicarei como o programa pode ser fácil. Você vai ficar chocado com pesquisas que mostram como é possível diminuir radicalmente o risco de diabetes, doenças cardíacas, câncer e até mesmo doenças neurodegenerativas, como Alzheimer. E vou apresentá-lo aos 8 alimentos que devem ser ingeridos todos os dias, só para garantir que você obtenha todos os nutrientes pelos quais seu corpo anseia. (Não se preocupe, você provavelmente já comeu a maioria deles hoje! E não há nenhuma bolacha de arroz à vista!)

E, ao longo deste livro, você será apresentado a alguns dos homens e mulheres cujas vidas foram transformadas pela Dieta das 8 Horas: pessoas como Morgan Jennings, a mãe solteira que perdeu 7 quilos em 6 semanas, mesmo amamentando: "Foi a dieta ideal para mim", disse ela. Ou Marisa DeLorenzo, que perdeu 6 quilos em 6 semanas e se sentia com mais energia do que nunca: "Minhas roupas estão me caindo melhor e até meu rosto afinou", relatou. Ou Billy Long, deputado pelo Missouri que perdeu mais de 1 quilo por semana e quis compartilhar seu sucesso: "Se você conhecesse a Dieta das 8 Horas, ela mudaria sua vida!"

Comece a emagrecer hoje mesmo!

Continua cético? Acredite, você não encontrará ninguém mais cético com relação a tendências em dieta, modas e "descobertas" do que eu. Passei os últimos 20 anos da minha vida seguindo – e, às vezes, engolindo – tudo de novo que surgia na ciência sobre nutrição e exercícios. Como editor-chefe da *Men's Health*, passei dias lendo estudos e novas reportagens sobre o que havia de novo no campo dos exercícios e do emagrecimento.

E sei, por experiência própria, que pode ser muito difícil perder esses quilos a mais. Fui uma criança independente, criada apenas pela mãe, por isso não havia ninguém para me dizer quando parar de comer. Meu pai tinha ido embora e minha mãe trabalhava dia e noite para colocar comida em casa. Eu, por outro lado, me empenhava dia e noite para acabar com a comida de casa, comendo da hora em que acordava até desmaiar de sono assistindo à televisão, com um pacote de bala do lado. Aos 14 anos, já pesava mais de 90 quilos. Era um adolescente preguiçoso e gordo.

Foi quando tomei um choque de realidade que tudo mudou. Nunca pensei que crescer em um lar sem pai, lutando para pagar a faculdade, pudesse ser uma vantagem na vida, mas, na verdade, foi. Para conquistar meu diploma, precisei entrar para a reserva da Marinha – e foi aí que minha vida deu uma virada. Acabou meu ciclo de refeições 24 horas por dia. Comíamos o que a Marinha mandava, e meus colegas corriam para o refeitório feito hienas sobre um búfalo ferido. Mas, quando a refeição acabava, fechávamos a boca e pronto – nada de lanches de hora em hora quando se faz parte de um batalhão de construção, derrubando árvores e transportando toneladas de terra para construir uma estrada.

Em pouco tempo, comecei a emagrecer, e atribuí isso aos rigores do treinamento básico. Quando saí da Marinha e comecei a trabalhar na *Men's Health*, continuei ávido por exercícios e cheguei a completar a Maratona de Nova York. Mas, nos últimos anos, compreendi que seguir o método militar de comer pode muito bem ter sido a revolução da qual meu corpo precisava – em outras palavras: comer o que quiser e quanto quiser, mas apenas durante um determinado período do dia.

A história de sucesso da Dieta das 8 Horas

"ACHO QUE ESSE É O PROGRAMA PERFEITO!"

O DEPUTADO BILLY LONG PERDEU 9 QUILOS E RECUPEROU O CONTROLE SOBRE SUA SAÚDE – EM APENAS 6 SEMANAS!

Billy Long, 57, Springfield, Missouri
Profissão: Deputado estadual
Altura: 1,85m
Peso Inicial: 143kg
Peso depois de 6 semanas: 134kg

Billy Long, deputado pelo estado do Missouri, sempre comeu muito, mas jogar basquete e futebol americano quando era adolescente o ajudou a manter o peso sob controle. No entanto, com o passar dos anos, seu amor pela comida teve um preço alto – e, quando ele foi eleito deputado, sua rotina atribulada e os inúmeros compromissos depois do expediente fizeram dos exercícios e da alimentação saudável um desafio ainda maior. "Os lanches à noite sempre foram meu maior problema. Eu me enchia de biscoito recheado, queijo – você ficaria horrorizado!", diz Long. Com a Dieta das 8 Horas, Long conseguiu perder o excesso de peso sem recorrer a alimentos industrializados e sem seguir um emaranhado de regras. Era exatamente o que ele estava procurando. "Acho que esse é o programa perfeito", diz ele.

EMAGRECER: "É FÁCIL!"

Pelo cargo que ocupa, Long precisa viajar muito e comparecer a inúmeros compromissos sociais, portanto, dietas rígidas não eram nem mesmo uma opção. "Muitas dietas sugerem fazer 4, 5 ou 6 pequenas refeições ao longo do dia, aí você tenta parar o que está fazendo para comer uma barra de cereais ou tomar um *shake* – mas na Dieta das 8 Horas não há nada disso. Você sai para jantar com a família e pede a mesma coisa que eles. É fácil!" Long poderia fazer pequenos ajustes à rotina habitual – diminuir a quantidade de bacon ou substituir por queijo cottage as batatas fritas que costuma comer com o hambúrguer. "Reduzi o tamanho das porções e parei de comer depois das 20 horas. Foi apenas uma questão de adaptação", diz Long.

"ISSO VAI MUDAR A SUA VIDA"

Depois de apenas 6 semanas, Long já perdeu 9 quilos e vê sua saúde e sua vida mudarem de forma radical. "Hoje é mais fácil levantar da cadeira. É mais fácil entrar e sair do avião", diz. "Sinto-me mais motivado. É bem mais prazeroso fazer as coisas, você tem mais energia."

A Dieta das 8 Horas é um programa de alimentação que ele consegue manter. Ele espera chegar aos 90 quilos com a ajuda da Dieta das 8 Horas. Seu sucesso é tão motivador que ele quer muito recomendar o programa aos outros. "Vejo o tempo todo, caminhando pelos aeroportos, pessoas claramente acima do peso, como eu. Olho para uma delas e penso: "Se você conhecesse a Dieta das 8 Horas, ela mudaria a sua vida!"

Como especialista em dieta e boa forma, estou sempre à procura de um programa alimentar infalível. E geralmente fico decepcionado com os resultados a longo prazo. Na verdade, criei a série de grande sucesso *Eat This, Not That!* para o *The New York Times* exatamente por esse motivo: eu simplesmente não havia encontrado um programa alimentar que tivesse funcionado perfeitamente para todos. *Eat This, Not That!* ensinava as pessoas a emagrecer sem fazer dieta – efetuando simples substituições e ainda assim consumindo seus alimentos favoritos, mas evitando ingerir centenas de calorias ao escolher uma determinada marca em detrimento de outra. E algumas pessoas perderam 5, 10, 15 quilos – às vezes, até 45 quilos! – realizando essas simples trocas.

Mas, apesar do sucesso de *Eat This, Not That!*, nunca vi pesquisas que conseguissem encontrar o elo perdido do emagrecimento. Como podemos fazer o corpo queimar preferencialmente as reservas de gordura? E como conseguimos aumentar o tempo de vida, evitar doenças e melhorar as funções cerebrais por meio dos alimentos? Talvez, pensei, nunca sejamos capazes de encontrar essa solução.

No entanto, nos últimos anos, surgiu uma nova área na ciência e eu a tenho seguido de perto desde então. No início, era cético; hoje, porém, estou convencido. Neste livro, vou apresentar as provas irrefutáveis e ensinar a você a mudar seu corpo e sua vida para sempre.

Começaremos a abordar o assunto em detalhes no Capítulo 1: vou apresentar os outros efeitos salutares da Dieta das 8 Horas e explicar como funciona esse programa no nível celular, turbinando as mitocôndrias que abastecem seu corpo e aceleram seu metabolismo. Em seguida, no Capítulo 2, abordaremos aspectos interessantes e surpreendentes da ciência, quando visitaremos o Instituto Salk, em La Jolla, Califórnia, para conversar com os principais pesquisadores da área. O que eles nos ajudam a entender é que nosso organismo é como um relógio, e prefere agendar a manutenção e o *backup* do sistema durante momentos planejados de inatividade. Você aprenderá como e por que o emagrecimento é tão rápido e fácil.

A Dieta das 8 Horas é o programa de emagrecimento mais simples e eficaz já criado. E está bem aqui, nas suas mãos.

A REFEIÇÃO MENOS IMPORTANTE DO DIA

Permita-me pedir desculpas em nome de um país inteiro cheio de gurus da boa forma, autores de livros de dieta, nutricionistas da moda, clínicas de emagrecimento, atores desempregados que trabalham em academias e pessoas que vivem de gritar com gordinhos na TV. Quase todos enrolaram você até agora.

Acredito muito na ciência. Mas às vezes a ciência não entende as coisas – como no começo da década de 1990, quando o governo americano dizia que podíamos comer o que quiséssemos, contanto que tivesse "baixo teor de gordura" (fosse light).

Foi então que mergulhamos de cabeça em pães, massas e biscoitos light. Como esses produtos "light" não eram light coisa nenhuma e acabamos entupindo nosso organismo com grandes quantidades de carboidratos, a mania desse tipo de alimento só fez aumentar nossos riscos de obesidade e diabetes.

O mesmo se aplica ao conselho de especialistas que recomenda um café da manhã rico e farto. Todos já lemos sobre os "fatos": as pessoas que pulam o café da manhã regularmente são 450% mais propensas a se tornarem obesas. Se você fica um tempo sem comer perde músculos, não gordura. Quem consome um bom café da manhã "dá a partida" no metabolismo e queima mais calorias.

Só que isso não é verdade.

Consideremos um estudo publicado no *Nutrition Journal*, em 2011. Os pesquisadores avaliaram os hábitos alimentares de 100 participantes com peso normal e 280 obesos, durante um período de duas semanas. Descobriram que, em ambos os grupos, quanto mais calorias consumissem no café da manhã, mais calorias consumiriam pelo resto do dia. E, quando comiam menos no café da manhã ou não comiam, a ingestão total de calorias era menor.

Conclusão: pessoas acima do peso deveriam "considerar a redução das calorias do café da manhã como uma opção simples" para emagrecer.

De fato, um volume cada vez maior de pesquisas comprova que evitar consumir calorias de manhã é a maneira certa não apenas de permanecer magro, mas também forte de corpo e mente. Na verdade, essa estratégia pode reverter completamente os danos provocados por uma alimentação pobre.

Em um estudo de 2010 publicado no *Journal of Physiology*, pesquisadores administraram a um grupo de homens ativos uma dieta de baixa qualidade, composta de 50% mais gorduras e 30% mais calorias do que consumiam normalmente. Em seguida, dividiram os homens em três subgrupos: o primeiro grupo não praticava exercícios, o segundo praticava exercícios quatro vezes por semana depois do café da manhã e o terceiro praticava exercícios quatro vezes por semana antes de consumir a primeira refeição do dia. O grupo que não praticava exercícios engordou 2,5kg, desenvolveu resistência à insulina e começou a armazenar gordura nas células musculares. O grupo que praticava exercícios depois do café da manhã engordou 1,5kg e também apresentou sinais de resistência à insulina e maior armazenamento de gordura. Mas os participantes que praticavam exercícios antes de consumir a primeira refeição praticamente não engordaram e não apresentaram sinais de resistência à insulina.

Por que será que durante todos esses anos nos ensinaram que "o café da manhã é a refeição mais importante do dia"? "Há muitas forças em nossa sociedade que são contra" pular o café da manhã, diz o americano Mark Mattson, Ph.D., diretor do Laboratório de Neurociências do Instituto Nacional sobre Envelhecimento, a quem você será apresentado nas próximas páginas. "Essas forças são norteadas pelo dinheiro. Entre elas estão a indústria alimentícia, obviamente, e em alguns aspectos a indústria farmacêutica." A indústria de cereais matinais, por exemplo, movimenta, sozinha, US$11 bilhões por ano. Há muitas empresas que dependem da sua refeição matutina para cumprir o orçamento.

Portanto, antes de avançarmos, vamos examinar novamente as pesquisas. Este livro vai mudar sua forma de ver o café da manhã.

Quer um conselho? Pule o café da manhã e você poderá programar o despertador para um pouco mais tarde!

Resumo da Dieta das 8 horas

Este guia prático mostra como é fácil mudar o seu corpo – e a sua vida!

PROGRAMA ALIMENTAR DA DIETA DAS 8 HORAS

DURAÇÃO

8 horas por dia, durante as quais você pode, e deve, comer o que quiser.

DIAS/SEMANA

A magia da Dieta das 8 Horas está no fato de que você não precisa segui-la todos os dias. Sete dias por semana? Excelente! Apenas cinco? Continua bom! Somente três? Ainda assim você verá benefícios!

REFEIÇÕES

Quantas e quando você quiser – contanto que estejam dentro do intervalo de 8 horas durante as quais você pode se alimentar.

ALIMENTOS

Em cada refeição ou lanche, tente comer dois itens de cada um dos 8 grupos de Alimentos Poderosos, um Destruidor de Gordura e um Promotor da Saúde. É importante que você possa dizer todos os dias: "Comi meus 8 Alimentos Poderosos!"

OS DESTRUIDORES DE GORDURA	OS PROMOTORES DA SAÚDE
Peru, ovos e carnes magras	Framboesa e outras frutas vermelhas
Nozes e outras oleaginosas	Laranja, maçã e outras frutas
Iogurte e outros laticínios	Espinafre e outras hortaliças verdes
Feijão, amendoim e outras leguminosas	Pães e cereais integrais, aveia

EXEMPLOS DE LANCHES PERFEITOS

Pastinha de grão-de-bico com cenoura; iogurte com mirtilo; salada verde com nozes; sanduíche de rosbife com tomate.

ALIMENTOS QUE VOCÊ DEVE ENFATIZAR

Proteína magra; fibras; gorduras saudáveis (mono e poli-insaturadas); frutas e hortaliças de cores vivas.

ALIMENTOS QUE VOCÊ DEVE LIMITAR

Carboidratos refinados, como produtos de confeitaria; açúcar; pão, arroz e massa feitos com farinha branca; gorduras saturadas e trans; xarope de milho rico em frutose.

A REGRA DOS CARBOIDRATOS

Inclua sempre dois Alimentos Poderosos em qualquer lanche ou refeição rica em carboidratos (ex: massa com queijo e molho de tomate; sanduíche de peru e alface; cereal com leite e frutas vermelhas; batata frita com pastinha de feijão e vinagrete).

BEBIDAS

Reduza drasticamente a ingestão de calorias bebendo mais água e evitando as bebidas açucaradas. Limite o consumo de bebidas alcoólicas a duas ou três doses por semana para maximizar os resultados.

EXERCÍCIOS

Opcionais. Mas 8 minutos a cada manhã (sim, apenas 8 minutos!) bastam para começar a turbinar o emagrecimento.

PULAR DIAS, TRAPACEAR E PISAR NA BOLA

Totalmente permitido.

CAPÍTULO 1

A ciência inovadora por trás da Dieta das 8 Horas

Descubra como funciona esse programa revolucionário – no nível celular!

SE VOCÊ ENTRASSE NA MINHA SALA NA *Men's Health* em qualquer dia útil (e, muitas vezes, à noite e nos fins de semana), não encontraria um centímetro sequer de espaço livre na minha mesa de trabalho. Ao contrário, veria pilhas de relatórios de pesquisas, tabelas e gráficos que relatam as mais recentes descobertas em fitness e emagrecimento. Nas cadeiras, pilhas de livros e DVDs enviados por algum médico ou guru dos exercícios, cada qual propondo um novo plano que ajude a emagrecer, combater doenças e melhorar a vida dos leitores. Sério, era uma bagunça. Vez por outra, quando a sala ficava fria demais, percebia que havia deixado arquivos e pastas cobrirem as saídas do aquecimento; então via que estava na hora de fazer uma faxina.

Em outras palavras, aquela sala não foi feita para oferecer conforto. Foi feita para pesquisas. E a maioria dos fatos, números e descobertas que cruzavam o meu caminho eram mais do mesmo, ano após ano.

Até que descobri a ciência por trás da Dieta das 8 Horas.

Nunca é demais enfatizar a importância dessa pesquisa revolucionária. E nunca é demais enfatizar a rapidez e a facilidade com que os resultados começarão a aparecer. Ao introduzir uma janela de tempo de 8 horas durante a qual pode comer o que quiser, você queimará suas reservas de gordura quase sem esforço. Reduzirá drasticamente seu risco de contrair doenças. E, o mais impressionante, retardará de forma significativa o processo de envelhecimento. Acrescente a isso apenas um pouco de exercício antes da primeira refeição – pode ser uma caminhada de 8 minutos pelo quarteirão – e você turbinará os resultados.

A ciência por trás dos benefícios antienvelhecimento e do emagrecimento é simples – mas inovadora. E, na verdade, funciona de duas maneiras. Primeiro, a Dieta das 8 Horas potencializa suas mitocôndrias – as usinas de energia das células que constituem a base do nosso metabolismo. Segundo, a Dieta das 8 Horas na verdade redefine o mecanismo de queima de calorias, permitindo que o organismo queime gordura corporal e a transforme em energia. Nenhum outro programa conseguiu entender totalmente esses dois segredos do emagrecimento, pois desconhecíamos a ciência por trás de seu mecanismo de ação.

Até agora.

A ciência do metabolismo celular

Dentro de cada célula do nosso corpo existe um conjunto de organelas (ou órgãos em miniatura) chamadas mitocôndrias.

Se você fosse vendedor de uma grande loja de material de construção, teria dificuldade para descobrir exatamente em qual setor armazenar as mitocôndrias. Poderia, por exemplo, guardá-las na seção de material elétrico, pois uma de suas principais funções é enviar sinais elétricos pelas células; para tanto, elas funcionam como milhares de dimmers, aumentando e diminuindo o fluxo de energia pelo corpo conforme necessário.

Poderia armazená-las na seção de jardinagem, pois outro papel dessas organelas microscópicas é estimular e deter o crescimento das células. As mitocôndrias controlam a regeneração celular, propiciando o surgimento de células novinhas em folha e fazendo as mais antigas se autodestruírem quando ultrapassam o tempo de vida pré-programado. Assim, o funcionamento adequado das mitocôndrias é fundamental para nos conservar jovens, mantendo células novas sempre de prontidão; mas as mitocôndrias também são fundamentais para reduzir a incidência de câncer – basicamente provocado pelo crescimento celular descontrolado.

É bem provável, porém, que o gerente da loja lhe dissesse para armazenar as mitocôndrias na seção de geradores caseiros, pois na maioria das vezes elas funcionam como as usinas de produção de células. Produzem a maior parte do suprimento de adenosina trifosfato (ATP), a fonte de energia química que, em sua função mais básica, é a base da vida. O ATP é a energia que alimenta tudo, das digitais até o crescimento das unhas dos pés.

Agora, aqui está o fato mais importante sobre as mitocôndrias: assim como qualquer outro tipo de motor, elas geram energia, mas também resíduos. Porém, ao contrário do motor do automóvel, que transforma gasolina em energia ao mesmo tempo que produz fumaça, as mitocôndrias transformam alimentos em energia ao mesmo tempo que produzem algo chamado *radicais livres*.

Os radicais livres são a fonte de quase todos os males do nosso corpo. Por serem os maiores responsáveis pelo processo de envelhecimento, eles impedem o funcionamento das mitocôndrias, matando células e, em última instância, provocando nossa decadência – doenças cardiovasculares, câncer, diabetes, Alzheimer ou algum mal relacionado ao envelhecimento. Os radicais livres são moléculas de oxigênio; combatê-los é o papel dos antioxidantes anunciados nas caixas de sucos ou vitaminas que vemos nas prateleiras dos supermercados e lojas de produtos naturais. Mas antioxidantes alimentares como as vitaminas A, C e E, embora necessários para a boa saúde, podem ter apenas um efeito limitado sobre os radicais livres produzidos pelas mitocôndrias; caso contrário, considerando-se todas as vitaminas que tomamos, viveríamos até os 200 anos e deixaríamos os cirurgiões plásticos desempregados.

Portanto, as mitocôndrias são ao mesmo tempo mocinhas *e* vilãs. Fabricam o ATP que nos mantém vivos, mas durante o processo criam os radicais livres que provocam nossa decadência. O que poderia fazer uma organela microscópica bem-intencionada?

A solução celular das 8 horas

Assim como outros motores, as mitocôndrias das células queimam combustível com maior eficiência, produzem mais energia e geram menos resíduos se sua manutenção estiver em dia. Mas nossa rotina atual de alimentação diária faz exatamente o contrário. Na verdade, os seres humanos evoluíram para ter o hábito de comer apenas algumas horas por dia (você verá mais sobre o assunto no próximo capítulo). Quando passamos muitas horas comendo, não proporcionamos às mitocôndrias uma pausa no processamento de calorias. O motor fica quente, gerando muitos radicais livres – que, mais tarde, danificam a mesma mitocôndria que os produziu. É como dirigir dia e noite e nunca parar para trocar o óleo do carro. Quando sofrem danos, as mitocôndrias também perdem sua capacidade de controlar o crescimento celular e de processar os alimentos com eficiência.

Resultado: você começa a envelhecer, e a engordar, à medida que a energia dos alimentos é armazenada sob a forma de gordura, e não de ATP.

A história de sucesso da Dieta das 8 Horas

"EU NÃO ME IMAGINAVA CAPAZ DE EMAGRECER TÃO RÁPIDO!"

ANDRÉ FEZ A DIETA APENAS 3 DIAS POR SEMANA – E PERDEU 7 QUILOS EM 6 SEMANAS!

André Charles, 21, Atlanta, Geórgia
Profissão: Estudante
Altura: 1,81m
Peso inicial: 90kg
Peso depois de 6 semanas: 83kg

Lanchinhos noturnos. Uma rotina agitada. Estresse constante. O cotidiano de um estudante não é dos mais propícios à perda de peso. Mas, com a Dieta das 8 Horas, André Charles conseguiu eliminar os quilos extras sem perder o foco acadêmico.

UMA VIDA INTEIRA DE MAUS HÁBITOS – CHEGA!

André sempre lutou contra a balança, um problema agravado pelo seu sedentarismo. Quando adolescente, era mais provável encontrá-lo jogando video game do que basquete.

Mas quando a balança marcou 108 quilos, ele viu que precisava mudar alguma coisa. "Sinto como se tivesse me alimentado da maneira errada a vida toda", diz. Na Dieta das 8 Horas, André acrescentou boas escolhas alimentares à sua lista de supermercado, exagerando na quantidade dos seus novos alimentos favoritos, como iogurte grego e frutas.

Livrou-se também do maior vício: lanchinhos feitos tarde da noite. "No começo, não gostei de não poder comer de madrugada", diz ele. "Mas a dieta me ajudou a eliminar esse hábito."

8 MINUTOS PARA EMAGRECER

André aumentou seu nível de atividade física incorporando à rotina matinal algumas das opções dos Exercícios de 8 Minutos. "Conforme comecei a praticá-los de maneira consistente, meu metabolismo acelerou", afirma. Além disso, o processo o incentivou a dedicar mais tempo aos exercícios. Resultado? Sete quilos a menos em apenas 6 semanas, além de uma cintura mais fina e uma circunferência abdominal menor. "Eu não me imaginava capaz de emagrecer tão rápido!", disse.

UM PLANO SIMPLES PARA O SUCESSO A LONGO PRAZO

André não foi o único a perceber essa transformação. "As pessoas dizem que veem diferença na maneira como me apresento", diz ele. "Comentam que pareço mais confiante agora."

Quando ele explica o plano extremamente simples que seguiu para mudar seu corpo e sua vida, "[todos] querem experimentar logo, porque viram como foi rápida a mudança".

E a facilidade do plano tornou-se o principal atrativo: "Não existe nenhuma razão para alguém fracassar", diz ele. "O fato de planejar as refeições em um período específico, em vez de restringir ou eliminar as refeições normais, torna o plano muito simples de seguir. Não precisei mudar o que eu comia, apenas o horário das minhas refeições."

EM BUSCA DE UM CORPO MELHOR

O rápido emagrecimento de André foi tão fácil que ele está determinado a continuar. Embora tenha começado a seguir a Dieta das 8 Horas apenas 3 vezes por semana, ele afirma que quer segui-la diariamente, na esperança de emagrecer ainda mais. "Quero chegar a 79 quilos e ganhar músculos", diz ele. "Se seguir a dieta, vou conseguir."

O objetivo da Dieta das 8 Horas é permitir que as mitocôndrias funcionem com maior eficiência, mantendo-nos mais magros, mais jovens e mais saudáveis. Segundo um estudo de 2009 realizado pela Universidade de Tecnologia do Texas, quando a quebra dos alimentos ocorre com mais rapidez do que sua reposição – seja por meio de exercícios ou de uma pausa das refeições –, os níveis de ATP aumentam. Ocorre também um aumento na quebra de ácidos graxos e na absorção de glicose (energia), bem como uma redução na produção de ácidos graxos e glicose no fígado. Em outras palavras, ficamos com mais energia, queimamos mais gordura e a armazenamos menos. Em outro estudo, pesquisadores italianos descobriram que limitar o horário em que nos alimentamos protege contra inflamações e estresse oxidativo ao coração. Mitocôndrias mais eficientes equivalem a maior queima de gordura, desaceleração do processo de envelhecimento e proteção contra doenças.

Na verdade, durante a Dieta das 8 Horas, o corpo pode de fato aumentar o número de mitocôndrias nas células (processo chamado *biogênese mitocondrial*); quanto mais mitocôndrias você tiver, menos trabalho cada organela terá e menos radicais livres serão produzidos. "Esse tipo de programa alimentar não só protege as mitocôndrias contra danos, como também aumenta sua proliferação", afirma Mark Mattson, Ph.D., diretor do Laboratório de Neurociências do Instituto Nacional sobre Envelhecimento. Em um estudo de 2009 realizado pelo Centro de Pesquisas Biomédicas Pennington, na Louisiana, os indivíduos que seguiram um programa de limitação dos horários das refeições durante seis meses viram o conteúdo do DNA mitocondrial aumentar 35%! (Os membros do grupo de controle, que comiam sempre que tinham vontade, não apresentaram essa mudança.)

Imagine os efeitos sobre a sua saúde: você emagrece rápido e desacelera o processo de envelhecimento. "O que estamos descobrindo é que as mitocôndrias têm um papel importante nas doenças neurodegenerativas e na síndrome metabólica, uma designação mais amorfa que reflete uma epidemia de obesidade", afirma Michael Holsapple, Ph.D., vice-presidente da Sociedade Americana de Toxicologia. "Vemos isso como uma ciência de ponta." E, segundo um artigo publicado pela Universidade da Califórnia (San Diego), as células cardíacas têm mais mitocôndrias do que quaisquer outras células do corpo. Portanto, proteger as mitocôndrias reduz imensamente o risco de doenças do coração.

Mas essa é apenas parte da história por trás da Dieta das 8 Horas. Talvez você não esteja tão interessado assim em retardar o envelhecimento, prevenir doenças cardíacas ou reduzir o risco de câncer – pode estar interessado apenas em preparar seu corpo para o verão, e rápido. Nesse caso, há outra perspectiva científica que você pode achar ainda mais interessante: esse programa muda de modo completo a forma como o seu corpo queima gordura.

Desvendando o armazenamento de gordura do corpo

O corpo armazena calorias de duas maneiras: sob a forma de glicogênio (de consumo rápido), armazenado no fígado e nos músculos, e sob a forma de gordura (de consumo lento), armazenada, como todos nós sabemos, em toda parte. O que dificulta o emagrecimento é o fato de o organismo ser programado para manter essa gordura; é difícil transformá-la em energia. Mas é essa transformação que a dieta incentivará seu metabolismo a fazer.

A primeira coisa que o organismo faz quando você acorda pela manhã é procurar energia para gastar. E ele recorre justamente àquele glicogênio rápido e fácil que fica armazenado no fígado. "Há cerca de 1.500 a 2.000 calorias ali", afirma o Dr. Mattson.

Então você se levanta da cama e come cereal com leite, ou toma um café com pão na chapa no caminho para o trabalho, ou talvez pule o café da manhã e simplesmente comece a beliscar lá pelas 11 horas da manhã. De qualquer maneira, seu organismo tem agora uma fonte novinha de glicogênio para queimar – comida! E se entrar mais comida do que o organismo pode queimar, ele começará a metabolizá-la e armazená-la sob a forma de gordura – colocando parte no fígado, sob a forma de glicogênio, e a outra você sabe onde. Isso acontece dia após dia, até você acordar 10 anos mais tarde, olhar-se no espelho e constatar que já não apresenta a mais remota semelhança com aquela sua foto de formatura do ensino médio.

A história de sucesso da Dieta das 8 Horas

"ESTOU ME SENTINDO MELHOR COMIGO MESMA!"

LAURA PERDEU 6 QUILOS EM 6 SEMANAS – SEM SACRIFICAR SEUS ALIMENTOS FAVORITOS

Laura Qualley, 28, Allentown, Pensilvânia
Profissão: Professora
Altura: 1,70m
Peso inicial: 69kg
Peso depois de 6 semanas: 63kg

Laura estava animada quando comprou uma casa nova com o noivo, mas o amor que compartilhavam pela gastronomia na cozinha do novo lar estava fazendo o peso aumentar. Começou a se sentir mal com o próprio corpo, mas não queria sacrificar a vida social para emagrecer. "Adoro sair com os amigos e não quero ser aquela pessoa chata que diz 'Não posso comer isso, não posso comer aquilo!'" Com a Dieta das 8 Horas, ela conseguiu fazer o programa de emagrecimento se encaixar em sua vida, e não o contrário.

EMAGRECENDO SEM SACRIFÍCIO

"As roupas não cabiam mais em mim, por isso pensei que, se conseguisse emagrecer, ia me sentir bem melhor", diz Laura. Mas ela não queria abrir mão de seus alimentos favoritos. "Tem certas coisas que eu adoro e das quais não quero abrir mão", explica. Com a Dieta das 8 Horas, Laura conseguiu continuar comendo seus quitutes preferidos, como sanduíche de filé com queijo e asinha de frango, modificando o horário das refeições, e, ao mesmo tempo, ajustar seus hábitos alimentares, acrescentando proteínas magras, frutas e hortaliças.

PEQUENAS MUDANÇAS, GRANDES RESULTADOS

Os resultados da Dieta das 8 Horas foram quase imediatos – já nas duas, três semanas iniciais, os amigos e a família começaram a comentar como ela estava bonita; no final da terceira semana no programa, Laura havia emagrecido 3 quilos! "Se você estiver querendo emagrecer e se sentir melhor com seu corpo, essa é uma mudança fácil de incorporar à rotina", diz Laura. "A recompensa veio em poucas semanas!" O emagrecimento rápido ajudou a motivá-la, e hoje ela está mais feliz do que nunca com seu corpo. "Seis quilos podem não ser muita coisa para algumas pessoas, mas para mim são. Estou me sentindo muito melhor comigo mesma. Esse sempre foi o objetivo final – não um número na balança, apenas me sentir bem com a imagem que via refletida no espelho. E, nas últimas semanas, a Dieta das 8 Horas definitivamente me ajudou a chegar a esse ponto."

E se você conseguisse queimar todo esse glicogênio no começo do dia e programar seu organismo para começar a queimar gordura?

É isso que a Dieta das 8 Horas faz. Com os exercícios mais moderados – apenas 8 minutos por dia antes da primeira refeição –, você começará a queimar essas reservas de glicogênio loucamente, e passará uma parte maior do dia no modo de queima de gordura. (Voltaremos ao assunto mais adiante.) E, deixando de comer tarde da noite, você esgotará essas reservas de glicogênio de modo que, ao acordar no dia seguinte, a queima de gordura começará ainda mais cedo. "Você estará programado para usar as gorduras, em vez de usar o que estiver no fígado", diz o Dr. Mattson. "Haverá uma redução no tamanho das suas reservas de gordura."

Essa técnica – limitar o período no qual você come para acabar com as reservas de gordura do corpo – é conhecida como "jejum intermitente". E é a base da Dieta das 8 Horas.

8 horas, 8 minutos, 8 alimentos

Há algo de atraente no número 8 – largo na parte superior, sólido na parte inferior, magro no meio. É uma metáfora perfeita para o corpo magro e saudável que todos nós almejamos ter.

Infelizmente, passei boa parte da minha infância parecendo mais um 0 grande e gordo do que um 8. Você sabe do que estou falando – aquela barriga assustadora que os médicos chamam de "forma de maçã". A gordura na região do abdômen – a forma mais traiçoeira que existe – aumenta o risco de desenvolver as principais doenças do nosso tempo: doenças cardíacas, diabetes, câncer, derrame e até mesmo disfunção sexual. E o nosso estilo de alimentação, no qual há comida disponível 24 horas por dia, gera desequilíbrios no nível celular, confundindo as mitocôndrias que, supostamente, deveriam nos manter jovens, saudáveis e magros.

A Dieta das 8 Horas foi desenvolvida para neutralizar a crescente expansão da circunferência da sua cintura e levá-lo a readquirir a forma enxuta, forte e simétrica do 8, que caracteriza um ser jovem, magro e saudável. E foi desenvolvida para ajudá-lo a conseguir isso sem ter que passar horas na academia, gastando uma fortuna em aulas de ginástica, e sem deixar um rastro de suor atrás de você enquanto faz sua corridinha. Na verdade, você não precisa "malhar" de verdade. Basta se movimentar durante 8 minutos por dia, alguns dias por semana.

Espere aí! O editor-chefe da *Men's Health* acabou de lhe dizer para não praticar exercícios? É, mais ou menos. Sou um grande fã de exercícios – corro e faço musculação quase diariamente porque estar na melhor forma física possível faz parte do meu trabalho. Recomendo de maneira veemente que você também pratique uma atividade, pois os exercícios vigorosos não apenas intensificam os efeitos do programa de emagrecimento, como também ajudam a combater o estresse e a esculpir seu corpo e deixá-lo em forma. Mas se você quiser emagrecer rápido, e de uma vez por todas, não precisa deixar o seu salário na academia. Bastam 8 minutos por dia, antes da primeira refeição.

Como assim? Você não leva horas na esteira só para queimar as calorias de uma fatia de torta? (Na verdade, são necessários 15 minutos para um homem de 70 quilos queimar as calorias de uma fatia de torta. O que é muito tempo para queimar uma coisa que você comeu em menos de um minuto.)

Então não quero que você tente queimar calorias por meio da prática de exercícios – quero que programe o seu organismo para fazer isso de maneira automática. Você fará isso ao acabar com as reservas de glicogênio já mencionadas neste capítulo. Como não dispõe das calorias dos alimentos para queimar assim que acorda, seu organismo recorrerá às reservas de glicogênio do fígado.

Eis a boa notícia: mesmo que não fizesse nada além de pressionar os botões do controle remoto durante as 16 horas em que não está comendo, você utilizaria quase todo o glicogênio do fígado. Um homem de 84 quilos em seus 40 e tantos anos queimaria cerca de 1.275 calorias dormindo ou sentado durante essas 16 horas; uma mulher de 72 quilos, da mesma idade, queimaria cerca de 1.073. Estamos falando da taxa metabólica basal – o número de calorias que seu organismo queima em repouso. E isso supondo que você não lave louça, não passeie com o cachorro, não jogue o lixo fora, não coloque as crianças para dormir, não tire o gato da sua poltrona favorita, não suba escada, não troque de roupa, não pendure suas roupas, não fique rolando na cama com seu(sua) parceiro(a) ou faça qualquer outra atividade física que normalmente faria depois de terminar de jantar.

Mas lembre-se de que há apenas 1.500 a 2.000 calorias nas reservas de glicogênio. Portanto, quando acordamos, essas reservas já estão quase no fim. Os 8 minutos que você gasta praticando exercícios leves – até mesmo uma rápida caminhada pelo quarteirão – antes da primeira refeição acelera essa queima de glicogênio e, quando as reservas chegarem ao fim, você se transformará em uma máquina de queima de gordura pelo resto do dia.

E continuará queimando gordura, mesmo enquanto come – independentemente do que coma. Ao mesmo tempo, você ajudará as mitocôndrias das células a gerarem energia com mais eficiência, reduzindo o risco de doenças.

Bem, agora vamos encarar a realidade: eu sei que disse que você pode comer o que quiser, na quantidade que quiser. E é verdade. Mas não vou afirmar que você pode viver à base de salgadinhos e tequila. Sim, todos os seus alimentos favoritos são permitidos – do purê de batatas às almôndegas, passando pela torta de chocolate. Mas, ao mesmo tempo, seu organismo precisa de nutrição de verdade, em quantidade suficiente para enfrentar as atividades cotidianas, como respirar, digerir e fazer o cabelo crescer.

Para garantir que você obtenha todos os nutrientes necessários – e que você possa voltar ao purê de batatas, às almôndegas e à torta de chocolate –, vou apresentá-lo aos Alimentos Poderosos da Dieta das 8 Horas. Alimentos ricos em proteínas, fibras e gorduras saudáveis (os Destruidores de Gordura) ajudarão seu corpo a desenvolver e manter músculos magros, acabar com a flacidez e defender-se da fome. E alimentos ricos em vitaminas e minerais (os Promotores da Saúde) ajudarão a melhorar seu humor, evitar doenças e até mesmo a raciocinar mais rápido e com mais clareza. (Abordarei a ciência desses alimentos no Capítulo 5.) De fato, o premiado chef e jornalista gastronômico Matt Goulding, coautor da série *Eat This, Not That!*, criou um conjunto de deliciosas receitas com os Alimentos Poderosos da Dieta das 8 Horas, o que torna muito mais fácil alimentar seu corpo com os nutrientes de que ele necessita. Consulte o Capítulo 8.

É fácil comer uma porção de cada Alimento Poderoso da Dieta das 8 Horas todos os dias: veja bem, basta um iogurte com frutas vermelhas e um chili de feijão com uma salada de acompanhamento, e pronto! Na verdade, não haverá nenhum dia em que você terá dificuldade de dizer: "Comi meus 8 Alimentos Poderosos!"

Animado? Para saber mais sobre a Dieta das 8 Horas e o emagrecimento rápido e fácil, vou conduzi-lo em uma viagem no próximo capítulo...

VALE A PENA COMER O TEMPO TODO?

Por que você não precisa comer o tempo todo para queimar gordura e desenvolver músculos magros e fortes

Trabalhei com um sujeito que era obcecado por músculos. Ele praticava muita musculação e ficou bem forte, mas a parte do corpo que mais exercitava era a mandíbula. Veja bem, meu amigo acreditava na teoria tradicional, havia pouco tempo desmascarada, de que para desenvolver e manter massa muscular magra era necessário comer constantemente, para "alimentar os músculos". E você, assim como ele, deve ter aprendido que é preciso comer toda hora para manter o metabolismo acelerado e estimular a queima de calorias.

Meu amigo estava tão obcecado em alimentar os músculos que costumava ir para o trabalho todos os dias com um frango assado inteiro debaixo do braço. Colocava o frango na geladeira do escritório e, ao longo do dia, andava da mesa de trabalho à cozinha comendo um pedaço do frango. Chegou a aparecer para uma reunião com uma coxa de frango na mão. Eu tinha medo de que um dia chegássemos ao escritório e encontrássemos uma horda de gatos miando do lado de fora.

O problema é que toda essa comilança o tornou um rapaz bem "grande", e não só no sentido de ter músculos. (E, convenhamos, roer um osso de galinha no meio de uma reunião de equipe não é bom para a carreira.) Cada vez mais estudos mostram que a teoria de comer seis vezes por dia – três refeições e três lanches – para queimar gorduras e construir músculos simplesmente não se sustenta. Na verdade, o metabolismo funcionará mais rápido e sua fábrica de músculos fará hora extra se você comer com menos frequência.

Considere o seguinte:

Comer com menos frequência ajuda a evitar o ganho de peso. Um estudo de 2010 publicado no *British Journal of Nutrition* revelou que os participantes que consumiam três refeições e três lanches por dia não emagreceram mais do que aqueles que faziam apenas três refeições por dia, com a mesma quantidade de calorias. Comer toda hora não ajudava a emagrecer.

Comer com menos frequência ajuda os hormônios relacionados à juventude e aos músculos magros. Cientistas do Centro Médico Intermountain, em Utah, solicitaram que os participantes jejuassem durante 24 horas e em seguida compararam suas amostras sanguíneas com aquelas colhidas depois de um dia de ingestão normal de alimentos. Descobriram que os níveis de hormônio do crescimento humano (hGH) – que protege os músculos magros e controla o metabolismo – dos participantes masculinos eram 20 vezes mais altos nos dias em que eles jejuavam.

Comer com menos frequência mantém a função muscular. Uma revisão de pesquisas de 2012 no *Journal of Sports Science* revelou que atletas que mantêm a ingestão total de energia e macronutrientes, carga de treino, composição corporal, duração e qualidade do sono não estão propensos a sofrer redução substancial no desempenho durante o jejum para o Ramadã, a observância religiosa muçulmana. E um estudo publicado na revista *Obesity Reviews*, em 2011, revelou que, embora o jejum intermitente tenha tido o mesmo efeito sobre o emagrecimento que o simples ato de cortar calorias, o jejum intermitente pareceu ser mais eficaz para manter a massa muscular magra.

Essa é, de fato, uma ótima notícia, pois poder comer o que você quiser, na quantidade que quiser – sem ter que ingerir o alimento certo para "alimentar seu metabolismo" –, tira grande parte da pressão das suas costas. (Estudos mostraram até mesmo que, quanto mais rígida for uma "dieta", maior a probabilidade de seu IMC ser mais alto e maior a chance de desenvolver depressão.)

CAPÍTULO 2

Como a Dieta das 8 Horas vai mudar o seu corpo

Emagreça e assuma o controle da sua saúde

O INSTITUTO SALK, EM LA JOLLA, CALIFÓRNIA, é o epicentro de um movimento de pesquisa que vem abalando as crenças tradicionais a respeito do emagrecimento.

O responsável por essa pesquisa é Satchidananda Panda, Ph.D., um homem pequeno e enérgico cujas descobertas sobre a nova ciência do jejum intermitente são o que há de mais novo no estudo do emagrecimento.

No momento, o Dr. Panda encontra-se em uma escura sala de reuniões, analisando um artigo que em breve será publicado no periódico *Cell Metabolism*.

O slide de abertura contém uma afirmação tão revolucionária quanto qualquer outra na história sobre a ciência do emagrecimento:

Quando comemos pode ser tão importante quanto o que comemos.

Ele estende o assunto por um tempo, para ter certeza de que é compreendido. E de fato é. Durante o último século – no qual ficamos obcecados pelo emagrecimento –, talvez tenhamos feito as perguntas erradas e, por conseguinte, obtido as respostas erradas sobre os motivos de estarmos tão gordos e continuarmos engordando. Mas o Dr. Panda e outros pesquisadores descobriram que existe uma cura para a obesidade. E não é nada do que se previa.

As novas regras do emagrecimento

Pergunte a qualquer homem ou mulher na rua o porquê da atual epidemia de obesidade e a resposta inevitavelmente será uma combinação dos seguintes fatores:

- **O problema é a junk food**. É o excesso de gordura, carboidratos, alimentos processados, ou xarope de milho rico em frutose, fast-food ou alimentos industrializados... Chame como quiser – se é gostoso, engorda.
- **O problema é o tamanho das porções**. Nossas refeições hoje estão gigantescas, e o tamanho do nosso corpo acompanha isso. Das tentativas das autoridades da cidade de Nova York de proibir refrigerantes grandes aos apelos de vários nutricionistas para que se evite a "distorção da porção", todos estão cheios de estar cheios.
- **O problema é o sedentarismo**. Lembra-se de quando costumávamos jogar futebol na pracinha, em vez de jogá-lo no PlayStation? Surfar em pranchas de verdade em vez de surfar na internet? Andar de bicicleta em vez de ficarmos largados no sofá? É claro que o estilo de vida sedentário está nos engordando. Lembra-se de todas as calorias que costumávamos queimar ao nos levantarmos para trocar o canal da televisão em vez de usar o controle remoto?

  E no entanto...
- Tentamos ter uma alimentação saudável, optando por alimentos light, com poucos carboidratos, diet e orgânicos.
- Tentamos reduzir o tamanho das porções, contar calorias, seguir dietas que limitam o consumo de alimentos a uma mísera quantidade.
- Tentamos nos exercitar, investindo mais de US$20 bilhões ao ano em academias que prometem queimar mais do que o nosso salário. Mesmo assim, continuamos engordando e cada vez menos de forma saudável.

Agora finalmente pode haver uma resposta – basta começarmos a fazer as perguntas certas.

O Dr. Panda chega a brilhar no escuro ao nos apresentar dois mapas dos Estados Unidos. O da esquerda é uma foto de satélite do território do país à noite. O da direita um gráfico ilustrando a incidência de diabetes na população americana, condado a condado. Os dois mapas espelham um ao outro.

"Quanto mais luzes", diz, "mais casos de diabetes." Quanto mais luzes, mais pessoas acordadas até tarde e maior o risco do perigo número um da nossa saúde nessa era.

Ele explica o que pode estar acontecendo: "Minha hipótese é de que ficar acordado até tarde e comer tarde da noite podem ser as causas. Na maior parte da história da civilização humana, não sabíamos usar o fogo. Durante o dia, os seres humanos caçavam e comiam, mas à noite precisavam se proteger dos predadores. Só aprendemos a controlar o fogo há 200 mil anos, e eram poucos os que podiam utilizá-lo para continuar acordados depois do pôr do sol. Mas nos últimos 50 anos temos tido luz à noite. E foi então que os problemas de peso começaram a aumentar."

Sua teoria: o advento da luz artificial levou também a uma extensão artificial do horário em que nos alimentamos. Existe um sinal natural de parada nos ritmos circadianos e nós o ignoramos quase todos os dias. Isso desequilibra nosso sistema digestivo – além de vários hormônios e enzimas que o controlam. Não conseguimos processar os alimentos que consumimos e, como resultado, eles acabam indo parar onde não deveriam – na barriga e no bumbum.

Ainda não está convencido? Continue lendo.

O Dr. Panda continua sua apresentação, descrevendo o criativo estudo que seu laboratório desenvolveu para testar a tese. Camundongos foram divididos em dois grupos: o primeiro teve a liberdade de comer o que quisesse a qualquer hora do dia; o segundo podia comer quanto quisesse, mas apenas durante uma janela de tempo de 8 horas. O teste durou 100 dias.

O Dr. Panda mexeu no laptop e surgiu na tela a imagem abaixo.

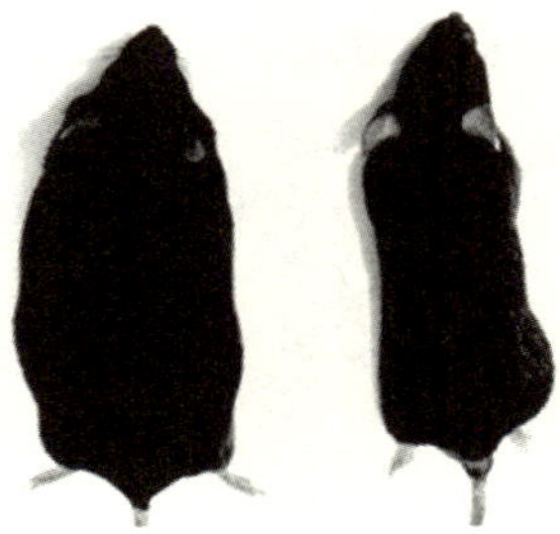

Adivinhe qual grupo se saiu melhor durante 24 horas?

"O ato de simplesmente limitar o consumo de alimentos a 8 horas proporciona todos os benefícios – e não há necessidade de se preocupar com a ingestão de alimentos", explica o Dr. Panda.

E as revelações não pararam por aí. Os camundongos geralmente comem à noite, uma sábia escolha para um animal que precisa se esquivar de gatos, gaviões e dos gritos das donas de casa. Mas, quando dividiu ainda mais os camundongos, oferecendo a alguns uma dieta rica em gordura e a outros uma mistura saudável de carboidratos, proteínas e gordura, o Dr. Panda descobriu que aqueles que tiveram acesso a alimentos saudáveis mantiveram seu padrão normal de consumo. Os camundongos que seguiam a dieta rica em gordura, por outro lado, tendiam a expandir o tempo em que consumiam alimentos, beliscando dia e noite. Eis sua conclusão: "Quando ingerimos alimentos ricos em gorduras, ficamos praticamente viciados em comida. Trata-se da grande questão da neurociência hoje. Se conseguirmos desconectar esse vício, poderemos curá-lo."

Em outras palavras, quanto mais aumentamos o ciclo de alimentação, mais gordos ficamos. E quanto mais alimentos gordurosos consumimos, maior é o nosso ciclo de alimentação.

O Dr. Panda definitivamente refletiu bastante sobre como essa pesquisa com os camundongos poderá ser aplicada à espécie à qual eu e você pertencemos. Ele vê o corpo humano como uma espécie de prédio comercial. Em geral, as pessoas vão para o escritório durante o dia, trabalham por 8 horas e depois voltam para casa. À noite, vem a equipe da faxina para retirar o lixo e reparar os danos. O corpo humano funciona com maior eficiência quando segue esse mesmo esquema; nós é que não permitimos que isso aconteça.

A história de sucesso da Dieta das 8 Horas

"A DIETA DAS 8 HORAS PERMITE QUE VOCÊ SE SATISFAÇA – E EMAGREÇA!"

JILL PERDEU 4,5 QUILOS EM APENAS 4 SEMANAS!

Jill Martin, 36, Nova York
Profissão: Especialista em moda/estilo de vida
Altura: 1,70m
Peso inicial: 65,5kg
Peso depois de 4 semanas: 61kg

Jill Martin só queria perder alguns quilos, mas, como é escritora, consultora de moda e correspondente atarefadíssima – além de uma grande gourmet –, queria um programa de emagrecimento que lhe desse limites sem forçá-la a mudar demais a rotina e o estilo de vida.

Depois de apenas um mês, ela está 4,5 quilos mais magra e com mais energia do que nunca – tudo graças à Dieta das 8 Horas.

UMA DIETA 3 VEZES POR SEMANA? ISSO MESMO!

Assim como várias pessoas que já tentaram fazer dieta antes, Jill era cética com relação ao emagrecimento. "Você ouve falar na Dieta das 8 Horas e na ideia de que pode comer o que quiser e emagrecer, e fica espantada. Mas eu estava cética no começo porque me perguntava como seria possível uma pessoa comer o que quisesse e emagrecer." Mesmo assim, seu interesse em se sentir melhor e mais bonita – bem como seu amor por alimentos gostosos – a inspirou a experimentar. O problema? Por causa da rotina de trabalho, Jill percebeu que só conseguiria seguir o plano 3 vezes por semana.

ÓTIMA COMIDA, ENERGIA INSTANTÂNEA

Jill não comia nada de especial durante a dieta, nem contava calorias. Simplesmente limitou a janela de tempo durante a qual se alimentava em 3 dos 7 dias da semana – e, em um mês, sua vida havia mudado. Jill perdeu 4,5 quilos, ganhou mais energia, encontrou um novo equilíbrio e está se sentindo mais saudável do que nunca. "Acordo com mais energia e menos fome", diz Jill. Sua parte favorita? O sucesso sem sacrifícios.

"Se você é uma pessoa que gosta de comida e a comida é importante para você como é para mim, a Dieta das 8 Horas permite que você se satisfaça, coisa que muitas dietas não permitem", diz ela. "Eu nunca conseguiria ser a pessoa à mesa que fica só olhando!"

MAIS SAUDÁVEL – E MAIS FELIZ!

Jill não poderia estar mais feliz com seu sucesso e diz que a Dieta das 8 Horas ofereceu exatamente o que ela estava procurando. "Descobri que funciona para mim, para minha situação, personalidade e rotina." A Dieta das 8 Horas permitiu que ela estabelecesse limites onde era necessário e, ao mesmo tempo, que vivesse normalmente – e o resultado é sua própria recompensa. "Não há nada melhor do que me sentir saudável e com um peso que me deixa confortável e feliz." E, com as novas estratégias que aprendeu com a Dieta das 8 Horas, agora ela dispõe das ferramentas de que precisa para se sentir assim pelo resto da vida.

"Assim como o cérebro precisa dormir para se restabelecer e descansar, talvez o estômago e o fígado também precisem de um repouso", diz o

Dr. Panda. "Grande parte dos alimentos não serve apenas como nutrição; muitos são tóxicos, coisas das quais nosso corpo não precisa. E o estômago e o fígado precisam metabolizá-los e livrar-se dos resíduos. É muito trabalhoso, e está causando muitos danos ao nosso sistema. O revestimento do estômago tem que se regenerar uma vez por dia, e isso acontece no meio da noite. É algo em que ninguém nunca pensou: a interrupção do ritmo circadiano e a redução do período de jejum estão contribuindo para a obesidade e o diabetes."

Ao apresentar os outros slides, o Dr. Panda para aqui e ali para apontar todos os fatores negativos com os quais o camundongo gordo está lidando. Hipertensão. Demência. Altos níveis de colesterol. Câncer. Ser um alvo muito grande – e tentador – para qualquer gato que por acaso passeie pelo laboratório. É difícil não sentir pena do roedor rechonchudo.

Ora, se isso fosse apenas um estudo sobre camundongos, teríamos que classificá-lo simplesmente como interessante e seguir em frente. Mas não é isso que os cientistas do Instituto Salk estão fazendo. Com base no que têm visto, muitas pessoas no laboratório começaram a realizar o experimento... em si mesmas.

"No laboratório, como a maioria das pessoas vê isso todo dia, o que testemunhamos acaba nos influenciando", diz ele. "O estudo está mudando o comportamento de quase todos nós. Não comemos depois das 20 horas. Na família do primeiro sujeito que testou esse experimento, praticamente não havia ninguém que tivesse vivido mais do que 55 anos. Todos morreram de obesidade, diabetes, ataque cardíaco. Depois de ver esses resultados, ele tomava seu brunch às 11 da manhã e jantava às 19 horas."

O que nos leva a Ron Evans, Ph.D., outro colega magro e em forma do Dr. Panda no Instituto Salk: ele é um dos maiores especialistas do mundo em biorritmo e em como ele afeta o corpo. O Dr. Evans já tem 63 anos, mas sua boa forma e energia remetem mais a um adolescente – ainda que de cabelos grisalhos e com doutorado. Basta olhar para ele para começar a se perguntar o que puseram na água desse elegante campus à beira-mar. Mas, é claro, o segredo não está na água que eles bebem, mas na Dieta das 8 Horas que seguem.

"Nunca estive em tão boa forma", afirma o Dr. Evans. "Trabalhamos com isso e acredito no que vejo, no que a dieta faz. Certas mudanças podem ter um enorme impacto sobre o corpo."

Uma pesquisa tão persuasiva que levou os maiores especialistas em emagrecimento no mundo a mudar o próprio estilo de vida? Parece algo digno de nota. E não é só o laboratório do Dr. Panda que está produzindo esses estudos. Nos próximos dois capítulos, vou lhe apresentar alguns fatos científicos impressionantes que surgem todos os dias e mostrar como tudo que você acreditava saber sobre alimentação e dieta estava errado! Vou explicar por que comer o que você quiser – mas concentrando-se em consumir os 8 Alimentos Poderosos durante a dieta e consumi-los dentro de um período de 8 horas – mudará sua vida para sempre.

Durante anos nos disseram: "Você é o que você come." Pelo menos agora sabemos que há algo a mais nessa afirmação. Somos o que comemos, sim, mas somos também *quando* comemos.

8 horas para uma silhueta mais esguia

O que o Dr. Panda e o Dr. Evans estão descobrindo não é inteiramente novo. Nos últimos anos, os pesquisadores vêm produzindo resultados notáveis acerca do emagrecimento nas pessoas também, utilizando a técnica que chamam de "jejum intermitente".

Não deixe a palavra que começa com "j" assustá-lo. Nesse caso, jejuar não significa recusar comida. Ao contrário, trata-se simplesmente de comer o que você quiser, mas dentro de uma janela sensata de 8 horas. (E, lembre-se, você não precisa nem fazê-lo todos os dias. Ao longo deste livro, você lerá relatos de pessoas que conseguiram resultados incríveis seguindo esse plano apenas 3 vezes por semana.)

A verdade é que você já jejua diariamente. Pense por um momento no seu café da manhã. É justamente o momento do dia em que você rompe o jejum iniciado no instante em que parou de comer na noite anterior. Em termos mais simples, a Dieta das 8 Horas é uma maneira de ampliar o período entre seu último lanche e o seu café da manhã, dando ao organismo a chance de queimar as reservas de gordura para obter a energia de que precisa.

A história de sucesso da Dieta das 8 Horas

"MINHA APARÊNCIA MUDOU! EU ME SINTO MELHOR!"

MARISA PERDEU 6 QUILOS EM 6 SEMANAS – E RECUPEROU A CONFIANÇA EM SUA APARÊNCIA

Marisa DeLorenzo, 45, Baltimore, Maryland
Profissão: Gerente de projetos
Altura: 1,63m
Peso inicial: 102kg
Peso depois de 6 semanas: 96kg

Começar uma nova dieta é fácil. Difícil é mantê-la, como Marisa DeLorenzo pode contar. Desde que se tornou mãe, ela percebeu que seu peso aumentava sorrateiramente, mas as dietas tradicionais não se adequavam à sua vida. "Eu estava sempre procurando algo que pudesse manter e me deixasse motivada", diz ela. No entanto, as dietas que encontrava eram muito complicadas ou consumiam muito tempo. Foi então que Marisa descobriu a Dieta das 8 Horas.

UMA DIETA QUE SE ADEQUOU AO DIA DELA

Munida com os horários das refeições e os Alimentos Poderosos da Dieta das 8 Horas, Marisa logo estabeleceu uma rotina que funcionou perfeitamente – algo tão viável que ela descobriu que poderia manter todos os dias da semana. Desmembrou suas 8 horas – das 12 às 20 horas – em 4 pequenas refeições por dia, ingerindo pequenas quantidades a cada 2 a 3 horas. "É fácil trazer essa dieta para a sua vida. Basta incorporar à rotina o momento de começar a comer com base nas atividades do seu dia", diz ela. "Parecia tão natural que me perguntei: 'Por que não fiz isso antes?'"

EMAGRECIMENTO RÁPIDO E DURADOURO

Desde que começou a Dieta das 8 Horas, Marisa vivenciou uma rápida mudança não apenas em seu peso, mas no corpo todo. "Eu estava perdendo consistentemente 1 quilo por semana", diz ela. Ela hoje acha mais fácil acordar de manhã e tem mais energia ao longo do dia. "Sou mais produtiva tanto em casa quanto no trabalho. Além disso, tenho motivação para praticar exercícios", diz ela. "Consigo ver o progresso no emagrecimento – minha cintura diminuiu, minhas calças vestem melhor e até o meu rosto parece estar mais fino", diz. "E fazer algo bom para mim mesma me deixou mais feliz em todos os sentidos."

CORPO NOVO, VIDA NOVA!

Marisa perdeu peso com a Dieta das 8 Horas, mas ganhou outra coisa: confiança. Essa confiança a incentivou a participar de atividades que, antes, ela nunca teria pensado em experimentar. Sua filha, que é maratonista, convenceu-a até mesmo a aderir ao esporte. "Quando você começa a se sentir melhor, sente-se inspirada a fazer outras coisas", diz ela. "E os resultados aparecem mais quando o desejo é grande."

Considere um estudo citado no *American Journal of Clinical Nutrition* em 2007. Pesquisadores dividiram seus participantes em dois grupos e alimentaram cada um deles com o mesmo número de calorias – o suficiente para que mantivessem o peso. A única diferença: um grupo consumiu todas as calorias em três refeições, espalhadas ao longo do dia. O outro praticou o jejum intermitente, consumindo o mesmo número de calorias, mas durante um período restrito. Os resultados foram: os participantes que se alimentaram dentro de um período menor apresentaram "uma modificação significativa na composição corporal, inclusive redução da massa gorda".

Parte dessa queima de gordura vem do fato de o corpo buscar energia e encontrá-la na região abdominal. Mas também vem de uma fonte surpreendente. Segundo a pesquisa do Dr. Panda, restringir o período durante o qual você come faz o seu corpo queimar mais calorias ao longo do dia. Isso mesmo. Quanto mais você prolongar o período durante o qual você se alimenta, mais lento ficará seu metabolismo. Mas basta restringir a ingestão dos alimentos a uma janela de 8 horas e seu corpo terá um desempenho extraordinário, queimando calorias dia e noite!

8 horas para ser uma pessoa mais saudável

O pessoal do Instituto Salk pode estar magro, mas não é apenas a vaidade que está fazendo a equipe de pesquisa seguir a Dieta das 8 horas. É a importância que atribuem à boa saúde. Naquele mesmo artigo do *American Journal of Clinical Nutrition*, pesquisadores afirmaram que se, em vez de cortar calorias ou eliminar alimentos de baixa qualidade, simplesmente reduzirmos o período em que comemos, os benefícios à saúde poderiam começar a se acumular. Considere a lista de conclusões às quais chegaram os autores do estudo:

- Menor incidência de diabetes, níveis mais baixos de glicose em jejum e de insulina;
- Menores níveis de colesterol total e de triglicerídios, frequência cardíaca mais baixa, melhora na resposta cardíaca e pressão arterial mais baixa;
- Diminuição na incidência de linfomas, maior sobrevida após a inoculação do tumor e menores taxas de proliferação de vários tipos de células.

Em outras palavras, alimentar-se dessa maneira não apenas ajuda o corpo a queimar a própria gordura em ritmo mais acelerado como também parece ser um santo remédio que o protege das três principais doenças dos tempos atuais: diabetes, doença cardíaca e câncer. Vamos dar uma olhada em cada uma delas.

O SONO COMO FORMA DE SE MANTER MAIS JOVEM, MAIS MAGRO E MAIS SAUDÁVEL

A magia do gerenciamento de mitocôndrias no meio da noite

Você pode não saber quais são os seus níveis exatos de colesterol neste momento nem qual é sua pressão arterial ou sua frequência cardíaca, a menos que esteja ligado a um monitor. Não há como medir os níveis de açúcar no seu sangue sem realizar um exame, tampouco seu índice de massa corporal sem uma balança sofisticada, ou seus hormônios sem a ajuda de um médico. Mas há um sinal vital que fornece uma ótima indicação de quão saudável você está, e somente você pode medi-lo.

Quantas horas dormiu essa noite?

No capítulo anterior, escrevi sobre o papel das mitocôndrias, as usinas de energia das células que alimentam todos os aspectos da sua vida – na verdade, ousarei dizer que a função das mitocôndrias é a vida. Proteja essas organelas celulares e você viverá mais tempo, será mais magro e mais saudável. Alimentar-se da maneira correta, praticar exercícios e evitar toxinas como a fumaça do cigarro são três maneiras essenciais de proteger as mitocôndrias; mas o quarto pilar para se manter jovem e magro é o que deveria ser o mais fácil, porém, em geral, é o mais difícil: dormir o suficiente.

Eis o porquê: quando a noite cai e a escuridão se instala, nosso organismo produz o hormônio melatonina, um poderoso indutor do sono que também atua como antioxidante, protegendo as mitocôndrias e ajudando-as a funcionar melhor. Demonstrou-se que a melatonina reduz o estresse oxidativo relacionado a doenças como Alzheimer, Parkinson e Huntington, entre outras. Um estudo de 2007 realizado na Universidade do Texas concluiu que a melatonina não apenas desintoxica prejudiciais radicais livres cancerígenos como, ao fazer isso, pode também aumentar a eficácia da vitamina C, outro antioxidante. A melatonina também melhora a produção de ATP nas mitocôndrias, substância química da energia que abastece nossas vidas. Todos esses reparos acontecem durante o sono. Boa parte disso está associada à melatonina.

Ora, o que acontece quando o corpo sente que é hora de dormir, mas você responde a um bocejo acendendo as luzes, ligando a televisão e talvez tomando uma xícara de café para se manter "aceso" à noite? Uma confusão hormonal. A melatonina é reprimida, o corpo passa a produzir mais grelina – substância química que estimula o apetite – e reduz a produção de leptina, o hormônio responsável pela sensação de saciedade. Um estudo nos *Annals of Internal Medicine* revelou que pessoas que dormiam pouco e que seguiam dietas de baixa caloria perderam 55% menos gordura corporal do que aquelas que descansavam bem – e, quando perdiam peso, tendiam a perder massa muscular, não gordura. Num estudo canadense de 2007, pessoas que dormiam apenas 5 ou 6 horas por noite aumentavam em 69% a propensão ao sobrepeso, comparadas àquelas que geralmente dormiam 7 ou 8 horas. Dormir também é essencial para apoiar a função imunológica (indivíduos que dormem menos de 7 horas por noite estão três vezes mais propensos a pegar resfriados, segundo um estudo) e para o pensamento crítico – como pode comprovar qualquer um que tenha sido reprovado em um teste depois de ter ficado acordado, estudando, a noite inteira.

E então, o que você prefere: passar a vida sonolento e fora de forma, ou magro, forte, pulsando de energia? Se a última opção lhe atrai, eis as sete maneiras de controlar suas mitocôndrias pelo sono:

- Seja regrado. Durma e acorde à mesma hora todos os dias, mesmo no fim de semana. Uma rotina regular mantém seu relógio biológico estável para que você descanse melhor.
- Exercite-se, mas não muito tarde. O que eu mais gosto nos Exercícios de 8 Minutos, a partir da página 193, é que você pode fazê-los tão rapidamente que eles não vão interferir no seu dia. Os exercícios melhoram tanto a duração quanto a qualidade do sono. Dito isso, 30 minutos de exercícios aeróbicos vigorosos mantêm sua temperatura corporal elevada durante 4 horas, o que pode inibir o sono se praticá-los muito tarde.
- Evite cafeína depois das 14 horas. A cafeína permanece no organismo por até 8 horas; portanto, um cappuccino, mesmo depois de um jantar cedo, ainda pode prejudicar suas poderosas mitocôndrias à meia-noite.
- Anote o que precisa fazer no dia seguinte. Antes de começar seu ritual na hora de dormir, dê uma olhada na sua agenda para o dia seguinte. Elabore uma lista das coisas que deverão ser feitas com a ajuda de algum aplicativo do *smartphone*. Seu objetivo é eliminar as preocupações que surgem quando você começa a pegar no sono.
- Deite-se 20 minutos antes do horário habitual. A menos que consiga fazer algum tipo de mágica, adormecer instantaneamente não é exatamente uma opção. Se quiser dormir às 23 horas, esteja na cama 20 minutos antes, munido de um bom livro.
- Resfrie o ambiente. Os especialistas em geral recomendam colocar o termostato do ar-condicionado do quarto entre 18°C e 23°C, mas fica a seu critério decidir a temperatura que o deixa mais confortável. O quarto deve ser apenas levemente mais frio do que os outros cômodos da casa porque o processo de resfriar o corpo induz ao sono.
- Tome um banho quente antes de ir para a cama. Um banho quente elevará sua temperatura corporal. Ao sair do banho, seu corpo começará a esfriar, deixando-o mais propenso a pegar no sono.

Como a Dieta das 8 Horas combate o diabetes

Lembra-se do mapa do Dr. Panda que mostrava a incidência de diabetes nos Estados Unidos? Poderia ser também um mapa do apocalipse zumbi, no qual todos os pontos iluminados representam os mortos-vivos comedores de carne. Você deve fazer tudo o que for possível para evitar ficar nessas regiões de conflito. O diabetes é epidêmico e, ao mesmo tempo, aumenta o risco de doenças cardíacas, derrame, hipertensão, disfunção sexual, cegueira, amputação de membros e doenças renais.

Sim, é ruim desse jeito.

O diabetes é uma disfunção causada pela deficiência de produção de insulina, um hormônio que controla as reservas de energia. Funciona assim: o sistema digestivo transforma os alimentos ingeridos em glicose – a forma de açúcar que seu corpo utiliza para obter energia – e a envia para a corrente sanguínea. Quando a glicose aparece na corrente sanguínea, o pâncreas secreta insulina para conduzi-la até as células, o que abastece todas as suas funções.

Tudo isso é muito bom, até você comer muitos alimentos ricos em energia e produzir glicose e insulina em excesso. Depois de anos sobrecarregando seu sistema, seu corpo acaba perdendo a capacidade de reagir adequadamente à insulina – um problema conhecido como resistência à insulina. De uma hora para a outra, você aparece com "açúcar alto", a morte para os pequenos capilares nos seus olhos, para os dedos dos pés e as partes íntimas. Um deles ou todos eles podem ter problemas.

A Dieta das 8 Horas pode ajudar a evitar esse risco.

Em um estudo realizado pela Universidade de Copenhague, pesquisadores descobriram que, quando os homens faziam jejum em dias alternados durante um período de 2 semanas, a insulina no organismo se tornava mais eficiente no controle do açúcar no sangue. E, em um estudo do Instituto Nacional sobre Envelhecimento dos Estados Unidos, pesquisadores compararam dois grupos de pessoas: um seguia uma dieta de restrição calórica, enquanto o outro comia o que queria, mas jejuava em dias alternados. Descobriram que "o jejum intermitente gerava efeitos benéficos que satisfaziam ou excediam aqueles da restrição calórica, inclusive os níveis de glicose e insulina no soro".

A história de sucesso da Dieta das 8 Horas

"A MELHOR PARTE É QUE É MUITO FÁCIL!"

NORM SCHULMAN PERDEU 6 QUILOS EM 6 SEMANAS – SEM PRATICAR EXERCÍCIOS E SEM CORTAR CALORIAS

Norm Schulman, 57, Princeton, Nova Jersey
Profissão: Contador
Altura: 1,73m
Peso inicial: 86kg
Peso depois de 6 semanas: 80kg

Norm Schulman já havia experimentado de tudo, mas estava farto de se prender a restrições impraticáveis – portanto, a Dieta das 8 Horas era a realização de um sonho. "Foi uma ideia genial! Parece muito simples e o conceito é claramente viável." Ele optou por não fazer os Exercícios de 8 Minutos nem consumir os 8 Alimentos Poderosos – e mesmo assim perdeu 6 quilos simplesmente mudando os horários das refeições habituais.

VÁ EM FRENTE, TOME O MILK-SHAKE!

Cite o nome de uma dieta – Norm certamente já a terá experimentado. Seu maior problema? A vida profissional muito agitada. Norm foi nomeado Contador do Ano de 2012 pela New York Enterprise Report, portanto, a restrição alimentar simplesmente não era realista. "Você começa uma dieta, precisa comer certos tipos de alimentos e tem que estar ciente disso o dia inteiro", explica Schulman. "Se sai para almoçar com alguém, deve tomar água, comer uma salada e garantir que não haja nenhum croûton, nem molho." Com a Dieta das 8 Horas, Norm finalmente descobriu um plano que se encaixava em sua vida. "Em vez de dizer a mim mesmo que não posso tomar um milk-shake, digo que posso, sim, e que é apenas uma questão de *quando* tomá-lo", afirma ele.

"A melhor parte é que é muito fácil. É mais um jogo do que uma dieta e, depois que entrou na minha rotina, não havia como voltar atrás."

"É DIFERENTE DE TODO O RESTO!"

Depois de 6 semanas, Norm havia perdido 6 quilos com a dieta – e, na primeira semana, já notava algumas diferenças. "Minhas calças estavam mais folgadas e minhas camisas vestiam um pouco melhor." Para Schulman, a sensação de boa saúde em geral é sua maior recompensa. "Tenho mais energia. Quando você emagrece até mesmo 5 ou 6 quilos, já se sente melhor. Menos inchado. Menos cansado à tarde." O sucesso de Norm pegou-o de surpresa, e ele não pensa duas vezes antes de recomendar o plano. "Ao contrário de outras dietas que prescrevem um programa de alimentação organizado, esta é estritamente uma questão de timing. É um conceito diferente mesmo! Se você já tentou de tudo, experimente isso."

Benjamin Horne, Ph.D., do Centro Médico Intermountain, da Universidade de Utah, também já estudou pessoas que ampliam o período que passam sem comer entre uma refeição e outra. Sua conclusão: "Descobrimos algo que não prevíamos: as pessoas que jejuam também correm menos riscos de ter diabetes. Examinamos apenas o diabetes comum, mas prestamos atenção também ao índice de massa corporal, glicose basal e glicose em jejum e descobrimos que quem jejua rotineiramente ao longo dos anos apresenta, de forma significativa, massa corporal menor e níveis mais baixos de açúcar no sangue."

Como a Dieta das 8 Horas combate as doenças cardíacas

Imagine comer a quantidade que quiser, do que quiser, e reduzir o risco de infarto, tudo isso simplesmente prestando atenção ao relógio. Essa era a promessa oferecida por um estudo apresentado na conferência do Colégio Americano de Cardiologia de 2011. O estudo revelou que as pessoas que seguiam um plano regular de jejum – apenas aumentando o período entre a última refeição hoje e a primeira refeição amanhã – tinham 58% menos riscos de ter doenças coronarianas, em comparação com aquelas que não seguiam esse plano. Isso sustentou os resultados de um estudo de 2008 com cerca de 500 pessoas, que demonstrava uma capacidade semelhante de evitar a ala de pacientes cardíacos ao adotar essa mesma estratégia alimentar.

O Dr. Horne, que conduziu o estudo da Universidade de Utah, declarou ao *The New York Times*: "Essa não foi uma descoberta ocasional. Conseguimos reproduzir os resultados e mostrar que a prevalência de doenças coronarianas é menor entre as pessoas que jejuam rotineiramente."

Está lembrado do paradigma do camundongo gordo versus camundongo magro apresentado pelo Dr. Panda no começo deste capítulo? Os marcadores sanguíneos de doenças cardíacas – inflamação, colesterol alto – eram muito mais elevados nos roedores que comiam o dia inteiro do que naqueles que comiam apenas na janela de 8 horas.

Dois outros pesquisadores com quem conversamos – Krista Varady, Ph.D., e Marc Hellerstein – publicaram uma revisão de estudos relacionados ao jejum realizados com seres humanos e com animais no *American Journal of Clinical Nutrition*, cuja introdução trazia a seguinte declaração: "Em termos de risco de doenças cardiovasculares, os dados referentes aos animais que jejuavam em dias alternados mostram concentrações menores de colesterol total e triglicerídios, menor frequência cardíaca, melhora na resposta cardíaca ao infarto do miocárdio e pressão arterial mais baixa." Mais adiante relataram casos de homens e mulheres que foram submetidos ao jejum em dias alternados durante 3 semanas: as mulheres viram os níveis de colesterol HDL (bom) aumentarem e os homens viram os níveis de triglicerídios (grandes vilões) caírem.

A Dra. Krista Varady foi citada no jornal *Daily Mail*, da Inglaterra, a respeito de todos os tópicos acima: "Depois de 8 semanas de jejum em dias alternados, percebemos que o colesterol ruim havia sido reduzido, assim como os níveis de triglicerídios, a pressão arterial e a frequência cardíaca. E como todos eles são indicadores importantes do risco de doenças cardíacas, o jejum em dias alternados pode ajudar as pessoas não apenas a emagrecer mas também a diminuir o risco de problemas coronarianos."

Como a Dieta das 8 Horas combate o câncer

Câncer. Até mesmo escrever a palavra dá calafrios. Poucos são aqueles entre nós que não têm um ente querido que não tenha sido afetado pela doença. O câncer ocorre quando as células, que se formam e se dividem constantemente, começam a se reproduzir de maneira descontrolada, impedindo as funções normais do corpo. Cada momento de divisão celular, algo que acontece dezenas de milhares de vezes por dia, é uma oportunidade para que algo dê errado. E se você conseguisse desacelerar o crescimento celular?

Há muitas razões pelas quais o câncer nos atinge e muitas delas não são completamente conhecidas. Mas um fator que contribui para o risco de ter câncer é a questão alimentar – de forma mais específica, a quantidade enorme de alimentos a que expomos o nosso organismo.

O processo de reprodução celular no corpo é uma espécie de forno – quanto mais coisas você coloca nele, mais quente fica. Portanto, se comemos de manhã, à tarde e à noite, estamos sempre alimentando esse fogo. Entretanto, se simplesmente desfrutarmos dos nossos alimentos favoritos na quantidade que quisermos – mas permitirmos que o fogo diminua por algumas horas a mais durante o dia –, diminuiremos de forma radical o risco de as células se reproduzirem sem controle.

"O corpo é um equipamento incrivelmente eficiente", afirma o Dr. Hellerstein. "Ao longo de milhões de anos, esse equipamento vem sendo aperfeiçoado para gastar menos energia quando a oferta de combustível cai." Em estado de jejum, as células, inclusive as cancerígenas, se multiplicam com uma frequência muito menor. "Acreditamos que isso previna o câncer, uma vez que desacelera a frequência na qual as células se dividem", diz ele. "Reduz-se a marcha: em vez de as células do fígado, da mama ou da próstata se dividirem a cada 3 dias, elas passam a se dividir a cada 6 dias. Por conseguinte, as células não terão chance de se tornar carcinogênicas."

Recapitulando: ao consumir os alimentos que quiser, na quantidade que quiser, apenas limitando o consumo a uma janela de 8 horas a cada dia (ou em dias alternados!), você pode emagrecer de forma rápida e permanente e, ao mesmo tempo, reduzir o risco de três sérias causas de morte.

Parece que seguir a Dieta das 8 Horas é uma atitude inteligente. Mas, espere, tem mais. No próximo capítulo, explicarei de que maneira a Dieta das 8 Horas de fato o deixará mais inteligente!

CAPÍTULO 3

Uma vida mais longa, um cérebro mais poderoso

Supere as doenças provocadas pelo envelhecimento e desenvolva um cérebro que raciocine melhor hoje – e amanhã

É NOITE DE COMEMORAÇÃO. O JOGO de futebol reluz na televisão de tela plana. Pilhas de pratos estão de molho na pia em um líquido que mais parece uma sopa. A carcaça de uma ave repousa sobre a mesa de jantar. E esparramada por sofás e cadeiras está a sua família, povoando a sala de estar como sobreviventes de um acidente aéreo, em um estupor gerado pela comilança da ocasião. À medida que você faz o levantamento dos estragos e contempla a tarefa de embalar as sobras de comida, sente-se tão animado quanto uma tartaruga sob efeito de um antialérgico forte.

O que está acontecendo? Por que ficamos tão letárgicos depois de uma refeição pesada?

Compare essa cena do torpor de uma refeição farta com um cenário que o Dr. Ron Evans, do Instituto Salk, evoca das planícies da África, onde todos os animais estão em alerta máximo, em busca do jantar. Tal qual o personagem Cássio, na peça *Júlio César*, de Shakespeare, eles têm "aquele aspecto magro e esfomeado". Eis como o Dr. Evans caracteriza esses animais que passam algum tempo buscando alimento: "Eles estão excitados, sempre em movimento e em alerta, tentando descobrir onde está a comida. Quando avistam presas em potencial, ficam ainda mais atentos."

De fato, pesquisas mostram que quando você amplia o período entre uma refeição e a próxima – comendo o que quer no período estipulado de 8 horas, mas proporcionando ao corpo a vantagem de descansar mais tempo entre sua última refeição do dia e a primeira refeição do dia seguinte –, os benefícios resultantes vão muito além das questões meramente físicas. (E esses benefícios físicos – emagrecimento rápido, diminuição do risco de diabetes, chances radicalmente menores de ataques cardíacos – não são pouca coisa.) De fato, a Dieta das 8 Horas o deixa mais esperto, inteligente e calmo a curto prazo, além de fazer com que seu cérebro fique mais saudável à medida que você envelhece.

"Muitas pessoas gostam de jejuar porque se sentem alertas e motivadas", afirma o Dr. Evans, ele mesmo um adepto do jejum intermitente alerta e motivado. "Isso se dá porque somos predadores. Quando jejuamos, ficamos mais atentos. O olfato e a visão tornam-se mais aguçados. Tudo se apura; a respiração, a visão, a coordenação. No modo de ataque, os animais precisam correr para fazer o serviço. Nós fazemos isso também. Somos bons nisso."

Portanto, vamos ficar alertas e atentos a uma das formas mais profundas como esse programa pode melhorar sua vida: aguçar e estender a garantia da sua mente.

Alimente-se de maneira mais inteligente, pense de maneira mais inteligente

Se houver um segredo para o vigor eterno, ele está localizado nos laboratórios do Instituto Nacional sobre Envelhecimento, a uma curta distância do centro de Baltimore. Mas há uma enorme obra na via que chega ao campus de pesquisas, portanto os motoristas dão guinadas e solavancos, evitando um buraco aqui e uma máquina gigantesca acolá, pegando atalhos desconhecidos pelo mapa do GPS e encontrando malucos a cada esquina, seguindo em direções contrárias.

Em outras palavras, esta é uma excelente metáfora para o caminho que todos nós estamos seguindo. O caminho para o envelhecimento saudável é, na verdade, povoado por entidades gigantescas e semelhantes a máquinas, malucos confusos e atalhos que tendem a levar tanto a uma vala quanto a anos dourados.

Mas, se você é capaz de ler as placas, conseguirá encontrar o caminho. Na verdade, há uma pequena placa com as iniciais do instituto que leva a uma esquina e a uma descida em direção a uma torre tão alta e tão nova que é, em si, uma metáfora das mais promissoras. Trata-se de um emblema da maneira como os melhores pesquisadores, quando contam com as melhores ferramentas, podem avançar em relação a mistérios que nos atormentavam desde o alvorecer de nossa consciência: por que estamos destinados a morrer e como adiar o máximo possível esse destino?

Se você estiver em busca de respostas – ou apenas de uma forma de emagrecer e ganhar energia, acuidade mental e anos de vida –, Mark Mattson, Ph.D., é a melhor pessoa a quem recorrer. Ele vem dedicando sua carreira a encontrar maneiras de aumentar a longevidade. E sua solução é escandalosamente simples, barata e eficaz.

Quando não dedica horas ao cargo de pesquisador do Instituto Nacional sobre Envelhecimento, o Dr. Mattson é professor no Departamento de Neurociência da Faculdade de Medicina da Universidade Johns Hopkins. Ultimamente, vem investigando os efeitos fascinantes da restrição calórica e do jejum intermitente em animais de todas as espécies. E, embora camundongos, vermes e macacos rhesus exijam muito de sua atenção, ele os está estudando para descobrir o que suas experiências podem indicar sobre mim e você.

"Meu interesse pelo jejum começou quando passei a estudar o envelhecimento, ainda no final da década de 1980 e início da década de 1990", diz o Dr. Mattson, em seu escritório em um andar alto do arranha-céu. "Já se sabia que animais, quando tinham a ingestão de energia reduzida, viviam mais tempo."

Foi assim que começaram as pesquisas para investigar a ciência por trás dessa equação: consumo de energia menor é igual a maior produção na vida. O Dr. Mattson está se esforçando para encontrar maneiras confortáveis de subtrair comida com o objetivo de adicionar anos produtivos às vidas humanas, inclusive à dele mesmo.

Ele tem hoje 50 e poucos anos, mas conserva o físico de um adolescente magro cujas calças jeans apresentam certa dificuldade de ficar presas na altura da cintura. Um perfil no *US News & World Report* estabeleceu o peso do Dr. Mattson em "menos de 59 quilos": resultado de uma dieta na qual ele pula o café da manhã todos os dias, o almoço na maior parte dos dias e utiliza como sustento sua refeição noturna.

Não entre em pânico: ninguém está dizendo para você organizar sua vida em torno de uma única refeição. Mas é no mínimo didático o fato de que o Dr. Mattson, considerando tudo o que ele sabe sobre o assunto, tenha adotado com tal fervor essa abordagem sobre os alimentos. De modo muito semelhante ao dos hábitos adotados pelos pesquisadores do Instituto Salk, quanto mais os cientistas aprendem sobre os efeitos da Dieta das 8 Horas, mais eles mudam suas vidas para obter todos os seus benefícios.

Bem, talvez o Dr. Mattson leve isso a um nível radical demais e você prefira não segui-lo. Por exemplo, até mesmo nos dias em que está jejuando, ele corre de 9 a 14 quilômetros com uma equipe de cross-country do ensino médio treinada por ele. (Ele diz que gosta de trocar o lanche pelo exercício, o que na verdade não é uma estratégia ruim.) O fato é que todos nós poderíamos ser muito mais magros e ter a energia necessária para acompanhar os adolescentes das nossas vidas. E, como aponta o Dr. Mattson, a dieta proporciona também benefícios mentais. Este distinto médico ganha seu salário encontrando segredos de longevidade em um momento da vida no qual a maioria das pessoas ficaria satisfeita em simplesmente encontrar as chaves do carro.

Por isso, é instrutivo que ele se refira ao moderno programa de alimentação de três refeições como "anormal do ponto de vista genético. Nós claramente ainda não nos adaptamos a ele". E por "adaptar" ele quer dizer que nós nos tornamos sedentários, obesos, propensos a arriscar nossa saúde, ficando à mercê da publicidade das redes de fast-food. Parece uma receita para a extinção.

O Dr. Mattson mostra um fascinante conjunto de mapas que apresenta as distâncias que nossa espécie (ou seus ancestrais) viajou, no curso da história do planeta, para encontrar alimento. O primeiro mapa, de 5 milhões de anos atrás, apresenta um mundo competitivo onde as espécies estão em fuga constante, mas percorrem uma distância limitada. Para sobreviver por tempo suficiente para se reproduzir, precisam ser mais espertos e superar todas as outras criaturas que gostariam de comê-los no jantar. As capacidades físicas e mentais se entrelaçam, as espécies com raciocínio e resistência melhores vivem mais, têm mais filhos, espalham seus genes e acabam dominando o restante.

Bem, vamos dar um salto adiante, para apenas 10 mil anos atrás. Um mamífero destemido chamado *Homo sapiens* anda sobre duas pernas e consegue percorrer longas distâncias – ultrapassando facilmente até mesmo o concorrente ou perseguidor mais persistente. E, para a nossa espécie, essa forma de deslocamento é expansiva. A capacidade mental desses animais que correm melhora porque há muito em que pensar: onde aquele urso grande mantém seu covil, onde os frutos amadureceram na primavera passada, onde ainda existe água depois da seca do último verão. Seus músculos se desenvolvem e suas barrigas diminuem na mesma medida, para que eles possam correr com facilidade para esses lugares.

Constatamos assim como a combinação de uma barriga enxuta e uma mente aguçada poderia aumentar as chances de sobrevivência e de sucesso no acasalamento.

E é isso que a Dieta das 8 Horas pode lhe proporcionar.

O Dr. Mattson aponta para o mapa, repleto de riscos e oportunidades, mostrando um animal que pode andar por toda parte para garantir sua sobrevivência. Pular refeições o ajuda a obter o máximo de eficiência, física e mental. Esse é o mundo no qual nosso organismo foi geneticamente programado para prosperar. Todos esses mecanismos maravilhosos entram em ação para nos proteger dos perigos e aumentar nossas chances de progredir em um ambiente difícil quando os ativamos com o jejum intermitente.

Mas não estamos vivendo como há 10 mil anos. Não precisamos lembrar onde os antílopes se escondem ou por onde vagam os crocodilos. Hoje em dia, só precisamos lembrar a distância entre a mesa de trabalho e a cozinha.

Passemos ao último mapa do Dr. Mattson, por ele rotulado, de forma ameaçadora, "Transição para o fenótipo sedentário/superalimentado/obeso". Esse mapa da gula apresenta seres capazes de percorrer distâncias muito maiores, mas elimina os perigos e a fome, substituindo-os por redes de fast-food. Em vez de pessoas saudáveis correndo, ele apresenta o símbolo de um pequeno jipe, que significa "tecnologias que poupam esforço". Muita comida e pouco esforço. Você já deve ter adivinhado o que acontece com o magro e saudável *Homo sapiens*.

No canto superior esquerdo do mapa, o Dr. Mattson incluiu uma estatística condenatória. Os dois mapas anteriores apresentavam animais que tinham um índice de massa corporal (IMC) entre 19 e 24, suficiente para nos sustentar diante de uma ameaça de escassez de comida, mas sem prejudicar nossa saúde a longo prazo. Na era atual, os diagramas indicando o IMC ultrapassam os 25 e ameaçam tudo o que nos é precioso: aparência, vida sexual, saúde e expectativa de vida.

E é por isso que o Dr. Mattson, um dos maiores especialistas em antienvelhecimento do mundo, leva o tipo de vida na qual ele, como todos nós, evoluiu geneticamente para se destacar. Eis o seu truque: "O meu jejum significa não tomar café da manhã nem almoçar; em vez de comer, pratico exercícios nessas horas, e faço uma boa refeição no jantar."

É claro que o Dr. Mattson é pago para ser sua própria cobaia; seu estilo de vida não é para qualquer um. Mas você não precisa ser tão rigoroso para ver os benefícios da Dieta das 8 Horas. Ele cita dois estudos que desenvolveu com grupos de *Homo sapiens* do século XXI, restringindo refeições de maneira intermitente. Um dos estudos durou seis meses, e o outro, dois meses. "Os únicos participantes que desistiram o fizeram nas duas primeiras semanas", relata o Dr.

Mattson. "Depois de duas a três semanas, começaram a gostar da dieta principalmente porque passaram a emagrecer e a se sentir melhor."

"Não importa que tipo de jejum a pessoa faça", continua. "Se conseguir fazê-lo e mantê-lo, ela emagrecerá e sua saúde melhorará. Acredito que quanto maior a variedade de dietas saudáveis disponíveis, mais propensas as pessoas estarão a aderir a alguma delas."

Vivendo sempre no auge

Se você tivesse que nomear seu pior pesadelo a respeito do envelhecimento, qual seria ele?

Isso mesmo: ter que viver em meio ao nevoeiro mental da doença de Alzheimer, perdendo lentamente suas capacidades cognitivas, deixando de reconhecer seu cônjuge, seus filhos e seus amigos.

O Dr. Mattson compartilha desse mesmo medo. Na verdade, foi o que o motivou a iniciar as pesquisas antienvelhecimento. Como neurocientista, ele passou a vida inteira acompanhando os danos cerebrais provocados pelas doenças de Alzheimer e de Parkinson, que enfraquecem a memória e o movimento em idosos.

"Um estudo mostrou que o jejum intermitente aumenta em cerca de 30% o tempo de vida dos animais", diz ele. De uma hora para outra, tudo ficou claro: o jejum obviamente tinha um efeito saudável sobre o corpo. Mas de que adiantava um corpo saudável sem uma mente saudável? Talvez nosso cérebro esteja ajustado da mesma maneira que nosso corpo: para durar mais tempo quando consumimos menos calorias.

Por isso, o Instituto Nacional sobre Envelhecimento submeteu um grupo de camundongos de laboratório a um experimento, permitindo que metade deles comesse tudo o que quisesse e quando quisesse, enquanto a outra metade seria alimentada apenas em dias alternados. Depois de três meses, os pesquisadores administraram uma neurotoxina ao cérebro dos camundongos. Os resultados foram conclusivos: os camundongos que haviam sido submetidos ao jejum defenderam-se das toxinas e mantiveram suas funções cerebrais; os que comeram tudo o que queriam perderam as capacidades mentais.

O que, exatamente, isso significa para você?

Bem, no lugar das neurotoxinas que o Dr. Mattson administrou a esses camundongos, coloquemos a substância amiloide tóxica responsável pela doença de Alzheimer. Quando você jejua, aumenta a produção de proteínas chamadas fatores neurotrópicos, fundamentais para o aprendizado e a memória. Elas afastam substâncias que atacam o cérebro e limpam os restos de estruturas celulares mortas, além de estimular a formação de novos neurônios e sinapses.

Para explicar como o cérebro se fortalece durante a Dieta das 8 Horas, o Dr. Mattson compara a dieta ao que acontece com os músculos quando praticamos exercícios regularmente.

"O exercício vigoroso é um estresse sobre as células dos músculos", observa. "A demanda de energia e os radicais livres aumentam, mas isso acaba sendo bom para as células musculares, contanto que haja tempo para recuperação depois. Esse ligeiro estresse estimula as células a aumentarem a produção de proteínas que as ajudam a resistirem ao estresse: enzimas antioxidantes, chaperonas moleculares, fatores de crescimento e aumento da produção mitocondrial. O número de mitocôndrias aumenta. Portanto, aumenta a capacidade de levar energia aos músculos."

Ele conclui: "Muitas das mudanças que ocorrem nas células musculares – aumento das enzimas antioxidantes, das chaperonas moleculares, dos fatores de crescimento e do número de mitocôndrias – acontecem também nas células nervosas durante o jejum."

Em outras palavras, pular refeições é como fazer o cérebro praticar exercícios.

O efeito do jejum sobre o corpo

O Dr. Mattson fala de vigor mental, mas um estudo publicado no *Medical Hypotheses*, em 2006, estende os benefícios do jejum a toda uma gama de doenças debilitantes que podem minar a vida e a alegria de viver dos idosos.

Os autores do estudo, cirurgiões formados em Stanford, escreveram: "Desde maio de 2003 realizamos experimentos com restrição calórica em dias alternados, consumindo em um dia de 20% a 50% das necessidades calóricas diárias estimadas e no dia seguinte comendo livremente. Observamos que os benefícios à saúde começaram a aparecer em duas semanas, na resistência à insulina e em outras condições como asma, alergias sazonais, doenças infecciosas de origem viral, bacteriana e fúngica (infecção do trato respiratório superior, amigdalite bacteriana recorrente, sinusite crônica, doenças periodontais), doenças autoimunes (artrite reumatoide), osteoartrite, sintomas provocados por lesões inflamatórias no SNC (síndromes de Tourette e de Ménière), arritmias cardíacas (contração ventricular prematura, fibrilação atrial) e ondas de calor relacionadas à menopausa. Nossa hipótese é que a prática do jejum em dias alternados poderia adiar, prevenir e oferecer melhora a muitas outras doenças, inclusive Alzheimer e Parkinson, esclerose múltipla, lesão cerebral provocada por AVC trombótico, diabetes mellitus não insulino-dependente e insuficiência cardíaca congestiva."

O método mencionado nesse estudo é o jejum em dias alternados, mas, como vimos, não importa se o praticamos diariamente, em dias alternados ou 3 vezes por semana. Ainda assim, você vai se proteger de todas as coisas ruins que podem acabar com suas economias para a aposentadoria e arruinar seus anos dourados.

Mas o que, exatamente, está por trás desse efeito "viva mais, viva melhor"? O Dr. Mattson tem uma ideia bem específica e poderosa a respeito: o jejum intermitente melhora a capacidade do organismo de "limpar a bagunça que ele mesmo deixa para trás" a nível celular.

Reflita comigo: não somos apenas uma massa sólida; somos um conjunto de células que executam funções bastante específicas – dividir, processar nutrientes, gerar energia. Toda essa atividade gera resíduos, sob a forma de radicais livres – a bagunça no escritório em termos do metabolismo humano. Projete isso ao longo de uma vida inteira, onde a geração de desordem ultrapassará a capacidade de limpeza, e de uma hora para outra você não se lembrará do nome do mecânico ao qual você leva seu carro há 30 anos. Você corre para pegar o ônibus, como sempre fez, mas agora o ônibus vence.

As células trabalharam tanto e durante tanto tempo que perdem a capacidade de se livrar dos resíduos e das partes danificadas, o que compromete sua função.

Mas não para quem segue a Dieta das 8 Horas.

Quando submetidas ao leve estresse do jejum intermitente, as células conseguem operar com máxima eficiência. São capazes de limpar melhor estruturas celulares danificadas e mitocôndrias gastas; o equivalente a desativar a usina nuclear antes que ela destrua os lençóis freáticos. Menos bagunça no chão da fábrica, maior produtividade dos equipamentos, maior tempo de vida operacional da fábrica e um produto final melhor: você.

Tenha uma vida longa e próspera

Cientistas como o Dr. Mattson estão convencidos de que o jejum intermitente é uma proteção eficaz contra as principais causas de morte com as quais nós nos preocupamos: doenças cardíacas, câncer, diabetes. Evitar ou retardar essas ameaças é, em si, uma forma de ampliar seu tempo de vida.

Como diz o Dr. Mattson: "A restrição de energia alimentar pode reduzir o crescimento de tumores, proteger neurônios de doenças neurodegenerativas e melhorar a saúde cardiovascular. Portanto, entender melhor como ocorrem essas mudanças pode nos ajudar a otimizar o efeito antienvelhecimento."

Uma conclusão definitiva da área de pesquisa do Dr. Mattson figurou no *Ageing Research Reviews* sob o título "Restrição calórica e jejum intermitente: duas potenciais dietas para o envelhecimento bem-sucedido do cérebro". O texto não é fácil, mas é o tipo de leitura que poderia levá-lo aos 87 anos com a vida sob controle. Em determinado ponto do artigo, ele diz, em outras palavras, o seguinte: o jejum intermitente incendeia os suprimentos de energia do seu corpo (logo, adeus gordura da região abdominal) e garante que toda a insulina circulante seja utilizada nas células, para que seus órgãos vitais (coração, cérebro), seu sistema nervoso central (tudo o que está ligado ao seu cérebro) e suas gônadas (as partes íntimas) sejam adequadamente abastecidos. Basicamente, o organismo não se sente inclinado a se dar ao luxo de ficar gordo e diabético.

E o que isso tem a ver com a sua acuidade mental? E por que significa manter todas as suas faculdades mentais – e torná-las ainda mais aguçadas – com o passar do tempo?

Uma mente sempre jovem

Você sabe qual é o órgão que mais suga energia no nosso corpo? Não são os músculos, o coração sempre bombeando, nem o estômago, que não para de roncar. É o cérebro. Afinal, se não houver café suficiente na torre de controle, o aeroporto fecha. Da mesma forma, se a torre de controle do corpo sofresse uma escassez crônica de energia, poderia esquecer de enviar os sinais para fazer coisas importantes, como ir trabalhar, pagar as contas ou respirar. Assim, quando o corpo experimenta um jejum entre refeições, queima as reservas de gordura da fachada para manter as luzes acesas no andar de cima. Mas, na Dieta das 8 Horas, não é apenas o corpo que muda.

Esse espaço entre as refeições coloca também o cérebro à prova. Voltemos à analogia do Dr. Mattson do jejum intermitente como um exercício para o cérebro. Quando praticamos exercícios, os músculos geram novas células para acomodar melhor os desafios com os quais precisam lidar. O cérebro faz a mesma coisa. Lida com o desafio imposto pela restrição de energia aumentando o número de células e sinapses disponíveis para processar informações. Pense novamente no cérebro como a torre de controle do seu próprio aeroporto. Quando há uma ameaça de greve dos controladores de tráfego aéreo, você contrata outros para suprir a necessidade de ajudar todos os aviões a pousarem em segurança. A Dieta das 8 Horas garante que haja funcionários suficientes para lidar com a carga de trabalho mental.

O resultado de todo esse exercício cerebral? Sinapses mais rápidas. Veja como você vai se beneficiar:

- **A DIETA DAS 8 HORAS** *pode ajudá-lo a criar mais células cerebrais e conectá-las melhor.* Sabe quando está examinando as dicas nas palavras cruzadas e, de repente, "ele é terrível, não é?" o leva à única resposta possível: "Ivan"? Esse "cair da ficha" é o que acontece quando um neurônio – uma célula cerebral – envia uma faísca por uma sinapse – o ponto conector – para outro neurônio e ocorre o momento "Eureca!". Quanto mais seus neurônios funcionarem, e quanto mais deles houver no cérebro, mais inteligente você será. E os benefícios vão muito além disso. Quando você interrompe a oferta regular de alimentos, seu cérebro começa a produzir em maior quantidade uma proteína miraculosa chamada fator neurotrófico derivado do cérebro (BNDF, na sigla em inglês); níveis mais altos dessa proteína promovem o crescimento e a sobrevivência das células cerebrais. E descobriu-se recentemente que o BNDF pode até mesmo estimular as células-tronco no tecido cerebral a gerar células novinhas em folha, que, por sua vez, estão prontas para armazenar lembranças e aprender coisas novas. O raciocínio por trás disso: uma mente mais afiada tem maior probabilidade de encontrar a próxima refeição. Assim, a desvantagem de não comer nos conduz diretamente à vantagem de aguçar nosso raciocínio. O BNDF também desempenha um papel ativo no fortalecimento das sinapses, para que nenhuma das nossas brilhantes ideias se perca em meio aos espaços entre as células cerebrais. E também minimiza os danos no cérebro ao longo do tempo, pois produz antioxidantes, que protegem a massa cinzenta dos efeitos destrutivos da queima de energia.

- **A DIETA DAS 8 HORAS** *pode protegê-lo dos Três Grandes Destruidores do Cérebro.* Os pesquisadores da Johns Hopkins concluíram que os processos de proteção provocados pelo jejum intermitente "poderiam proporcionar um benefício significativo para doenças neurodegenerativas debilitantes e prevalentes, como as doenças de Alzheimer, Huntington e Parkinson". Limitar o período de ingestão calórica parece deixar a mente mais afiada à medida que envelhecemos. "Demonstrou-se o efeito pela primeira vez em camundongos há 30 anos", afirma o Dr. Mattson. "Eles analisaram a função cognitiva dos animais submetidos à restrição calórica e sua capacidade de encontrar a saída em labirintos. Especialmente à medida que envelhecem, os animais submetidos à restrição calórica se saem muito melhor." Na verdade, esse programa protege o cérebro durante o processo de envelhecimento de diversas maneiras.

- **A DIETA DAS 8 HORAS** *pode evitar a doença de Alzheimer.* Muito além dos efeitos protetores do cérebro que mencionei anteriormente, o jejum intermitente combate inflamações em todo o corpo. E, quando amplia os benefícios ao cérebro, pode ajudá-lo a evitar a doença de Alzheimer; acredita-se que a inflamação seja uma das causas da doença.

- **A DIETA DAS 8 HORAS** *pode amenizar os efeitos do estresse.* Um estudo publicado no *American Journal of Clinical Nutrition,* em 2007, observou que pessoas que comiam apenas durante um período de 8 horas apresentavam uma "diminuição significativa nas concentrações de cortisol". Cortisol é o hormônio que o organismo produz quando está sob estresse e lhe diz para armazenar gordura. Acabe com o estresse e você reduzirá o mecanismo de armazenamento de gordura. Outra razão para controlá-lo: comprovou-se que ele prejudica e até mesmo destrói as células cerebrais. A Dieta das 8 Horas, porém, proporciona uma vantagem protetora para o cérebro. Em seu trabalho de laboratório, o Dr. Mattson descobriu que entre os benefícios desse tipo de programa alimentar está "o aumento da produção de fatores de crescimento de células nervosas. O mecanismo não só incentivou o crescimento de neurônios como também reduziu a reação dos neurônios ao estresse".

- **A DIETA DAS 8 HORAS** *pode ajudá-lo a evitar derrames – ou a se recuperar mais rápido, caso tenha tido um.* Perder meu pai vítima de um derrame, ainda relativamente jovem, fez com que eu ficasse sempre alerta em relação a novas pesquisas que ajudassem a evitar que outras pessoas sofressem com o mesmo destino. Felizmente, os mesmos benefícios de desobstrução das artérias propiciados pelo jejum intermitente que reduzem os riscos de doenças cardíacas também podem diminuir a chance de derrames. É como matar dois coelhos com uma cajadada só. E, como sabe qualquer um que tenha casos de derrame na família, o que não mata não necessariamente fortalece: o derrame pode deixar sequelas físicas e mentais. Entretanto, quando causaram lesões intencionais ao cérebro dos camundongos de laboratório, os cientistas descobriram que aqueles que seguiam o jejum intermitente se recuperaram mais rápido.

- **A DIETA DAS 8 HORAS** *pode ajudá-lo a compreender a ciência por trás da Dieta das 8 Horas.* Adoro o conceito de "neuroplasticidade", que se refere à capacidade miraculosa do cérebro de crescer, desenvolver-se e mudar ao longo da vida. A idade de ouro da neuroplasticidade é a infância, quando os pequenos usam os poderes de adaptação e desenvolvimento do cérebro para aprender a andar, falar, mexer no iPad e persuadir os pais a lhes dar um *smartphone*. Mas a neuroplasticidade também é uma dádiva para os adultos, tendo papel fundamental no aprendizado tardio. O jejum intermitente é uma ótima maneira de ter mais neuroplasticidade. Por quê? Porque, para mamíferos como nós, a busca de alimentos era um problema que exigia soluções criativas.

  Portanto, quando a fome ataca, a resposta do cérebro é aumentar a neuroplasticidade, tanto para ter novas ideias e encontrar alimentos quanto para lembrar onde os encontrou no ano passado. Você será capaz de fazer mais disso durante essa dieta – duas coisas que nenhuma outra jamais ofereceu.

- **A DIETA DAS 8 HORAS** *pode ajudá-lo a se lembrar de todos os benefícios da Dieta das 8 Horas.* Há alguns anos, um repórter do *Daily Mail* ligou para o Dr. Mattson para perguntar se o jejum intermitente poderia ajudar pessoas com dificuldade de aprendizado. Considerarei essa resposta como um "sim" retumbante: "Parte da melhora no aprendizado se deve ao que

> a redução calórica faz com os hormônios do apetite, como a grelina e a leptina", disse ele ao repórter. "Quando você não está acima do peso, esses hormônios incentivam o crescimento de novas células cerebrais, principalmente no hipocampo. O hipocampo é a área do cérebro envolvida no armazenamento de lembranças. Se você começar a engordar, os níveis de grelina caem e a substituição das células cerebrais é reduzido." Em seguida, ele bateu o martelo: "O efeito é especialmente prejudicial se você estiver na casa dos 40 ou 50 anos, por razões que ainda não estão claras", diz ele. "A obesidade nessa idade é um indicador de problemas cognitivos mais tarde."

Ele nunca diria isso, mas acho bem possível que, à medida que sua barriga encolha, seu cérebro cresça. E a Dieta das 8 Horas maximiza esse efeito.

Um corpo musculoso e uma mente musculosa? E você pode ter ambos comendo o que quiser, na quantidade que quiser? Não é de espantar que todos os cientistas com quem conversamos e que investigaram esse programa tenham começado a segui-lo também.

Pois fique sabendo que existem maneiras de turbinar os efeitos da Dieta das 8 Horas: acrescentar um conjunto de alimentos (que chamamos de Alimentos Poderosos) que possuem grande quantidade dos nutrientes corretos e que lhe ajudarão a queimar gordura mais rapidamente e aguçar ainda mais a capacidade intelectual. Vamos explorá-los mais a fundo no Capítulo 5.

No final da nossa visita, o Dr. Mattson deixou escapar comentários sobre uma missão que assumiu com seu companheiro de jejum, o Dr. Panda. Segundo esses dois cientistas, não basta escrever um livro sobre o programa. É hora de prescrever o jejum intermitente. "Acreditamos que o jejum intermitente deveria ser incorporado ao currículo da formação médica e prescrito a pacientes, que poderiam seguir seus preceitos pelas redes sociais."

"Um dos grandes problemas que impedem as pessoas de manter uma dieta é muito simples", conclui o Dr. Mattson. "É o fator psicológico. Talvez as pessoas não estejam recebendo incentivo ou apoio suficientes."

Por que esperar a prescrição quando você pode aderir agora mesmo ao programa e reduzir as medidas da cintura?

REDEFINA SEU BIORRITMO PARA EMAGRECER

Use o seu relógio hormonal natural para maximizar o efeito da Dieta das 8 Horas!

Você prefere ter a forma física de um despertador ou de uma ampulheta? Até o início do século XX, a vida humana seguia um sistema natural de biorritmos. Dormíamos quando anoitecia e acordávamos quando clareava. Resultado: nosso organismo funcionava dentro dos parâmetros dos nossos ciclos hormonais. Tudo ocorria de acordo com nossos ritmos circadianos naturais.

Foi então que um cara inteligente chamado Thomas Edison inventou a lâmpada e estragou tudo.

Hoje em dia, podemos ficar acordados o tempo que quisermos, pular de bar em bar, assistir a maratonas de seriados, seguir ex-amores no Facebook ou desfrutar dos e-books. A vida moderna tem inúmeras vantagens. Mas também desvantagens. E uma delas é o fato de estar estragando nosso biorritmo natural e nos deixando gordos. Nossos confiáveis relógios biológicos transformaram-se em bombas-relógio.

Segundo os cientistas do Instituto Salk, a rotina das refeições é o que controla o metabolismo. Como antes vivíamos na escuridão da noite, sem a luz da porta da geladeira para iluminar nossos lanchinhos noturnos, nosso corpo adaptou-se a um ciclo hormonal bem simples de trabalhar-comer-relaxar-dormir e o metabolismo esforçava-se para alimentar essa rotina. Hoje, porém, nosso ciclo está mais para comer-trabalhar-comer-relaxar-comer--dormir-acordar no meio da noite e comer de novo.

As pesquisas mostram que nosso relógio interno de comer-dormir ficou confuso por causa dos lanches que fazemos o dia inteiro e do excesso de luz artificial durante a noite. Resultado: ficamos presos a um "ciclo gordo", fluxo constante de hormônios da fome que nos deixa com vontade de comer sem parar. Mas, quando limitamos esses lanches a um período de 8 horas, podemos enfim dar adeus à barriga – e parar de sentir fome o tempo todo.

É uma questão de administrar o dia para manipular seus níveis hormonais. O jejum intermitente tem um efeito profundo sobre os hormônios da fome (grelina) e da saciedade (leptina). Segundo as descobertas mais recentes da endocrinologia, ele pode acalmar a vontade de comer e a sensação de fome e nos preparar para o emagrecimento bem-sucedido. Mas, para que isso aconteça, é preciso administrar seu programa de alimentação. Siga este programa para emagrecer e regular os hormônios da fome. Acabe com a vontade incontrolável de comer, tonifique-se e fique em boa forma – rápido!

DAS 6H ÀS 8H, MEXA-SE

Meia hora depois de se levantar, comece a se movimentar (no Capítulo 10 há várias sugestões). Pesquisas revelaram que praticar exercícios no começo da manhã pode ajudar a queimar gordura com mais eficiência e, como você sabe, esse efeito é intensificado pelos mecanismos que entram em ação com o jejum intermitente. Se você puder se exercitar ao ar livre, melhor ainda. A luz do sol do começo da manhã ajuda o organismo a retornar a um ciclo mais saudável de sono/vigília (as luzes comuns, acesas dentro de casa, não produzem o mesmo efeito). Não há necessidade de praticar exercícios intensos; basta uma simples caminhada até a padaria da esquina. Você está apenas tentando acelerar seu metabolismo e queimar algumas calorias a mais recorrendo às reservas de glicogênio para começar a queimar gordura corporal.

DAS 6H55 ÀS 8H55, BEBA

Beba pelo menos 2 copos de água ao se levantar. Pesquisas mostram que pessoas que tomaram essa quantidade perderam 2 quilos a mais do que as que não beberam.

DAS 7H ÀS 9H, POTENCIALIZE

Vários adeptos da Dieta das 8 Horas elegeram o almoço como a primeira refeição após o jejum. Para quem tem o hábito de comer ao acordar, isso pode ser um desafio – pelo menos no início. Entretanto, os hábitos – principalmente os pouco saudáveis – devem ser rompidos. A experiência com nosso painel de teste mostra que ficar sem tomar café da manhã pode ser difícil no primeiro dia, mas, depois de duas semanas, vai se tornando mais fácil. Ao final do primeiro mês, a maioria das pessoas testadas afirma que não tomar o café da manhã tornou-se uma rotina indolor. Você pode até se sentir com mais energia do que antes, quando comia vários pães ou bolos e alimentava o ciclo de altos e baixos nos níveis de açúcar no sangue. O Capítulo 9 apresenta 100 sugestões que o ajudarão a recalibrar seus ciclos matinais.

DAS 10H ÀS 11H, TOME UMA BEBIDA QUENTE

Os centros de fome e sede do cérebro estão localizados no hipotálamo, o que provoca certa confusão. Se você confundir sede com fome, pode sair correndo para comer aquele cheeseburger, e isso não será bom. Portanto, beba em horários específicos. Se tomar um chá ou café no meio da manhã, manterá a boca ocupada; além disso, líquidos quentes o farão se sentir saciado por mais tempo.

DAS 12H ÀS 13H, OBA! HORA DA REFEIÇÃO DO MEIO DO DIA!

Lembre-se de usar a cabeça. Os níveis de galanina, outro hormônio da fome que nos faz desejar comer gorduras, elevam-se por volta da hora do almoço. No entanto, há um tanto de ciclo vicioso aqui: ingerir gordura alimentar nos faz produzir mais galanina, que, por sua vez, nos diz para ingerir mais gordura. Então, consuma carboidratos complexos e proteínas, como canja com hortaliças ou chili de feijão-preto. No Capítulo 5, apresentarei os 8 Alimentos Poderosos e mostrarei como consumir apenas uma porção de cada um deles (e é fácil – peru, tomate e queijo suíço com pão integral já são metade do caminho) garantirá um dia de nutrição perfeita. Faça uma escolha inteligente no almoço e estará a caminho do grito triunfante: "Comi meus 8 Alimentos Poderosos!" E não se esqueça: a primeira refeição depois do jejum é definida pelo período de jejum anterior. Você vai saboreá-la e seu corpo também a aproveitará ao máximo.

DAS 14H ÀS 15H, TIRE UM COCHILO

Em vez de ir até a máquina de refrigerantes ou salgadinhos industrializados, encontre um lugar calmo para tirar um cochilo. (Dica: seu carro, no estacionamento, é um lugar improvisado perfeito para isso!) Basta colocar um despertador – 15 a 20 minutos energizarão seu corpo sem afetar sua capacidade de dormir à noite. Na verdade, estudos demonstram que as pessoas que cochilam à tarde voltam às tarefas com mais energia e mais alertas do que os companheiros grogues. Bons sonhos!

ÀS 15H30, AGITE-SE

Precisa de um estímulo? Esta é sua última chance de tomar uma xícara de café. Tomar café depois das 16h perturba os ritmos circadianos e o impede de pegar no sono à noite.

DAS 16H ÀS 20H, EM BOA FORMA

Agora é o momento ideal para praticar seu treino fortalecedor, além de qualquer exercício aeróbico adicional. É nessa hora que a temperatura do corpo está mais elevada, por isso, você está pronto para o desempenho máximo. Em um estudo, os participantes que se exercitavam no final da tarde ou no começo da noite desenvolveram 22% mais músculos do que os que praticavam exercícios pela manhã.

DAS 17H ÀS 19H, HORA DE JANTAR

Para que você não acorde com fome no meio da noite, acrescente uma porção de gorduras saudáveis, como linhaça ou óleo de peixe, à refeição. Se você é fã de vinho, tome uma taça. Beber depois das 19 horas pode retardar o sono REM (do inglês, *rapid eye movement*, ou movimento rápido dos olhos), fazendo com que você acorde mais durante a noite.

ÀS 21H, FAÇA UM LANCHE ANTES DE DORMIR, ANTES DO SEU JEJUM DE 16 HORAS

Faça um lanche baseado em carboidratos, como uma porção de iogurte light batido com fruta. A ingestão de carboidratos à noite produz o triptofano, que ajuda o cérebro a sintetizar serotonina. Essa substância química que nos faz sentir bem induz o corpo a produzir melatonina, o hormônio do sono.

ÀS 22H30, DESLIGUE

Fique longe de dispositivos digitais, inclusive da TV. Eles emitem um espectro de luz azul que é ainda mais perturbador para o sono do que as lâmpadas comuns. Faça algo que o acalme – leia, tome um banho quente –, com pouca luz, para que esteja pronto para adormecer quando se deitar.

DAS 21H30 ÀS 23H, DURMA

Vá para debaixo das cobertas no mesmo horário todas as noites e levante-se sempre na mesma hora todos os dias, até no fim de semana. Ter uma rotina regular de sono e vigília ajuda, ao longo do tempo, a adormecer mais rápido e a reconfigurar seu metabolismo para emagrecer, à moda da Dieta das 8 Horas.

CAPÍTULO 4

Perguntas e respostas rápidas

Descubra como este programa pode ser simples!

TRABALHEI COMO JORNALISTA DA ÁREA de saúde durante mais da metade da minha vida. Cite um assunto – taxas de absorção de minerais, causas da síndrome metabólica, financiamento para pesquisas sobre câncer de próstata, proporções de ômega-3 para ômega-6 – e, se estiver relacionado a saúde ou bem-estar, em geral posso afirmar que tenho embasamento suficiente para discuti-lo. Não sou o maior especialista do mundo em tudo, mas é provável que eu conheça o maior deles.

Consigo me manter por dentro das coisas porque, em geral, as novidades no mundo científico não surgem do nada. É claro que, às vezes, durante o curso dos acontecimentos humanos, uma maçã pode cair na cabeça de um sujeito e ele exclamar: "Uau, gravidade!" Mas a maior parte das descobertas que provocam exclamações como "Caramba, a Terra é redonda!" já foi feita. Hoje, grande parte dos avanços no campo da saúde e da boa forma na realidade não são avanços. São apenas evoluções da sabedoria convencional.

É por isso que a Dieta das 8 Horas me empolga tanto. Porque realmente vira de cabeça para baixo a sabedoria convencional, com provas irrefutáveis que mudarão nossas perspectivas sobre nutrição, emagrecimento, doenças cardíacas, diabetes, câncer e doenças do cérebro.

Entretanto, trata-se de uma mudança de paradigma de tal porte que muitos têm perguntas a fazer – das pessoas comuns com quem conversamos sobre o assunto aos especialistas das revistas *Men's Health*, *Women's Health* e *Prevention* que trabalhavam comigo diariamente. Na verdade, quando recrutamos 2 mil pessoas para o teste prático da Dieta das 8 Horas, fomos bombardeados com mais perguntas do que uma celebridade convidada para atuar num seriado famoso. As pessoas querem saber: por que o programa é tão diferente das dietas tradicionais? E, o mais importante, como pode funcionar tão bem?

Neste capítulo, reuni algumas das perguntas mais comuns – perguntas que você mesmo já pode ter feito – e explicarei detalhadamente o que acontece quando se segue a Dieta das 8 Horas.

Preciso comer no mesmo período de 8 horas todos os dias?

De maneira alguma. A Dieta das 8 Horas pode ser adaptada, de forma fácil, a qualquer estilo de vida. O segredo para o sucesso é simplesmente alternar 8 horas de comilança com 16 horas de jejum. Desde que mantenha esse padrão, você colherá todos os benefícios.

Portanto, por exemplo, uma pessoa que trabalha de 9h às 17h pode quebrar o jejum às 11h e chegar em casa a tempo de jantar, às 19h. Pronto, são 8 horas, e ela pode seguir esse padrão todos os dias, se quiser. Mas, se surgir um evento da empresa, um jantar romântico ou uma festa, ela pode apenas adiar a primeira refeição nesse dia, para que as 8 horas ocorram entre 13h e 21h, por exemplo. E, é claro, muitos de nós trabalhamos em turnos e precisamos consumir nossa primeira refeição às 12 horas em um dia e às 17h em outro. Felizmente, o programa funciona mesmo assim, contanto que você mantenha o padrão de consumo de alimentos ao longo de 8 horas.

Só quero seguir o programa 3 dias por semana. Eu deveria segui-lo por 3 dias seguidos, ou é melhor alterná-los?

O que for mais conveniente para você. Por exemplo, há quem prefira acordar mais tarde aos sábados e aos domingos, desfrutar de uma manhã prazerosa e, lá pelo meio-dia, comer um delicioso brunch. (São pessoas que obviamente não têm filhos.) Se isso se encaixa no seu estilo de vida, acrescente mais um dia de jejum durante a semana e pronto. Mas, se seus fins de semana são agitados, você pode desistir de seguir a dieta nessas ocasiões e segui-la às segundas, terças e quartas-feiras. Ou segundas, quartas e sextas. Ou terças, quartas e quintas. O que você preferir. Contanto que faça 3 vezes, você vai mudar seu corpo – e sua vida.

Posso comer quantas vezes eu quiser durante essas 8 horas?

Pode! Você é livre para comer o que quiser, quando quiser. Se preferir fazer duas grandes refeições no almoço e no jantar, tudo bem. Se achar melhor beliscar durante todas as 8 horas, tudo bem também. Vai depender do seu estilo de vida e dos seus alimentos favoritos.

Posso tomar café ou chá durante o período de jejum? E posso acrescentar leite e açúcar, ou isso seria trapacear?

O consumo de café e chá definitivamente é permitido, pois a cafeína é um inibidor do apetite. Mas também tem uma leve ação diurética, portanto, lembre-se de beber líquidos suficientes para compensar. Quanto ao acréscimo de leite e/ou açúcar ao café ou chá: sim, é trapacear, mas seu segredo está seguro conosco. A ingestão de calorias é mínima, mas, se isso fizer a bebida ficar mais gostosa, vá em frente. Apenas tente pegar leve, se possível.

Posso tomar leite, suco, refrigerante, bebidas doces à base de café ou chás gelados industrializados durante o período do jejum?

De jeito nenhum.

Se existe uma única maneira de estragar essa dieta, é justamente consumir muitas calorias adicionais durante os períodos de jejum. E esse é um erro fácil de cometer. O americano médio ingere colossais 450 calorias por dia só de bebidas, e muitas delas vêm de fontes surpreendentes.

Por exemplo, digamos que você queira se manter hidratado durante o jejum, por isso, pega uma garrafa de água saborizada. O que poderia haver de mal nisso? Afinal, a água saborizada tem antioxidantes! Porém, na verdade você está consumindo 150 calorias de puro açúcar junto com a água. Tomar apenas uma dessas misturas por dia em vez de água pura fará você ganhar 7 quilos ao longo de um ano. E, o pior, você quebrou seu jejum com essas calorias ruins, portanto, adeus benefícios à saúde e ao emagrecimento! Para o benefício máximo, atenha-se às bebidas sem calorias.

Sou corredor e participo de competições. Essa dieta é apropriada para atletas ou outras pessoas que praticam exercícios regularmente?

Não só é apropriada como também é incentivada. Os exercícios intensos multiplicam os efeitos da queima de gordura propiciados pelo jejum. Veja da seguinte maneira: Hakeem Olajuwon, jogador da NBA, jejuava regularmente durante a temporada de basquete. Já foi considerado o "jogador do mês" em fevereiro, quando jejuava por causa do Ramadã. Se ele conseguia desempenhar bem daquele jeito, como atleta de elite, você também pode.

E se eu precisar fazer um lanchinho?

A fome e a sede são registradas no hipotálamo, portanto, quando você se sentir tentado a comer, em vez fazê-lo, beba alguma coisa. Chá quente. Chá gelado. Água gasosa com limão. Escolha sua bebida favorita sem calorias e mande ver. Sua barriga ficará cheia e a fome vai passar.

Eu posso mesmo comer quanto quiser durante minhas 8 horas? Costumo comer muito.

Sim e não. Quem manda na sua vida é você. Mas se espera ter resultados nesse programa alimentar, não saia se empanturrando – desacelere e coma até se sentir satisfeito, mas não cheio demais. A menos que você aumente de maneira substancial a quantidade de alimentos que ingere a cada dia – é difícil fazer isso se você estiver comendo dentro do período prescrito –, terá resultados incríveis. Mas por que não usar esse programa como um incentivo para reeducar seus hábitos alimentares? Mantenha-se dentro dos limites dos 8 Alimentos Poderosos e das 8 horas em si. Pode ser o começo de uma vida nova.

Tudo o que eu tinha lido até agora sobre emagrecimento diz que não se deve deixar de tomar o café da manhã. Como jejuar de manhã pode ser saudável?

Há várias maneiras de emagrecer, e consumir um café da manhã sólido e rico em proteínas é uma delas. Mas não é a única. Sabemos, com base em todos os estudos que reunimos, que a Dieta das 8 Horas ajuda a emagrecer, independentemente de quando começam e terminam suas 8 horas.

A maioria dos especialistas com quem conversamos prefere administrar o próprio peso pulando o café da manhã, mas você está livre para organizar suas refeições e jejuns da maneira que quiser. Portanto, se for mais fácil para você, logisticamente, quebrar seu jejum às 8h e comer até às 16h, vá em frente. Há uma vantagem aí, pois o fim do jejum virá quando você estiver dormindo. Além disso, o café da manhã – ovos, iogurte, pão com manteiga, mingau de aveia – lhe proporciona todo o suporte nutricional necessário. Mas jejuar de manhã também tem suas vantagens. O jantar é, muitas vezes, a refeição mais sociável do dia, e é provável que você queira se reunir com a família à mesa. Escolha o esquema que funcionar melhor e aproveite seu sucesso!

Posso trapacear um dia na semana?

Você pode trapacear 4 dias, se quiser. É difícil seguir a Dieta das 8 Horas durante a semana toda; por isso, digo às pessoas que tentem segui-la de 3 a 5 dias, pelo menos no início. Mesmo com 4 dias para trapacear, ela funciona. Juro!

Mas lembre-se de que, nesses dias em que você não segue a Dieta das 8 Horas, não há motivo para se empanturrar e "comer até morrer". Não deixe de comer os 8 Alimentos Poderosos mesmo nos dias em que não estiver seguindo a dieta, pois assim poderá obter todos os nutrientes dos quais precisa, e use a inteligência na escolha dos alimentos.

Trabalho até tarde e gosto de incluir um* shake *de proteínas ou fazer um lanche antes de praticar meus exercícios matinais. Eu ainda posso tomar o* shake*, ou isso conta como quebra do jejum?

Sim, você estaria quebrando o jejum, mas o programa é seu e você pode implementá-lo e aperfeiçoá-lo da maneira que funcionar melhor para sua rotina. Assim, se não houver nenhuma outra maneira de incluir o *shake* de proteínas no período de 8 horas de alimentação, vá em frente e viole as regras. Mas lembre-se, também, de que todos os indícios científicos apontam para o jejum rigoroso como a melhor maneira de alcançar os melhores resultados. Portanto, a primeira melhor opção é manter o jejum; a segunda melhor é viver sua vida conforme suas necessidades e ser o mais cuidadoso possível com seu padrão de consumo durante as 8 horas e o jejum de 16 horas.

Já me disseram que é preciso comer com frequência para reter a massa muscular. Se eu fizer jejum, não vou perder músculo?

Não, não vai. Pelo contrário. Um dos aspectos mais surpreendentes do jejum intermitente é que ele força o corpo a queimar gordura, em vez de músculos.

Esse é um fator que diferencia radicalmente a Dieta das 8 Horas de outros programas alimentares. Normalmente, reduzir a ingestão calórica – a dieta radical padrão – faz o corpo queimar músculos para obter energia. No longo prazo, seu metabolismo desacelera, o que significa que, quando você sair dessa dieta, acabará recuperando quase todo o peso que perdeu, às vezes até mais. É por isso que tantas celebridades são exemplos do chamado "efeito sanfona" – emagrecem muito para um papel ou sessão de fotos, mas acabam recuperando tudo depois.

O que torna a Dieta das 8 Horas diferente das outras?

Entre os primeiros indícios sem comprovação científica que os pesquisadores dessa área começaram a perceber estava a popularidade do jejum na comunidade de praticantes do fisiculturismo: o jejum ajudava a pessoa excessivamente musculosa a alcançar aquela aparência enxuta e forte que vence competições – sem diminuir o tamanho ou a qualidade dos músculos. Na verdade, a força dos músculos e o desempenho atlético pareciam melhorar. Embora o mecanismo exato ainda esteja sendo estudado, sabemos que o jejum intermitente aumenta os níveis naturais de hormônio do crescimento humano (hGH) – a substância que os atletas mais velhos utilizam ilegalmente para ajudá-los a permanecerem jovens e fortes.

Isso significa que limitar o consumo de alimentos a 8 horas por dia faz o seu corpo queimar gordura como forma de obter energia; já as dietas comuns fazem você queimar músculos. A escolha é sua.

Mas o jejum não desacelera o metabolismo?

Não. Na verdade, ele o acelera. Se não o fizesse, nossa espécie (e outros carnívoros como nós) nunca teria sobrevivido à era moderna.

Pense bem: uma ancestral sua está cruzando as planícies da África durante uma época de escassez de alimentos. Ela está faminta e precisa de comida. Se o metabolismo ficasse lento, ela não conseguiria perseguir a presa que avistou perto do rio. No entanto, está pronta para persegui-la, pois seu corpo, metabolicamente aperfeiçoado para a caça, está queimando a gordura acumulada durante a ausência de alimentos, assim como o seu, na Dieta das 8 Horas. O padrão de alimentação e jejum dela, tal qual o seu, mantém a massa muscular – ajuda na caça, mas também estimula o metabolismo a fim de que você consiga realizar um grande esforço. É claro, se você tentar viver de aveia, tangerina e Coca-Cola Light um dia após o outro, seu metabolismo ficará lento, o defeito fatal das dietas tradicionais. Mas isso não vai acontecer nesse programa. Você deve consumir bons alimentos e em quantidade suficiente – mas apenas dentro das 8 horas preestabelecidas.

Nosso corpo não armazena gordura em resposta a períodos de fome?

Não, mas armazena gordura em resposta às dietas comuns. Eis o porquê. Quando você segue uma dieta comum, pode emagrecer inicialmente. Mas, quando o corpo sente que há uma escassez real de alimentos – quando você fica dia após dia consumindo menos calorias do que o organismo precisa –, toda essa privação provoca uma espécie de pânico hormonal. O corpo começa a reduzir a produção de leptina, o hormônio que reduz o apetite, e a aumentar os níveis de grelina, o hormônio que provoca a fome. Você fica faminto porque seu corpo quer que você entre no modo de armazenamento de calorias.

Você então sente sinais fortes de fome, graças ao seu sistema hormonal. Além disso, ao se render e atacar a geladeira, seu corpo estará preparado para armazenar essas calorias sob a forma de gordura porque sua "dieta" indicou que havia escassez de comida e pode demorar até você voltar a comer; portanto, é melhor você guardar um pouco de gordura fácil de armazenar e difícil de queimar. E é melhor você segurar essa gordura, aconteça o que acontecer!

O jejum intermitente, por outro lado, não se baseia na privação. É um padrão de alimentação, não o purgatório, e reforça no organismo a noção de que ele obterá muitas calorias saudáveis todos os dias, para que não haja motivo para armazenar gordura – na verdade, poderá começar a queimar gordura para obter energia. Estudos mostram que isso também provoca uma elevação nos níveis de leptina, o hormônio da saciedade. Portanto, se você quiser de fato emagrecer, largue a dieta radical e mude sua rotina alimentar.

Qual é a diferença entre "jejum intermitente", "restrição calórica" ou "transtornos alimentares"? Estou a caminho de um transtorno alimentar?

De jeito nenhum. Primeiro, vamos às definições, que o ajudarão a entender por que a Dieta das 8 Horas é justamente o oposto de um transtorno alimentar.

O jejum intermitente é uma abstinência de comida regularmente programada. Há várias maneiras de fazer isso. Algumas pessoas o fazem uma vez por semana ou em ocasiões especiais, deixando de comer do pôr do sol de um dia até o pôr do sol do dia seguinte – o método comum da observância religiosa. Outras seguem um método chamado jejum em dias alternados, que é autoexplicativo. E há quem siga a Dieta das 8 Horas, na qual você se alimenta durante um determinado período – é a maneira fácil de alcançar os mesmos objetivos.

Restrição calórica significa consumir de forma rotineira uma fração do consumo normal de alimentos e energia para manter a saúde; se a dieta comum para uma mulher consiste em 1.800 calorias, as mulheres submetidas à restrição calórica consumiriam em torno de 1.100 calorias. É conhecida também como a dieta do "sofrimento eterno", e é muito difícil mantê-la.

Transtorno alimentar refere-se a um padrão descontrolado de comilança e inanição, em geral por compulsão psicológica; exemplos disso são a bulimia e a anorexia nervosa. Os transtornos alimentares têm motivação emocional e psicológica, e não seriam "causados" pelo jejum intermitente, que é, por natureza, um padrão controlado de alimentação. As pessoas que sofrem desses transtornos não têm controle sobre seus padrões de alimentação; por isso, precisam recorrer a aconselhamento psicológico para recuperar o controle.

Eu fico tonto quando minha glicemia baixa e muitos me dizem que é porque não comi. Vou desmaiar se fizer jejum?

Todos nós deveríamos ter um clínico geral que conhecesse nossos padrões gerais de alimentação e de atividade física. Antes de realizar qualquer mudança importante, é bom conversar com o seu médico. Isso é indicado principalmente para quem tem algum distúrbio de açúcar no sangue – diabetes ou pré-diabetes, por exemplo. Nesse caso, você pode ter problemas se restringir a ingestão de alimentos ou alterar seus padrões alimentares.

As outras pessoas, porém, costumam ter uma reserva de glicogênio no fígado suficiente para suprir suas necessidades imediatas de energia; se você queimar esse glicogênio, o corpo passará a queimar gordura.

Continuo adotando o jejum, mas às vezes sinto fome antes da hora de comer. Alguma dica para me ajudar a controlar a vontade de comer durante o período de jejum?

Eis o segredo para manter o jejum quando você estiver com fome: distração. Não fique parado, pensando obsessivamente em comida. Levante-se. Saia para caminhar. Vá conversar com um colega sobre algum projeto no qual você está trabalhando. Assista a um vídeo engraçado no YouTube, depois a outro. Exercite-se. Vá ao banco. Essa vontade de comer dura, no máximo, 10 minutos; portanto, ocupe o corpo e a mente durante esse tempo. Na maior parte das vezes, a fome simplesmente passará. (Veja no Capítulo 9 as 100 estratégias para controlar a vontade de comer.) Lembre-se também de que, com o passar das semanas, você vai se aperfeiçoar; por isso, mantenha a dieta agora e em breve a estará dominando!

Posso continuar tomando minhas vitaminas e suplementos durante o jejum?

Com certeza.

E se eu precisar parar a Dieta das 8 Horas durante uma semana?

A Dieta das 8 Horas é totalmente realista. Assim, durante a semana em que não puder praticá-la, tente fazer de outra forma, digamos, com 10 horas de alimentação e 14 horas de jejum. Dê o melhor de si durante esse período, mas volte à sua rotina assim que possível. Na verdade, essa dieta é bem flexível; se conseguir mantê-la em boa parte do tempo, obterá os benefícios em boa parte do tempo também. Quanto mais perto você puder se manter do esquema de 8 horas de alimentação e 16 horas de jejum, melhores serão os efeitos da dieta. Mas você não estará fracassando se não conseguir segui-la à risca.

Sou vegetariano/vegano. Como a Dieta das 8 Horas pode funcionar para mim?

Em primeiro lugar, parabéns. Você está partindo de um lugar melhor do que nós, onívoros. Simplesmente adapte os 8 Alimentos Poderosos conforme a necessidade. Como você não comerá carne, use seus melhores substitutos de proteínas para suprir essa categoria. O mesmo se aplica às variações do leite de soja, se você também não consumir laticínios. Quanto ao resto, vá em frente: opte pelo verde e emagreça.

CAPÍTULO BÔNUS

Transforme qualquer dieta na Dieta das 8 Horas

Como escolher sua dieta preferida e torná-la ainda melhor

AS MELHORES E MAIS POPULARES dietas de emagrecimento – a Dieta do Dr. Atkins, a Dieta Paleolítica, a Dieta de South Beach, a Dieta Sem Trigo Sem Barriga e as minhas próprias Dieta do Abdômen e a franquia *Eat This, Not That!* – ganharam adeptos por razões realmente muito boas: fazem sentido, funcionam e as pessoas conseguem segui-las. Mas surgem novas pesquisas, os hábitos alimentares mudam e os leitores sempre acham que devem abandonar o que funciona para seguir a nova ciência.

Bem, até agora.

A Dieta das 8 Horas pode melhorar qualquer um desses excelentes programas. Como? Veja as coisas da seguinte maneira: cada um dos métodos mencionados acima propõe um programa alimentar adequado, baseado em sólidos conhecimentos científicos.

Mas nenhum aproveita os profundos mecanismos biológicos que acompanham o jejum intermitente. Que tal, então, inserir uma dieta de sucesso na Dieta das 8 horas? Você terá o melhor de dois mundos – e ambos são povoados por pessoas magras e saudáveis!

Eis como você pode fazer isso funcionar.

A Dieta do Dr. Atkins em 8 Horas

A Dieta do Dr. Atkins resumida: Elimine carboidratos, hortaliças e frutas e dê boas-vindas a todas as gorduras e proteínas animais que a vida inteira lhe ensinaram a evitar.

Desvantagens: Sim, você pode enjoar de bacon, além de perder valiosos antioxidantes reparadores de mitocôndrias que obteria com o consumo de frutas, hortaliças e grãos integrais. (Infelizmente, você não conseguirá comer seus 8 Alimentos Poderosos se estiver seguindo a Dieta do Dr. Atkins.)

Visão da Dieta das 8 Horas: Apesar de não recomendá-la integralmente, se você seguir a Dieta do Dr. Atkins, perceberá que a Dieta das 8 Horas turbinará seus efeitos. E existe um duplo benefício aqui: 1) as proteínas e as gorduras prescritas pelo Dr. Atkins proporcionam a sensação de saciedade, por isso o sustentarão durante o período de jejum; e 2) alguns pesquisadores temem o aumento do risco de doenças cardíacas e infarto em uma dieta baseada unicamente em carnes. Bem, *voilà*, os benefícios protetores do coração e do cérebro da Dieta das 8 Horas podem salvá-lo.

A Dieta Paleolítica em 8 Horas

A Dieta Paleolítica resumida: Nunca coma nada que homens das cavernas não comessem no período paleolítico. Saem alimentos processados, grãos, leguminosas e carboidratos processados e entram hambúrgueres de brontossauros (sem pão), oleaginosas, frutas, hortaliças integrais, peixes frescos e carnes magras.

Desvantagens: Ao excluir o que nossos antepassados não comiam, deixamos de fora um grande grupo de alimentos deliciosos e seus benefícios, incluindo laticínios desnatados, feijões e grãos integrais. Os homens das cavernas também não tomavam anestesia no dentista; ou seja, o progresso nem sempre é ruim.

Visão da Dieta das 8 Horas: Mais uma vez, vamos concentrar tudo o que havia de bom na alimentação pré-histórica em 8 horas e deixar o açúcar e os carboidratos refinados para os homens e as mulheres modernos e ignorantes em extinção. Mas você também pode incorporar aqui os 8 Alimentos Poderosos e beneficiar-se dos grãos integrais e laticínios sem se afastar demais da Dieta Paleolítica. A melhor parte: ao acrescentar essas duas categorias, você obviamente não estará seguindo à risca o cardápio dos homens das cavernas, mas isso poderá ajudá-lo a se manter na dieta, enquanto outros trogloditas terão mais dificuldade. Quanto mais tempo você seguir a dieta, maior a probabilidade de obter seus benefícios.

A Dieta de South Beach em 8 Horas

A Dieta de South Beach resumida: O Dr. Agatston, da Dieta de South Beach, é um cardiologista de fama mundial, por isso seu objetivo não é apenas o emagrecimento, mas também a saúde do coração. Ele se baseou em alguns aspectos da dieta do seu colega, o Dr. Atkins, e a civilizou consideravelmente. Já não era mais só bacon pelo amor ao bacon; ao contrário, a Dieta de South Beach corta radicalmente os carboidratos simples e os substitui por um plano alimentar sadio com grãos, frutas e hortaliças saudáveis e amplia o leque de proteínas de modo a incluir peixes gordos e laticínios. Isso era Atkins para os modelos de Miami, e as massas adoraram.

Limitações: Não há muito com o que discordar, embora um programa de exercícios devesse fazer parte de qualquer plano de emagrecimento de South Beach.

Visão da Dieta das 8 Horas: As deliciosas e saudáveis recomendações alimentares do Dr. Agatston parecem ainda melhores no programa alimentar das 8 horas, porque agora você tem os dois lados do barco remando na mesma direção: quatro remos de comida puxando para excelente nutrição, para proporcionar benefícios de saúde e emagrecimento; quatro remos de jejum puxando para benefícios para o cérebro, o coração e o combate ao câncer. E tudo soma 8! Além disso, você terá uma megadose de controle da insulina: tanto o plano alimentar da Dieta de South Beach quanto o da Dieta das 8 Horas podem afetar profundamente a forma como seu organismo processa o açúcar sanguíneo, o que torna esse um jogo duplo de combate ao diabetes também.

A Dieta Sem Trigo Sem Barriga em 8 Horas

A Dieta Sem Trigo Sem Barriga resumida: Se eu fosse um carboidrato, estaria nervoso. Por mais que o Dr. Atkins e o Dr. Agatston tenham implicado com carboidratos, o Dr. William Davis bateu de forma implacável nessa tecla. Eliminou totalmente os carboidratos e, desde então, tem causado grande alvoroço. A dieta Sem Trigo Sem Barriga recomenda grande quantidade de oleaginosas e hortaliças, mas também bastante gordura, para manter seu estômago roncando em nível mínimo.

Limitações: Como na Dieta do Dr. Atkins, até grãos saudáveis como aveia são proibidos, além de outros alimentos benéficos (como frutas, leguminosas e feijões).

Visão da Dieta das 8 Horas: Eliminar o trigo da alimentação proporciona muitos benefícios. A Dieta Sem Trigo Sem Barriga foca a redução da resistência à insulina e do risco de diabetes, benefícios que você otimizará se seguir o plano em conjunto com a Dieta das 8 Horas. Um bônus para todos os que estão preocupados com a doença celíaca: o jejum intermitente tem se mostrado um modo potente de lutar contra doenças autoimunes, e a celíaca tem muitas características autoimunes.

A Nova Dieta do Abdômen em 8 Horas

A Nova Dieta do Abdômen resumida: Criei este programa também, por isso me desculpe se puxo a brasa para a minha sardinha. É difícil enxergar os defeitos dos nossos próprios rebentos. Desenvolva sua dieta em torno dos alimentos poderosos da Dieta do Abdômen (amêndoas, feijões, espinafre, laticínios, aveia, ovos, peru, pasta de amendoim, azeite de oliva, grãos e cereais integrais, framboesa – e alimentos similares), complemente suas refeições com *smoothies* ricos em proteínas e defina seu programa de exercícios com base em alimentos que desenvolvam músculo e queimem gordura. Você afina a cintura e melhora sua forma física (quem sabe rumo à barriga de tanquinho?).

Limitações: Os princípios de nutrição e exercícios da Nova Dieta do Abdômen são os mesmos do dia em que os escrevi, mas na época as novas pesquisas sobre a importância de quando comemos – em vez de simplesmente o que comemos – estavam apenas começando a surgir.

A Nova Dieta do Abdômen em 8 Horas: Não parece maravilhoso? Mas não é um sonho. Na verdade, as propriedades de queima de gordura do ciclo de alimentação e jejum, associadas às receitas de *smoothies* ricos em proteínas e aos exercícios, podem realmente levá-lo a ter uma barriga de tanquinho!

Eat This, Not That! em 8 horas

***Eat This, Not That!* resumida:** Sem ser uma dieta de fato, *Eat This, Not That!* ajudou as pessoas a perderem 5, 10, 15 quilos – às vezes até 50 – ingerindo os mesmos alimentos, mas em versões mais saudáveis e com menos calorias. A ideia é que você pode continuar almoçando e jantando hambúrguer, comendo pizza ou comprando seu jantar na seção de comida pronta do supermercado; sabendo quais produtos comprar, você pode eliminar quilos automaticamente.

Limitações: Embora eliminar gordura e calorias escolhendo opções mais saudáveis em restaurantes seja ótimo, é ainda melhor preparar sua comida em casa, com ingredientes frescos e nutritivos.

Visão da Dieta das 8 Horas: Na verdade, *Eat This, Not That!* é o acompanhamento perfeito para a Dieta das 8 Horas. Se você reduzir o período de tempo durante o qual se alimenta, a conveniência torna-se uma prioridade.

CAPÍTULO 5

Os 8 alimentos que você deve consumir diariamente

O caminho para a nutrição ideal

"UMA DIETA QUE ME PERMITE comer as minhas comidas preferidas? Como assim? Onde está a pegadinha?", você poderia questionar. Bem, quero que você continue comendo seus alimentos favoritos, mas também quero que inclua os 8 Alimentos Poderosos, cujo valor nutricional fará o seu corpo ficar perfeitamente abastecido.

A Dieta das 8 Horas é a única dieta de emagrecimento cientificamente comprovada que permite que você coma o que quiser, na quantidade que quiser. Trata-se de um dos avanços em nutrição mais empolgantes desde que os astecas descobriram como preparar chocolate a partir das sementes de cacau.

Na verdade, o único desafio da Dieta das 8 Horas é encontrar tempo para comer tantos alimentos deliciosos.

Mas, embora comer quanto quiser e o que quiser seja uma promessa muito animadora, não significa que você possa sobreviver exclusivamente de refrigerante e salgadinho. Seu corpo continua tendo necessidades nutricionais básicas que a oferta do dia nas redes de fast-food não consegue suprir totalmente. Precisamos ingerir gorduras benéficas para manter nossa aparência e saúde em geral; precisamos de fibras para proporcionar a sensação de saciedade; precisamos de vitaminas para afastar doenças e de minerais para bombear o sangue e movimentar os músculos. E precisamos de variedade para agradar nossas papilas gustativas!

Como podemos obter todos os nutrientes de que o organismo precisa e, ao mesmo tempo, satisfazer a vontade de comer pratos prontos, fast-food e doces? Para isso, identifiquei os Alimentos Poderosos da Dieta das 8 Horas – 8 categorias, cada qual com o próprio tesouro de nutrientes. Basta ingerir diariamente uma porção de cada – em vez de ou além de qualquer outra coisa que goste de comer! – para garantir a nutrição perfeita e a saúde máxima. Em outras palavras, você pode se encher de hambúrguer com batata frita amanhã à tarde, mas não deixe faltar na sua próxima refeição ou lanche uma dessas estrelas da nutrição.

Os Alimentos Poderosos da Dieta das 8 Horas são os melhores que conheço. Deixe-me apresentá-los. Você verá que todos se encaixam em duas categorias principais: os Destruidores de Gordura e os Promotores da Saúde. Em cada uma existem quatro subgrupos alimentares e todos eles contêm ampla variedade de opções – sabores, texturas, aromas, cores e nutrientes incríveis. No fim do dia, se você puder dizer "Comi os 8!", não restará dúvida de que terá abastecido seu corpo com a melhor combinação de alimentos do planeta – independentemente do que mais tiver ingerido naquele dia.

O caminho para a nutrição perfeita

Dividi os 8 Alimentos Poderosos em duas categorias. Uma delas é composta dos saborosos alimentos ricos em proteínas, fibras e gorduras saudáveis (os Destruidores de Gordura); eles ajudarão o organismo a desenvolver e manter massa magra, queimar gordura e afastar a fome. Essa categoria de alimentos é complementada por alimentos ricos em vitaminas e minerais (Promotores da Saúde) que podem ajudá-lo a combater as causas mais comuns de doenças e morte e aguçar sua mente, ao mesmo tempo que o ajudam a preservar a memória.

(Para que você possa dizer "Comi meus 8 Alimentos Poderosos" com mais facilidade, o chef e jornalista gastronômico Matt Goulding criou várias receitas simples e deliciosas que incorporam os Alimentos Poderosos da Dieta das 8 Horas; elas se encontram no Capítulo 8. E você não precisa ser Anthony Bourdain ou Gordon Ramsay para prepará-las. Elas são fáceis e rápidas; muitas podem ser feitas em apenas 8 minutos!

Na verdade, você não precisa cozinhar – nem mesmo saber onde fica a cozinha – para preparar um Superalimento da Dieta das 8 Horas todos os dias. Pode comprar fora a maioria e pedir para embalar para viagem, adquiri-los na padaria ou até mesmo beliscá-los enquanto assiste ao jogo no bar.

Para começar essa jornada rumo à saúde e ao emagrecimento o mais rápido possível, tente comer pelo menos um ou dois Alimentos Poderosos em cada lanche ou refeição. Se você já estiver seguindo a Dieta das 8 Horas, seu organismo estará seletivamente queimando gordura da região abdominal para obter calorias. Esses alimentos turbinarão o efeito, ajudando a desenvolver massa muscular (que queima mais calorias) e a evitar o armazenamento de gordura em primeiro lugar.

Outras formas de incluir os Alimentos Poderosos na sua vida:

DESCUBRA MANEIRAS DE COMBINÁ-LOS. As receitas do Capítulo 8 são um começo, mas, uma vez que você se familiarize com os grupos e defina seus preferidos, deixará de fazer uma distinção entre "o que é gostoso" e "o que lhe faz bem". As duas coisas podem ser verdade. Mergulhe de cabeça, multiplicado por 8!

SEJA O WARREN BUFFETT DO BUFFET. Considere cada refeição ou lanche um investimento para o corpo. Você quer criar uma carteira equilibrada de investimentos, que tenha bom desempenho, e tentar eliminar os "*junk bonds*" – investimentos sem muito valor. Investir numa variedade de proteínas, carboidratos complexos e gorduras benéficas é a melhor forma de satisfazer a fome sem excessos e, ao mesmo tempo, suprir todas as suas necessidades nutricionais.

COMA TODAS AS CORES DO ARCO-ÍRIS. A natureza criou frutas e hortaliças com um sistema próprio de código de cores. Os vegetais vermelhos, por exemplo, são ricos em licopeno, que combate doenças cardíacas e protege contra danos provocados pelo sol. Alimentos de cor laranja e amarela contêm grande quantidade de vitamina A; os verdes são ricos em folato e vitamina K; e tons azuis e roxos significam que o alimento é rico em outros nutrientes e antioxidantes. Misturando as cores, você maximiza os benefícios para a saúde.

Conheça os Alimentos Poderosos da Dieta das 8 Horas!

O primeiro critério que apliquei à escolha dos Alimentos Poderosos foi o fato de serem absolutamente deliciosos. (E se, a princípio, não forem tão fantásticos, as receitas do Capítulo 8 os tornarão irresistíveis!) Se uma refeição não for gostosa, não vou comê-la; e sei que você também não. Portanto, considere os pratos aqui apresentados um buffet variado de delícias naturais a serem incluídas na sua Dieta das 8 Horas.

No entanto, existem outros benefícios além do sabor, razão pela qual os chamo de Alimentos Poderosos. Todos eles têm capacidade de viajar pelos caminhos secretos do corpo e consertar o que está errado, ou mesmo, à moda do Exterminador do Futuro, deter, hoje, um desastre futuro iminente. Eles mantêm livre uma artéria fundamental aqui, conectam uma nova sinapse cerebral ali e acendem uma faísca sexual mais adiante, preparando seu metabolismo o tempo todo para queimar gordura abdominal com rapidez. Não é ótimo saber que basta ingerir esses alimentos para você preparar seu corpo para uma vida saudável?

Organizei um painel com ícones práticos que vão ajudá-lo a saber exatamente onde e como a ingestão desses alimentos poderá auxiliá-lo. Lembre-se de que o simples fato de seguir a Dieta das 8 Horas provoca profundas mudanças biológicas no organismo; por isso, você vivenciará todos os benefícios enumerados a seguir e outros mais. Por enquanto, à medida que for ingerindo esses excelentes 8 Alimentos Poderosos, você ampliará e multiplicará os ganhos.

Coma de acordo com os ícones e com o relógio e você verá seus benefícios para a saúde durante toda a sua vida. Leve os Alimentos Poderosos para casa, para comer no jantar. Amanhã de manhã você vai acordar querendo passar o resto da vida com eles.

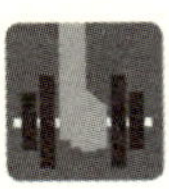

DESENVOLVE MÚSCULOS. A Dieta das 8 Horas elevará os níveis sanguíneos do hormônio do crescimento, a fim de que você se prepare para desenvolver músculos. Proteínas de origem vegetal e animal – além de determinados minerais, como magnésio – são essenciais para isso, e fornecerão aos hormônios de construção muscular a matéria-prima necessária ao trabalho. E os Exercícios de 8 Minutos também o impulsionarão. Melhor ainda se você fizer frequentes levantamentos de copo e garfo com essas comidas e bebidas que promovem ganho muscular.

AJUDA A PROMOVER O EMAGRECIMENTO. Os benefícios de se alimentar durante 8 horas por dia já são significativos para reduzir a circunferência da cintura. Inclua na alimentação grandes quantidades de alimentos ricos em cálcio e fibras (ambos conferem proteção contra obesidade), além dos que ajudam a construir tecido muscular, e você estará no caminho certo para ter uma barriga de tanquinho.

FORTALECE OS OSSOS. O cálcio e a vitamina D são os mais importantes formadores de ossos e protegem o corpo contra a osteoporose. Mas atenção: altos níveis de sódio podem eliminar cálcio do tecido ósseo. Felizmente, todos os 8 Alimentos Poderosos têm baixo teor de sódio.

REDUZ A PRESSÃO ARTERIAL. Um estudo de 2001 publicado no *Journal of Manipulative and Physiological Therapy* revelou uma redução média na pressão arterial de 37/13 mmHg em pacientes hipertensos que jejuaram regularmente. E agora você vai ingerir alimentos com baixo teor de sódio que contêm quantidades benéficas de potássio, magnésio ou cálcio. Seu pulso de lebre pode vir a se assemelhar mais ao de uma tartaruga – e você vai vencer a corrida da longevidade.

COMBATE O CÂNCER. O efeito do jejum intermitente sobre a disseminação e o crescimento de tumores é um dos mais surpreendentes. Agora você também será um objeto de estudo ambulante para várias pesquisas que mostram redução do risco de câncer entre pessoas que seguem dietas ricas em fibras e com baixo índice de gordura. Você também pode ajudar a evitar o câncer ingerindo alimentos ricos em cálcio, betacaroteno ou vitamina C. Além disso, todas as hortaliças crucíferas (como o repolho) e do gênero *allium* (como a cebola) podem ajudar a prevenir diversos tipos de câncer. Estão todos aqui, nos 8 Alimentos Poderosos.

MELHORA A FUNÇÃO IMUNOLÓGICA. Poderíamos, se quiséssemos, ter chamado a Dieta das 8 Horas de "Dieta de Maximização do Sistema Imunológico". O efeito é incrível. Acrescente a dose recomendada de vitaminas A, E, B_6 e C, folato e do mineral zinco e você reforçará a imunidade do organismo a certas doenças. Este ícone o levará até os Alimentos Poderosos ricos em um ou mais desses nutrientes.

COMBATE DOENÇAS CARDÍACAS. Quando se trata da saúde do coração, os Alimentos Poderosos são como um exército da nutrição, mirando e destruindo o colesterol que obstrui as artérias, ao limitar as gorduras saturadas e do tipo trans e obter o máximo dos alimentos ricos em gorduras mono e poli-insaturadas.

Os Destruidores de Gordura

Os primeiros quatro subgrupos de alimentos da nossa elite dos 8 Alimentos Poderosos o manterá saciado por muito tempo. O motivo: eles são o equivalente alimentar daquele tio habilidoso que chega para o jantar em família e só vai embora depois de trocar o filtro, substituir todas as lâmpadas incandescentes por fluorescentes compactas e instalar o novo organizador do closet. Como nosso tio, esses alimentos combinam resistência, um estoque de energia duradouro e um cinto de utilidades de deixar o Batman no chinelo. Convide-os para um fim de semana prolongado e para a vida longa que segue.

Peru, frango (e ovos!), peixe e outras carnes magras

PODERES NA DIETA DAS 8 HORAS: Desenvolver músculos, queimar gordura

ARMAS SECRETAS: Proteínas (ovos, principalmente), ferro, zinco, creatina (carne bovina), ácidos graxos ômega-3 (peixes), vitaminas B_6 (frango e peixe) e B_{12} (ovos, outra vez), fósforo, potássio, vitamina A

COMBATEM: Obesidade, fome, flacidez nos braços

ALIADOS: Mariscos, lombo canadense

IMPOSTORES: Linguiça, bacon, carnes defumadas, presunto, cortes gordos como bisteca e costela, omelete feito apenas com a clara do ovo

Nutriente clássico para o desenvolvimento muscular, a proteína é a base de qualquer dieta sólida. É por isso que essa categoria é tão importante. O corpo gasta mais energia para digerir as proteínas da carne do que carboidratos ou gordura; por isso, quanto mais proteína você comer, mais calorias ele vai queimar. Vários estudos defendem que dietas ricas em proteína promovem o emagrecimento. Pesquisadores dinamarqueses descobriram que homens que substituíram 20% de carboidratos por proteína aceleraram o metabolismo e aumentaram em até 5% a quantidade de calorias que queimavam diariamente.

Entre as fontes de proteína, o peru é uma ave rara. Peito de peru é uma das carnes mais magras que existem e fornece cerca de um terço das necessidades diárias de niacina e vitamina B_6. A carne escura do peru, se você preferir, contém grande quantidade de zinco e ferro. Cabem aqui, porém, duas precauções: se você estiver assando um peru inteiro para uma refeição em família, evite aves prontas para assar, pois muitas vezes são injetadas com gordura. E evite comer a pele, que contém a maior parte da gordura.

Carne bovina é outra proteína clássica para construção do músculo. É a maior fonte alimentar de creatina – a substância que o corpo usa para tonificar os músculos. A carne bovina tem uma desvantagem: contém gorduras saturadas, alguns cortes mais do que outros. Opte por filé ou alcatra (esse é o código para carnes magras); contrafilé e chã são menos gordurosos do que costeleta e bisteca. E coloque no prato uma porção menor, o que pode ajudá-lo a emagrecer sem que se sinta privado do que gosta. Por exemplo, coma um bife de 170 gramas, em vez de um de 230; você economiza 140 calorias e ainda obtém 46 gramas de proteína para a construção muscular. Outra dica: depois de comer o bife, tome um copo de leite. Pesquisas mostram que o cálcio pode reduzir a quantidade de gordura saturada absorvida pelo corpo.

Escolha cortes na lista a seguir, de cima para baixo. Eles contêm menos gordura, mas são ricos em proteína.

Teor de Gordura da Carne

120G, CRUA, SEM PELE OU OSSO	GORDURA TOTAL EM GRAMAS	GORDURA SATURADA EM GRAMAS
PEITO DE FRANGO	1,41	0,37
BIFE DE VITELA	2,45	0,74
COELHO	2,63	0,78
CARNE MOÍDA MAGRA	4	1,50
PRESUNTO DEFUMADO	4,68	1,56
PEITO DE PATO	4,82	1,50
COXA DE FRANGO	5,05	1,34
LOMBINHO DE PORCO MAGRO	5,06	1,79

Teor de Gordura da Carne *cont.*

120G, CRUA, SEM PELE OU OSSO	GORDURA TOTAL EM GRAMAS	GORDURA SATURADA EM GRAMAS
CONTRAFILÉ	5,15	2
FILÉ MIGNON	6,72	3,48
COXA DE PERU	7,62	2,34
PEITO DE PERU	7,96	2,17
FILÉ BOVINO MAGRO	8,02	3
COSTELETA DE PORCO MAGRA	8,19	2,85
CARNE DE PERU MOÍDA MAGRA	9,37	2,55
CARNE DE PEITO DE VITELA	9,73	3,80
SALMÃO	11,64	1,88
PICANHA SEM GORDURA	17,64	7,50
FILÉ DE COSTELA	18,03	7,30
BISTECA	19,63	7,69
LINGUIÇA DE PORCO	21,12	4,80
PRESUNTO	21,40	7,42
CARNE-SECA	30,40	14,57
BARRIGA DE PORCO OU PANCETTA	60,11	21,92
CARNE DE PORCO DEFUMADA	91,29	33,32

A Supergordura

Como espero que você tenha aprendido depois da aula sobre Alimentos Poderosos e gorduras saudáveis, nem todas as gorduras são iguais, e o azeite de oliva está entre as melhores opções. Entre seus superpoderes estão a redução do colesterol e o fortalecimento do sistema imunológico, bem como a intensificação dos benefícios da Dieta das 8 Horas no combate a obesidade, câncer, doenças cardíacas e pressão alta. (Óleo de canola, óleo de amendoim e óleo de gergelim também podem ajudar.) O azeite de oliva e seus companheiros o levarão a ingerir menos alimentos, controlando sua vontade de comer, e a queimar gordura e manter o colesterol sob controle.

Você precisa de mais algum motivo para correr e pegar o azeite? Use uma colher de sopa de cada vez no preparo de pratos refogados e assados (o óleo de canola é especialmente útil aqui), substituindo os óleos vegetais e hidrogenados em sua alimentação, bem como as assustadoras gorduras trans e a margarina.

Para reduzir ainda mais o consumo de gorduras saturadas, concentre-se em obter proteína de peixes como atum, salmão e sardinha, que contêm uma dose saudável de ácidos graxos ômega-3. O ômega-3 reduz os níveis de um hormônio chamado leptina. Muitos estudos recentes sugerem que a leptina influencia diretamente o metabolismo. Quanto mais elevados são os níveis de leptina, mais facilmente o corpo estoca calorias sob a forma de gordura. Pesquisadores da Universidade de Wisconsin descobriram que camundongos com baixos níveis de leptina têm o metabolismo mais acelerado e são capazes de queimar gordura com maior rapidez do que animais com níveis mais altos dessa substância. Caso você não coma peixe, considere tomar suplementos de ômega-3.

Do ponto de vista nutricional, o que vem antes: o ovo ou a galinha? Vou apostar nos embriões da galinha. Por muito tempo, os ovos foram tidos como vilões. Isso porque todos – inclusive os pesquisadores de alimentos e editores da área de saúde – passaram muitas décadas confusos com relação ao colesterol. O colesterol estava presente na comida e relacionado a coágulos sanguíneos fatais no coração. Mesmo nome, associação direta. Certo? Errado. Cinco décadas depois, ficou claro que o colesterol dos alimentos e o colesterol sanguíneo eram diferentes e não tinham relação entre si. Na verdade, aprendemos agora que a maior parte do colesterol sanguíneo é produzido pelo organismo a partir da gordura alimentar, e não do colesterol alimentar. E é por isso que você deve desfrutar dos ovos e de sua grande quantidade de proteínas. Os ovos possuem proteína do mais alto valor biológico – uma medida da sua capacidade de suprir as necessidades proteicas do corpo – entre todos os alimentos. Em outras palavras, a proteína do ovo é mais eficiente na construção muscular do que a proteína de outras fontes, mesmo do leite e da carne bovina. Os ovos também contêm vitamina B_{12}, importante para a quebra de gordura.

Nozes e oleaginosas

PODERES NA DIETA DAS 8 HORAS: Desenvolver músculos, combater a vontade de comer determinados alimentos

ARMAS SECRETAS: Proteína, gorduras monoinsaturadas, vitamina E, fibras, magnésio, folato (amendoim), fósforo

COMBATEM: Obesidade, doenças cardíacas, perda muscular, rugas, câncer

ALIADOS: Semente de abóbora, semente de girassol, abacate

IMPOSTORES: Oleaginosas salgadas, confeitadas ou defumadas

Nos dias de hoje, ouvimos falar em gorduras boas e ruins da mesma forma que se ouve falar em bons e maus policiais. Uma está do seu lado; a outra vai acabar com você. Os biscoitos recheados pertencem à segunda categoria, mas as oleaginosas certamente são suas aliadas. Contêm gorduras monoinsaturadas que limpam as artérias e proporcionam sensação de saciedade.

Todas as oleaginosas são ricas em proteína e gordura monoinsaturada. Mas as amêndoas são o Usain Bolt das oleaginosas: elas se saem muito melhor do que as outras. Um punhado de amêndoas contém metade da quantidade de vitamina E e 8% do cálcio de que você precisa por dia. Essa porção contém também 19% das suas necessidades diárias de magnésio – um componente fundamental para a construção muscular. Em um estudo da Western Washington University, as pessoas que consumiram suplementos de magnésio foram capazes de levantar 20% mais peso e desenvolver mais músculos do que as que não os consumiram.

Um estudo de 2009 publicado no *American Journal of Clinical Nutrition* mostrou que a ingestão de amêndoas inibe o apetite e que, quanto mais as mastigarmos, maior será a sensação de saciedade. No estudo, as pessoas que as mastigavam de 25 a 40 vezes absorveram quantidade maior de gorduras monoinsaturadas saudáveis e tiveram níveis mais elevados de hormônios redutores de apetite do que as que mastigavam apenas 10 vezes. Você pode comer até duas porções de amêndoas por dia. Um estudo da Universidade de Toronto revelou que os homens podem consumir essa quantidade diariamente sem engordar. Um estudo da Universidade Purdue mostrou que os indivíduos que ingeriram oleaginosas ricas em gordura monoinsaturada se sentiram saciados durante uma hora e meia a mais do que aqueles que ingeriram alimentos sem gordura (nesse caso, bolachas de arroz). A ingestão de 60 gramas de amêndoas (aproximadamente 24 unidades) deve ser o suficiente para reduzir seu apetite – em especial se você beber um copo de água logo em seguida. O líquido auxilia a expandir as fibras das oleaginosas e confere a sensação de saciedade. Além disso, procure manter a pele, rica em nutrientes.

Aqui estão formas de introduzir amêndoas na alimentação:

- Acrescente amêndoas picadas à pasta de amendoim natural.
- Misture uma porção no cereal do café da manhã, no iogurte ou no sorvete.
- Use-as em lascas na omelete.
- Uma rápida alternativa à pipoca: borrife spray culinário em uma porção de amêndoas e leve ao forno a 200°C por 5 minutos. Retire do forno e polvilhe açúcar mascavo e canela ou pimenta-de-caiena e tomilho.

Mas não fique só nas amêndoas. Nozes, pistache, castanha-do-pará e noz-pecã também conferem benefícios incríveis à saúde. Nenhum alimento contém mais selênio do que a castanha-do-pará; 30 gramas têm quase 10 vezes mais selênio do que a dose diária recomendada. Cientistas da Universidade do Arizona descobriram recentemente que o selênio pode prevenir o câncer de intestino em homens. As nozes, por outro lado, são as únicas oleaginosas que contêm quantidade significativa de ácidos alfa-linolênicos, o único tipo de ômega-3 encontrado em alimentos de origem vegetal.

Além das nozes, gostaria que você acrescentasse aos alimentos a farinha de linhaça, que também contém ômega-3, além de 4 gramas de fibras por colher de sopa. Embora tecnicamente não seja uma oleaginosa, a linhaça tem sabor semelhante ao das nozes, então você pode acrescentar um pouco em carnes ou grãos, ou no *smoothie*.

Antes de exagerar nas nozes, cabe aqui uma advertência: as oleaginosas são ricas em calorias e, quando defumadas e salgadas, não são benéficas devido ao alto teor de sódio, cujo excesso pode causar hipertensão.

Iogurte e outros laticínios

PODERES NA DIETA DAS 8 HORAS: Fortalecer os ossos, acelerar o emagrecimento

ARMAS SECRETAS: Cálcio, vitaminas A e B_{12}, riboflavina, fósforo, potássio

COMBATEM: Osteoporose, obesidade, hipertensão, câncer

ALIADOS: Leite desnatado ou semidesnatado, queijo (especialmente o cottage)

IMPOSTORES: Leite integral, sorvete, *frozen yogurt*, iogurtes com frutas

Os laticínios são a versão nutricional dos atores famosos por um só personagem. Recebem tanta atenção por algo que fazem bem – fortalecer os ossos – que recebem pouca ou nenhuma atenção por todas as suas outras virtudes. É hora de os laticínios aceitarem um papel coadjuvante como veículos para o emagrecimento. Basta dar uma olhada nos indícios: um estudo da Universidade do Tennessee revelou que seguidores de dietas que consumiam entre 1.200 e 1.300 miligramas de cálcio por dia emagreceram aproximadamente duas vezes mais do que os que consumiam menos cálcio. Em um estudo da Universidade Purdue com 54 pessoas, as que ingeriram 1.000 miligramas de cálcio por dia (cerca de 3 xícaras de leite desnatado) ganharam menos peso ao longo de dois anos do que as que seguiam uma dieta pobre em cálcio.

Alguns pesquisadores acreditam que o cálcio provavelmente previne o ganho de peso ao aumentar a quebra de gordura corporal e dificultar sua formação. Outra teoria, baseada em novo estudo publicado no *British Journal of Nutrition*, sugere que o cérebro pode detectar quando o corpo não recebe cálcio suficiente e envia sinais para que haja ingestão de mais alimentos para compensar o déficit. Assim, o consumo de quantidade suficiente de cálcio pode ter papel importante em seus esforços de emagrecimento. Consuma iogurte semidesnatado, queijos e outros laticínios diariamente. Mas recomendo o leite como principal fonte de cálcio por um motivo fundamental: volume. Os líquidos podem ocupar um espaço significativo no estômago e enviar para o cérebro o sinal de que você está saciado. Acrescentar um pouco de cacau em pó também pode ajudar a reduzir a vontade de comer doces, além de ser nutritivo.

50 TONS DE SORO

Descubra um superalimento que queima gordura

O soro do leite em pó (*whey protein*), uma proteína animal derivada de laticínios, estimula a boa forma física e o emagrecimento. Pode ser encontrado na seção de alimentos naturais ou de suplementos de alguns supermercados ou em lojas especializadas – normalmente, naqueles potes enormes que os halterofilistas gostam de carregar de um lado para outro. Há uma razão para eles usarem esse tipo de suplemento e para você fazer o mesmo, ainda que desenvolver músculos hercúleos não faça parte dos seus objetivos.

O soro do leite é uma proteína de alto valor biológico repleta de aminoácidos essenciais que desenvolvem músculos e queimam gordura. Como o tecido muscular é mais ativo metabolicamente do que a gordura, o soro pode incentivar o corpo a queimar mais calorias durante o dia. E você não precisa levar uma bebida proteica extravagante em uma das mãos e levantar halteres com a outra. Um estudo de 2011 publicado no *Journal of Nutrition* mostrou que o consumo de soro em até 24 horas após a prática do exercício ajuda a tonificar e a esculpir o físico.

Mas os benefícios não se limitam à vaidade. *Whey protein* é uma boa fonte de cisteína, que o corpo usa para construir um antioxidante chamado glutationa, que combate o câncer. O acréscimo de uma pequena quantidade à alimentação pode elevar em até 60% os níveis de glutationa no organismo. E, por reduzir os riscos de obesidade, oferece proteção ainda maior contra o câncer.

Existem duas formas fáceis de acrescentar *whey protein* à sua alimentação. Primeiro, escolha a marca de sua preferência na loja de produtos naturais ou de suplementos. Acrescente algumas colheres de sopa de *whey protein* na hora de preparar seu *smoothie* (veja receitas no Capítulo 8). A segunda forma é fácil: pegue o telefone e ligue para o seu restaurante italiano preferido. A ricota – um componente básico da culinária italiana – é feita de soro, o líquido que escorreu durante a preparação de queijos como a muçarela. Reserve uma mesa no local e peça uma lasanha anticâncer (ou seja, com ricota) hoje à noite!

Feijão, amendoim e outras leguminosas

PODERES NA DIETA DAS 8 HORAS: Estimular a testosterona (e a libido feminina), desenvolver músculos, ajudar na queima de gordura, regular a digestão

ARMAS SECRETAS: Fibras, proteína, ferro, folato, gordura monoinsaturada, vitamina E, niacina, magnésio

COMBATEM: Obesidade, perda de massa muscular, rugas, doenças cardiovasculares, câncer de intestino, doenças cardíacas, hipertensão

ALIADOS: Lentilhas, ervilhas, pastinha de feijão, homus tahine, edamame, além de pastas de amendoim, de castanha-de-caju e de amêndoas

IMPOSTORES: Feijão refrito, rico em gorduras saturadas; feijoada; pastas de amendoim açucaradas e ricas em gorduras trans

A resistência de muitas pessoas ao feijão tem sua origem em uma complicação intestinal. Mas o feijão faz bem ao coração; quanto mais comê-lo, mais você será capaz de controlar o apetite. Preto, fradinho, carioquinha, branco – escolha seu preferido. É garantia de alimento com poucas calorias e com proteínas, fibras e ferro – ingredientes fundamentais para o desenvolvimento muscular e o emagrecimento. O feijão funciona como um dos membros principais do time dos Alimentos Poderosos da Dieta das 8 Horas por causa de todo o seu poder nutricional. Na verdade, se você conseguir trocar um prato rico em carne por um prato rico em feijões algumas vezes por semana, estará eliminando muita gordura saturada da alimentação e acrescentando alta quantidade de fibras.

Estudos mostram que quem come feijão regularmente tende a pesar menos do que quem não o consome. Veja alguns outros superpoderes de alguns tipos de feijões e leguminosas:

FEIJÃO-SOJA: O CONSTRUTOR MUSCULAR. Tecnicamente uma leguminosa, a soja é um dos únicos alimentos de origem vegetal que contém proteína completa, o que a torna um excelente substituto da carne no desenvolvimento muscular dos vegetarianos.

LENTILHA: DESTRUIDORA DO CÂNCER. Mulheres que comem lentilha com frequência têm menos risco de desenvolver câncer de mama, diz um estudo do *International Journal of Cancer*. Outras pesquisas mostram que as lentilhas podem conferir proteção contra câncer de próstata e de cólon e reto.

GRÃO-DE-BICO: DESTRUIDOR DO DIABETES. O grão-de-bico é rico em fibras, que ajudam a estabilizar o açúcar no sangue, reduzindo o risco de diabetes tipo 2 (o mesmo se aplica à Dieta das 8 Horas). Adicione-o a saladas e sopas. O grão-de-bico é o ingrediente principal no homus, uma pasta que fica maravilhosa quando degustada com biscoitos salgados ou como substituta saudável da maionese nos sanduíches.

FEIJÃO-MULATINHO: O AGENTE ANTI-IDADE. Esse tipo de feijão contém mais antioxidantes e ômega-3 do que qualquer um de seus companheiros, além da tiamina, que pode conferir proteção contra a doença de Alzheimer (o mesmo se aplica à Dieta das 8 Horas).

FEIJÃO-BRANCO: A CURA PARA OS MALES CARDÍACOS. Tem mais fibras que destroem o colesterol do que qualquer outro tipo de feijão, com 10,5 gramas por porção de 100 gramas, além de toneladas de potássio.

FEIJÃO-PRETO: REFORÇO PARA O CÉREBRO. Delicioso, o feijão-preto é rico em antocianinas, compostos que comprovadamente melhoram as funções cerebrais (o mesmo se aplica à Dieta das 8 horas).

Admito que estou fazendo a maior propaganda do feijão. O feijão é um alimento da maior importância para a saúde, mas, ainda assim, muitos de nós o deixamos no prato. Compare-o com um alimento que é sinônimo de mãe, tardes de sábado e petisco nacional para os americanos: a pasta de amendoim. Ela também faz parte da liga do poder da Dieta das 8 Horas.

Sim, a forma mais simples de ingerirmos essa lendária leguminosa – na pasta de amendoim – tem suas desvantagens: ela tende a grudar no céu da boca, é altamente calórica e não pega bem pedi-la em restaurantes chiques. Mas contém gorduras monoinsaturadas saudáveis para o coração e que aumentam a produção de testosterona, o que pode ajudar a ganhar massa muscular e queimar gordura. Além disso, estimula a libido de homens e mulheres.

Em um experimento que durou 18 meses, as pessoas que incluíram pasta de amendoim na alimentação conseguiram manter mais o emagrecimento do que as que seguiram programas com redução de gordura. Um estudo recente realizado na Universidade de Illinois revelou que os indivíduos que ingeriram gorduras monoinsaturadas antes da refeição (neste caso, azeite de oliva) consumiram 25% menos calorias durante a refeição do que os que não o fizeram. Na prática, a pasta de amendoim também funciona porque é um lanche rápido e versátil (tenha sempre um pouco no trabalho para quando a fome bater). Além disso, é muito gostosa. Uma dieta que inclui alimentos como pasta de amendoim não fará você se sentir privado de coisas boas, é mais fácil de ser seguida e não o deixará cair em tentação, enchendo-se de sonhos açucarados ou batatas chips. Você pode comê-la com maçã, ou acrescentá-la a vitaminas de frutas para realçar o sabor.

Para variar, experimente pasta de amêndoas em talos de aipo ou com frutas, ou com geleia no pão integral. Em termos nutricionais, a pasta de amêndoas contém um pouco mais de fibras e vitamina E e quase a mesma quantidade de gordura e calorias que a pasta de amendoim.

Como estamos falando de gordura e calorias, não podemos deixar de advertir: não exagere nas pastas de amendoim ou de amêndoas. O teor de gordura é alto; limite o consumo a aproximadamente três colheres de sopa por dia. E opte pela pasta de amendoim natural, não pelas processadas, com adição de açúcar e grande quantidade de sal.

Os Promotores da Saúde

Na infância, era normal termos aversão a frutas e hortaliças, às vezes causada por mães que ferviam verduras até virarem polpa e depois insistiam que, se não comêssemos, seríamos responsáveis pelo fato de as crianças na África passarem fome. Hoje, existe uma forma de provar que a sua mãe estava errada: mostre-lhe que produtos frescos podem ser deliciosos, basta saber escolhê-los e prepará-los.

Mas, mesmo que a sua mãe tenha tirado todo o sabor e a textura das hortaliças a caminho da mesa e servido frutas sob uma calda espessa de xarope de açúcar, ela estava certa em uma coisa: o valor nutricional dos vegetais. Nada consegue se igualar a hortaliças no que diz respeito ao seu baixo teor calórico, riqueza de nutrientes e alto poder de saciedade. Se as incluir em seu plano alimentar da Dieta das 8 Horas, você maximizará os benefícios para a saúde e o emagrecimento sem abrir mão do prazer.

Framboesas e outras frutas vermelhas

PODERES NA DIETA DAS 8 HORAS: Proteger o coração; melhorar a visão; aperfeiçoar o equilíbrio, a coordenação e a memória de curto prazo; controlar a vontade de comer

ARMAS SECRETAS: Antioxidantes, fibras, vitamina C, taninos (cranberries)

COMBATEM: Doenças cardíacas, câncer, obesidade

ALIADOS: Polpas de frutas vermelhas congeladas

IMPOSTORES: Geleias, que, em sua maioria, eliminam fibras e adicionam açúcar

Dependendo do seu gosto, qualquer fruta vermelha serve. Aprecio a framboesa tanto pelo valor nutricional quanto pelo sabor. Ela contém altos níveis de antioxidantes, e os flavonoides também auxiliam na visão, no equilíbrio e na memória de curto prazo. Uma xícara de framboesas contém 6 gramas de fibras e supre mais da metade das necessidades diárias de vitamina C.

O mirtilo também está repleto de fibras solúveis que, como a aveia, prolongam a sensação de saciedade. Na verdade, é um dos alimentos mais saudáveis que existem. O mirtilo ganha de outras 39 frutas e hortaliças na categoria presença de antioxidantes. (Um estudo também revelou que camundongos que comiam essa fruta tinham mais coordenação motora e eram mais espertos que os que não comiam.) E atenção: congelados, os mirtilos são tão bons quanto frescos.

Os morangos contêm outra forma valiosa de fibras chamada pectina (presente também no grapefruit, ou toranja, na maçã, no pêssego e na laranja). Em um estudo publicado no *Journal of the American College of Nutrition*, voluntários beberam suco de laranja puro ou enriquecido com pectina. As pessoas que beberam o suco enriquecido se sentiram mais saciadas após a ingestão do que as que beberam o suco sem pectina. A diferença perdurou por impressionantes quatro horas.

E, sem dúvida, você já ouviu falar nos benefícios cardíacos da ingestão de uma aspirina infantil por dia. Bem, as frutas vermelhas são uma forma muito mais prazerosa de se medicar. Framboesa, morango e mirtilo contêm ácido salicílico, o mesmo componente presente na aspirina que combate as doenças cardíacas.

Maçã, laranja e outras frutas

PODERES NA DIETA DAS 8 HORAS: Enchem o estômago, combatem o câncer

ARMAS SECRETAS: Antioxidantes, fibras, vitamina C

COMBATEM: Doenças cardíacas, câncer, obesidade, escorbuto

ALIADOS: Melancia, melão, abacate, tomate

IMPOSTORES: Sucos de fruta que concentram açúcar e eliminam fibras; muitos deles têm mais calorias do que um refrigerante

Além do relógio, que você vem usando para controlar o horário em que se alimenta, a ferramenta mais eficiente para o emagrecimento pode estar na sua fruteira. Se a mantiver cheia de maçãs crocantes, pêssegos e ameixas maduros, frutas cítricas e kiwis aveludados, você terá ao alcance das mãos os lanches que lhe proporcionarão nutrição e o ajudarão a reduzir o apetite. Se conseguir reeducar seu instinto de beliscar e trocá-lo pelo conteúdo da fruteira, poderá nunca mais voltar a sentir fome.

Como o morango, a maçã é conhecida como "a escova de dentes da natureza", rica em pectina. Um estudo recente realizado pela Universidade Penn State demonstrou o poder das fibras para o emagrecimento: pessoas que comeram uma maçã 15 minutos antes do almoço acabaram consumindo 187 menos calorias durante a refeição do que as que não o fizeram. E todas as que ingeriram aquela maçã não estavam apenas trabalhando com os maxilares; o processo leva o cérebro a acreditar que você está comendo mais do que realmente está, dizem os pesquisadores.

E pense no grapefruit. Em um estudo com 100 pessoas obesas realizado na Clínica Scripps, da Califórnia, aquelas que comeram metade de um grapefruit junto com cada refeição perderam em média 1,6 quilo ao longo de 12 semanas. Muitas emagreceram mais de 5 quilos. Já os membros do grupo de controle emagreceram menos de 250 gramas. E há mais: os que comeram grapefruit também apresentaram uma redução nos níveis de insulina, indicando que o organismo havia aperfeiçoado a capacidade de metabolizar açúcar. Pode ser a melhor fruta para o café da manhã, principalmente porque contém altas doses de licopeno, antioxidante que previne o câncer e costuma ser encontrado no tomate.

E, sim, o tomate é uma fruta, mesmo sendo difícil pensar nele dessa forma. O verão é a época mais saudável do ano para consumi-los quando sabor e impactos nutricionais atingem seu auge. Acrescente-os a tudo o que comer porque fazem bem para você!

Espinafre e outras hortaliças verdes

PODERES NA DIETA DAS 8 HORAS: Neutralizar radicais livres – moléculas que aceleram o processo de envelhecimento

ARMAS SECRETAS: Vitaminas, inclusive A, C e K; folato; minerais, inclusive cálcio e magnésio; fibras; betacaroteno

COMBATEM: Câncer, doenças cardíacas, derrame, obesidade, osteoporose

ALIADOS: Hortaliças crucíferas, como brócolis; hortaliças verdes, amarelas, vermelhas e laranja, como aspargos, pimenta e vagem amarela

IMPOSTORES: Nenhum, desde que você não os frite nem os acompanhe de queijos gordurosos

Gosto de espinafre, em especial, por sua grande eficiência: uma porção contém praticamente o valor de vitamina A e metade de vitamina C de que necessitamos por dia. Além disso, é rico em folato, vitamina que confere proteção contra doenças cardíacas, derrame e câncer de cólon.

Para incorporá-lo ao programa alimentar da Dieta das 8 Horas, você pode ingeri-lo cru, no sanduíche, ou experimentar refogá-lo no azeite com alho. Para tê-lo sempre à mão, experimente congelá-lo já picadinho. Se for embalado logo depois de escolhido, o espinafre congelado preservará todos os nutrientes essenciais, além de potencializar de forma prática o valor nutricional de ovos, sopas e molhos.

Brócolis é outra hortaliça poderosa. É rico em fibras e tem mais vitaminas e minerais do que a maioria dos outros alimentos. Contém aproximadamente 90% da vitamina C presente no suco de laranja fresco e quase metade do cálcio presente no leite. É também um poderoso aliado no combate ao câncer porque aumenta a quantidade de enzimas que ajudam a desintoxicar carcinógenos. Dica: você pode descartar os talos de brócolis. As flores têm três vezes mais betacaroteno do que os talos, além de serem uma ótima fonte de antioxidantes. Se detestar hortaliças, pode aprender a camuflá-las, sem que os benefícios se percam. Experimente prepará-lo como um purê e adicioná-lo à marinara ou ao molho de pimenta. Quanto mais picar e amassar as hortaliças, mais invisíveis elas se tornam e mais fácil é a absorção pelo organismo. No caso do brócolis, salteie em alho e azeite de oliva e acrescente um molho picante.

Passando aos vegetais verdes folhosos, veremos que cada um tem um superpoder específico que você deve aproveitar.

RÚCULA: A CONSTRUTORA DE OSSOS. Uma xícara de rúcula contém 10% dos minerais construtores de ossos encontrados em um copo de leite integral e 100% menos gordura saturada. Contém também magnésio, que confere ainda mais proteção contra a osteoporose.

AGRIÃO: O PROTETOR DO HÁLITO. É um filtro para o corpo. O agrião contém substâncias fitoquímicas que podem evitar que a fumaça do cigarro e outros poluentes atmosféricos causem câncer de pulmão.

ACELGA CHINESA (*BOK CHOY*): A AGENTE ANTI-IDADE. Imagine um multivitamínico com sabor de repolho. Uma tigela de acelga chinesa supre 23% das nossas necessidades diárias de vitamina A e um terço das necessidades de vitamina C, além de conter três substâncias fitoquímicas anti-idade que combatem o câncer: flavonoides, isotiocianatos e ditioletiona.

ESPINAFRE: O AGUÇADOR DA VISÃO. O espinafre é a maior fonte de luteína e zeaxantina, dois poderosos antioxidantes que protegem a visão contra os danos provocados pelo envelhecimento. Um estudo da Universidade Tufts revelou que as pessoas que comem espinafre regularmente têm 43% menos risco de desenvolver degeneração muscular relacionada à idade.

ALFACE-ROMANA: SUBSTÂNCIA ANTICANCERÍGENA. Essa hortaliça com sabor de aipo é uma das melhores fontes vegetais de betacaroteno – cada xícara contém 712 microgramas. Um estudo da Universidade de Illinois mostrou que altos níveis de betacaroteno inibem em 50% o crescimento das células de câncer de próstata.

ENDÍVIA: A CURA PARA O CORAÇÃO. As endívias são um pouco mais amargas e crocantes do que a alface e têm duas vezes mais fibras do que a alface americana. Uma xícara de endívias também supre cerca de 20% das necessidades diárias de folato. Pessoas que não consomem quantidade suficiente dessa vitamina essencial do complexo B podem ter 50% mais chance de desenvolver doenças cardíacas.

FOLHAS DE MOSTARDA: ESTÍMULO PARA O CÉREBRO. A verdura picante e crocante é rica no aminoácido tirosina. Em um estudo recente do Exército americano, pesquisadores descobriram que ingerir alimentos ricos em tirosina uma hora antes de um teste ajudou os soldados a aumentarem significativamente a capacidade de memória e a concentração. Agora você já sabe: para passar naquela prova consuma tirosina e mais tirosina.

ESCOLHA O SEU

Como escolher frutas e hortaliças mais frescas

ABACATE. Sinta a polpa firme. Descarte abacates com manchas fundas e moles. O caroço não deve fazer barulho quando você balança o abacate; se fizer, é sinal de que se soltou e a fruta está ressecada.

COUVE. Quanto menores as folhas, mais macio o talo. Evite folhas murchas com manchas descoloridas. Opte por folhas úmidas, de um tom escuro de verde-azulado.

ESPIGAS DE MILHO. As mais doces estão ligeiramente imaturas; os grãos de milho não chegam até o fim da espiga. Coloque-as com o sabugo e tudo em uma grelha em temperatura média.

Grelhe por 10 minutos, em seguida descasque-as, sem tirar a última camada de casca. Grelhe por mais uns 5 minutos.

FRUTAS VERMELHAS. Antes de comprar framboesa e morango, vire a embalagem de cabeça para baixo. É uma forma de verificar a data de validade da natureza: manchas de sumo.

MELANCIA. Esqueça cor, formato ou tamanho: o melhor parâmetro para avaliar a melancia é o peso. Quanto mais pesada ela for, mais água ela contém, e é a água que ajuda a conferir o sabor.

MELÃO-CANTALUPO. Não dê pancadinhas com os nós dos dedos no melão para ver se está maduro; bata com a mão aberta. Veja se consegue ouvir um som oco.

PÊSSEGO. Escolha frutas bem coloridas e sem manchas verdes. A polpa deve ceder um pouco quando apertada de leve e ter um aroma perfumado.

TOMATE. Escolha tomates firmes e pesados. Eles devem ter um aroma adocicado. Se você não gosta de tomates, experimente o amarelo; costuma ser mais doce e menos ácido do que as variedades vermelhas.

Pães e cereais integrais, inclusive aveia

PODERES NA DIETA DAS 8 HORAS: Evitar que o corpo armazene gordura

ARMAS SECRETAS: Fibras, proteínas, tiamina, riboflavina, niacina, piridoxina, vitamina E, magnésio, zinco, potássio, ferro e cálcio

COMBATEM: Obesidade, câncer, hipertensão, doenças cardíacas

ALIADOS: Arroz integral, biscoitos integrais, massas integrais

IMPOSTORES: Produtos de padaria, como roscas, sonhos e donuts; pães que utilizam apenas farinha branca, em vez de farinha integral

Não há quem consiga sobreviver com uma dieta só de proteína, só de salada, ou só de qualquer outra coisa. Você vai ter vontade de comer carboidratos porque o corpo precisa deles. O segredo é comer os menos processados, que ainda mantenham intactas as fibras saudáveis para o coração e que proporcionem a sensação de saciedade.

Grãos como trigo, milho, aveia, cevada e centeio vêm de gramíneas e são divididos em três partes: o germe, o farelo e o endosperma. Pense em um grão de milho. A parte maior do grão – que estoura quando você faz pipoca – é o endosperma. Em termos nutricionais, é um grande fracasso. Contém amido, um pouco de proteína e algumas vitaminas do complexo B.

O germe é a menor parte do grão; é o núcleo do milho, aquela parte branquinha que parece uma semente. Mas, apesar de pequena, é a porção que tem o maior poder nutricional. Contém as proteínas, os óleos e as vitaminas do complexo B tiamina, riboflavina, niacina e piridoxina. Contém também vitamina E e os minerais magnésio, zinco, potássio e ferro.

O farelo é a terceira parte do grão, onde são armazenadas todas as fibras. É um revestimento em torno do endosperma que contém vitaminas do complexo B, zinco, cálcio, potássio, magnésio e outros minerais.

Bom, mas qual é o objetivo dessa aula de botânica? Quando os fabricantes de alimentos processam e refinam grãos, adivinhe quais são as duas partes descartadas. Isso mesmo, o farelo, onde estão todas as fibras e minerais, e o germe, onde se encontram todas as proteínas e vitaminas. E o que preservam – o nutricionalmente falido endosperma (que é amido) – é transformado em massas, pão branco, arroz branco e todos os outros produtos de trigo e itens de padaria que você conhece.

Loucura, certo?

Entretanto, quando comemos produtos feitos com todas as partes do grão – pães e massas integrais, arroz de grãos longos – obtemos a nutrição que os alimentos processados estão tentando retirar.

Os carboidratos integrais desempenham um papel importante no estilo de vida saudável. Em um estudo que durou 11 anos realizado com 16 mil pessoas de meia-idade, pesquisadores da Universidade de Minnesota descobriram que o consumo de três porções diárias de grãos integrais pode reduzir em 23% o risco de mortalidade ao longo de uma década. O pão integral mantém baixos os níveis de insulina, o que o impede de armazenar gordura. Na Dieta das 8 Horas, é especialmente versátil porque complementa qualquer refeição que precise de preparo rápido. Torrada integral no brunch, sanduíche para o almoço, com uma colherada de pasta de amendoim no lanche. Não acredite em modismos. Carboidratos – o tipo certo de carboidratos – são benéficos.

Mas cuidado: os fabricantes de alimentos são muito traiçoeiros. Às vezes, depois de eliminar todas as vitaminas, fibras e minerais do trigo, eles acrescentam melaço ao pão para torná-lo marrom e o colocam na estante do supermercado. É um truque! No rótulo de pães e outros produtos verdadeiramente nutritivos constam como ingredientes trigo integral ou grão integral. Não se deixe enganar.

A aveia é um grande curinga. Rico em fibras e nutrientes, o mingau de aveia pode lhe dar energia em suas manhãs preguiçosas ou, se ingerido algumas horas antes da prática de exercícios, pode fazê-lo sentir-se plenamente energizado na academia. Coma no lanche de fim de noite, para evitar assaltar a geladeira. Recomendo a aveia pela praticidade. Mas quero que você opte pelo tipo não adoçado e use outros Alimentos Poderosos como leite, frutas vermelhas e canela para realçar o sabor. A aveia aromatizada em geral contém muitas calorias por causa da adição de açúcar.

A aveia contém fibras solúveis, o que significa que atraem líquidos e permanecem no estômago por mais tempo do que as fibras insolúveis (como hortaliças). Acredita-se que as fibras solúveis reduzam o colesterol sanguíneo ligando-se aos ácidos digestivos produzidos a partir do colesterol e eliminando-os do corpo. Quando isso acontece, o fígado precisa extrair colesterol do sangue para produzir mais ácidos digestivos, e os níveis de colesterol ruim desabam.

Acredite: você precisa de mais fibras, sejam elas solúveis ou insolúveis. Os médicos recomendam a ingestão de 25 a 35 gramas de fibras por dia, mas a maioria das pessoas consome apenas a metade dessa quantidade. Fibras são como seguranças para o corpo, expulsando os encrenqueiros e acompanhando-os até a porta de saída. Conferem proteção contra doenças cardíacas e câncer de cólon, varrendo rapidamente do intestino os agentes carcinógenos.

Um estudo da Universidade Penn State também mostrou que a aveia sustenta os níveis de açúcar no sangue por mais tempo do que muitos outros alimentos, mantendo estáveis os níveis de insulina e garantindo que você não saia comendo feito louco nas horas seguintes. Isso é bom, porque os picos na produção de insulina desaceleram o metabolismo e sinalizam para que o corpo comece a armazenar gordura. Como é de lenta absorção e sofre quebra lenta no estômago, a aveia causa menos picos nos níveis de insulina do que outros alimentos, como pães doces. Inclua-a em *smoothies* ou prepare um mingau de aveia no café da manhã.

Além disso, estudos preliminares indicam que a aveia eleva os níveis de testosterona livre no corpo, aumentando a capacidade de desenvolver músculos e queimar gordura do organismo e aumentando a libido.

Também quero que você pense em acrescentar farinha de linhaça à comida. Eu disse isso antes e vale a pena repetir. Uma colher de sopa contém apenas 60 calorias, mas é rica em ácidos graxos ômega-3 e tem aproximadamente 4 gramas de fibras. Polvilhe a farinha de linhaça sobre várias receitas diferentes, acrescente um pouco ao mingau de aveia, ao cereal matinal ou adicione uma colher de sopa ao *smoothie*.

O grão esquecido

Apesar de ainda não ser comum em nossas cozinhas, a quinoa (ou quinua) tem uma distribuição de nutrientes melhor do que qualquer grão que você já tenha provado. Tem mais fibras e quase o dobro de proteínas que o arroz integral, e as proteínas nela contidas são uma mistura quase perfeita de aminoácidos, os blocos construtores para reparação de tecido e desenvolvimento de músculos no organismo. E veja só: todas essas proteínas e fibras – em conjunto com uma porção de gorduras saudáveis e uma dose comparativamente pequena de carboidratos – ajudam a garantir baixo impacto no açúcar sanguíneo. Essa é uma novidade excelente para pré-diabéticos e qualquer pessoa de olho no peso. O sabor brando e gostoso da quinoa é fácil de ser tolerado mesmo pelos mais exigentes, e ela pode ser preparada da mesma forma que o arroz, em cerca de 15 minutos.

CAPÍTULO 6

Exemplo de cardápio para a Dieta das 8 Horas

Um dia típico em uma dieta atípica

A ESSA ALTURA, VOCÊ DEVE ESTAR IMAGINANDO: tem coisa aí! Uma dieta em que é possível comer tudo o que quiser e na quantidade que quiser? Que exige apenas 8 minutos diários de exercícios? Que, comprovadamente, nos faz perder até 1 quilo por dia? Não pode ser tão simples! Mas é. A Dieta das 8 Horas é tão simples que mesmo um homem das cavernas poderia segui-la (se estivesse disposto a abrir mão da Dieta Paleolítica).

Veja bem, não o culpo pelo ceticismo. Se eu tivesse depositado uma moeda no porquinho para cada livro de dieta que foi colocado na minha mesa nos últimos 20 anos, estaria rico hoje. Mas, apesar das centenas de programas de emagrecimento que vi como editor-chefe da revista *Men's Health*, na verdade, todas se enquadram em um número reduzido de categorias familiares.

Existem as dietas que dizem: "O segredo está nos números!" Ou seja, atribuem valores numéricos aos alimentos de forma a criar proporções exatas do que se deve comer em cada refeição (por isso, a calculadora acaba trabalhando tanto quanto você). A dieta dos Vigilantes do Peso é um exemplo perfeito – muito mais do que suas concorrentes, em especial depois da recente renovação do sistema de pontos. Se você for bom em aritmética, ótimo. Mas, quando estou com fome, os únicos três números com os quais me preocupo são: o número do telefone do restaurante para fazer a reserva, os números que me dizem por quanto tempo o micro-ondas deve funcionar e os números que fazem uma pizza aparecer como num passe de mágica na porta da minha casa. Sou um homem faminto!

Existem dietas que dizem: "O segredo é o grapefruit!" Ou sopa de repolho. Ou banana. Ou sanduíches naturais. Ou tanta carne que faria a doença da vaca louca se tornar um assunto pessoal. O denominador comum aqui é levá-lo a acreditar que, se você se empanturrar de determinado alimento, poderá deixar de lado todos os outros. Até que, como um bêbado faminto, chegará o dia em que você será visto assaltando a geladeira sem dar a mínima para o valor nutricional dos alimentos.

Algumas dietas dizem: "O segredo é não comer _________!" Nada de carboidratos! Nada de açúcar! Nada de cerveja! O Dr. Atkins foi o fundador desse movimento, proibindo todos os carboidratos, até mesmo frutas e hortaliças, em favor de carne e mais carne. O que, de fato, funciona, até a vontade de comer pão chegar a um ponto que você estará disposto a assaltar a padaria da esquina só de sentir o cheiro do brioche saindo do forno. Ninguém consegue viver só de frango; às vezes, precisa comer também uma cenoura.

Há dietas que anunciam: "O segredo está em comer apenas o que tiver sido preparado na cozinha da sua casa!" Eu também poderia chamar isso de Dieta do Chef Celebridade Desempregado, pois existem vários livros de culinária escritos por estrelas que, de uma hora para outra, se imaginam peritos em nutrição.

Preparar suas refeições em casa é sempre mais saudável, sim. Mas, se você tem tempo para preparar o próprio café da manhã, almoço e jantar a semana toda, é provável que seja um pouco menos ocupado do que deveria em outros aspectos da vida.

Existem ainda as dietas que pregam: "O segredo é comer o que enviamos todas as noites para você nesta caixa bem cara, porque astros do esporte que já foram gordos (ou seus treinadores) comeram!" A entrega em casa está para a nutrição por toda a vida exatamente como a dinamite está para a pesca. Sua refeição chegará à sua casa, sim, mas o preço será muito, muito alto. E, com o passar do tempo, o plano não se sustenta.

Por que, então, ainda há tantos esquemas e truques por aí? Porque praticamente toda dieta funciona, pelo menos por pouco tempo. Quando você corta o tipo e a quantidade de comida, está participando de uma forma de restrição calórica. Isso "funciona" de duas formas. Primeiro: se você só come sopa de repolho, sanduíches naturais ou bacon no café da manhã, almoço e jantar, o espaço para outros prazeres em sua vida é limitado. Segundo: depois de umas 3 semanas, você vai ficar tão cansado das mesmas opções de frios com pão que não vai suportar mais nenhum sanduíche. E correrá para os braços dos relacionamentos disfuncionais com os alimentos que a princípio o faziam se sentir tão mal.

A única maneira de uma nova dieta de fato funcionar é introduzir novos hábitos saudáveis. Não é exatamente uma nova dieta – é um novo estilo de vida. Você cria novos hábitos alimentares que pode manter para sempre, sem que lhe seja exigido abandonar vícios a que recorreu a vida inteira.

Desenvolver esses hábitos é o objetivo da Dieta das 8 Horas. Observe que estamos restringindo a janela de tempo em que você fará suas refeições, e não a ingestão de alimentos específicos. Assim, você não excluirá nenhuma comida preferida; apenas vai comer na hora certa. Na verdade, vai comer tanto que vai conseguir incluir facilmente todos os Alimentos Poderosos e provavelmente mesmo antes do jantar poderá afirmar: "Já comi meus 8 Alimentos Poderosos!"

É simples, e você chegará ao ponto em que vai seguir a dieta de maneira automática, sem pensar. Comer agora, jejuar depois pode se tornar o mesmo que inspirar e expirar. E, como tal, pode ser seguido pelo resto de sua vida longa e saudável.

Este é o objetivo deste capítulo: mostrar-lhe o banquete, o melhor para ajudá-lo a abraçar o jejum que está por trás do programa.

Para ilustrar como é um dia de alimentação na Dieta das 8 Horas, vou lhe mostrar como é a rotina da minha amiga Debbie. Você precisa organizar sua vida exatamente como Debbie? Claro que não. Não importa se você trabalha das 9h às 17h, se pega o turno da noite ou se dá plantão de 24 horas – pode usar o plano no horário que for mais conveniente para você. Eis o que Debbie faz.

7h Debbie se levanta bem cedo, ao som do despertador (tudo bem, depois de apertar o botão "soneca" três vezes), e segue, sonâmbula, até a cozinha para preparar o café. Depois de uma xícara bem cheia e quentinha e de um sóbrio primeiro olhar para o mundo em seu tablet, ruma para a sala de estar, para praticar seus incrivelmente eficientes 8 minutos de exercícios. (É isso mesmo – bastam 8 minutos.) Debbie não gosta de se exercitar muito pela manhã. Ela escolherá entre os 20 diferentes exercícios de 8 minutos apresentados no Capítulo 10, fazendo apenas o necessário para que seu coração acelere, seus músculos aqueçam e – o mais importante – seu corpo metabolize o excesso de glicose armazenado no fígado e rapidamente entre na zona de queima de gordura. Em geral, finaliza o treino com uma bebida sem calorias.

8h Depois de tomar banho e se vestir, Debbie volta à cozinha para bater no liquidificador 2 xícaras de frutas vermelhas e manga congeladas, algumas colheres de sopa de iogurte grego, suco de laranja e pronto! Um *smoothie*. Mas não o beberá agora. Coloca parte em uma garrafa térmica (essencial para manter a temperatura e a textura) e deixa o restante na geladeira para o marido; coloca comida para o gato e vai para o trabalho.

10h30 Enquanto os colegas estão correndo de um lado para outro, beliscando alguma coisa ou esperando na fila da lanchonete da empresa, Debbie responde rapidamente aos e-mails e soluciona alguns problemas chatos que não conseguiu resolver no dia anterior. Por volta das 10h, ela já está bem adiantada. A essa altura, seu apetite começa a despertar. Por sorte, aquela garrafa térmica tem tudo de que ela precisa: a fruta contém fibras, o suco fornece uma grande dose de cálcio e vitamina C e o iogurte grego oferece uma porção de gordura saudável e duas vezes mais proteína do que o iogurte comum. Debbie pode acabar com tudo de uma vez, em grandes goles, ou saborear o *smoothie* durante a manhã. Total diário de Alimentos Poderosos da Dieta das 8 Horas: 3.

11h30 Com a segunda reunião do dia concluída e a hora do almoço se aproximando, o estômago cada vez mais magro de Debbie começa a roncar. Precisa de algo sólido. Tem uma delicatessen na esquina, mas, para poupar tempo, ela sempre tem um lanche – como pasta de grão-de-bico e pão árabe – na geladeira da copa nas manhãs de segunda-feira. Agora, no segundo lanche após apenas uma hora, ela continua verificando os e-mails. Total diário de Alimentos Poderosos da Dieta das 8 Horas: 4.

13h Em dias calmos, Debbie tem tempo livre para se dar ao luxo de almoçar com os amigos em um restaurante mexicano. Mas em geral seus dias não são muito tranquilos; por isso, ela telefona para a delicatessen e pede um sanduíche de peito de peru em pão integral com queijo, guacamole e um pouco de bacon crocante. As pessoas no escritório se perguntam: como ela consegue comer tanto e não engordar? Não há segredo nenhum aqui: proteína magra, uma boa dose de fibras e bastante gordura saudável do abacate. E é exatamente disso que o corpo da Debbie precisa agora. (E o bacon? Um dos mais saborosos investimentos de 70 calorias que você pode fazer.) Total diário de Alimentos Poderosos da Dieta das 8 Horas: 7.

15h Um hipnotizador passou pelo escritório? Seus colegas de trabalho estão naquele momento da tarde em que a energia baixa e eles se arrastam feito zumbis até a máquina de café ou correm para forrar o estômago com um biscoitinho. Mas o aumento de energia que a maioria das pessoas experimenta na Dieta das 8 Horas mantém a mente de Debbie funcionando enquanto a dos outros está adormecida. E não há razão para Debbie não fazer um lanche – ela pode comer o que quiser, quanto quiser, por isso procura na gaveta batatas chips e molho salsa – a pimenta e os tomates do molho salsa a ajudarão a marcar na lista outro superalimento da Dieta das 8 Horas. Total diário de Alimentos Poderosos da Dieta das 8 Horas: 8. Só estamos no meio da tarde e Debbie já comeu seus 8!

16h Enfim, uma pausa na ação. Debbie sai para buscar um estimulante no final da tarde – uma grande xícara de café. E o benefício vai além de uma injeção de cafeína. De acordo com uma pesquisa da Universidade Scranton, na Pensilvânia, o café é a fonte número um de antioxidantes na dieta americana. O café diluído em água quente (também conhecido como americano ou carioca) é a estrela das cafeterias modernas, porque, assim como o café preto, é uma bebida que não tem calorias. Mas, por estar comendo o que quer durante essas 8 horas, Debbie adiciona uma quantidade generosa de leite integral; o que só soma 40 calorias, mas excelentes 40 calorias. Por que não pegar também um pedaço de chocolate amargo ou um pacote de amêndoas?

18h Chegando em casa, Debbie não titubeia. Pode escolher entre várias comidas deliciosas. Talvez essa noite ela e o marido conversem sobre o dia comendo um suculento hambúrguer com cebolas caramelizadas. Não, esse não é um jantar em um resort e não significa sair da dieta. É criação dela, feita em questão de segundos no fogão (vide receita na página 151). Não é uma dieta que troca manteiga por margarina, queijo cheddar por cottage, bife por brotos de alfafa. Essas receitas são feitas com ingredientes reais por pessoas que gostam de comer. E, mesmo que Debbie já tenha atingido seus padrões nutricionais para o dia, ela prepara uma rápida salada verde para dar um estímulo extra e crocante à saúde.

Espere! E a sobremesa? Como quer comer tudo o que pode antes que as 8 horas cheguem ao fim, Debbie finaliza o jantar com uma bola de sorvete coberta com calda quente de chocolate e amendoins.

20h Debbie e o marido assistem a um filme na TV antes de irem dormir. Em geral, preparariam pipoca ou encheriam uma tigela de cereais para beliscar diante da tela, mas, tendo comido tanto durante o dia, Debbie fica feliz ao preparar uma xícara de chá com um pequeno truque – um pouco de leite desnatado e mel. E ela não comeu apenas; ela comeu bem! Hambúrguer com bacon, batata com salsa, peito de peru e guacamole são coisas que ela adora. E ela pode ficar tranquila hoje ao ir para a cama, sabendo que o corpo tem tudo de que precisa para mantê-la satisfeita e queimar calorias até a manhã seguinte.

Cardápio para 7 dias

No Capítulo 8, apresentamos 51 receitas de dar água na boca que ainda por cima o deixarão saciado e o farão queimar calorias durante todo o dia. Aqui, nós as reunimos em um cardápio de uma semana para que você tenha uma ideia dos pratos maravilhosos que o aguardam.

Domingo

Café da manhã/Brunch: Huevos rancheros (p. 131)
Lanche nº 1: melão-cantalupo e presunto
Almoço: Hambúrguer delícia (p. 151)
Lanche nº 2: biscoito de aveia e um copo de leite desnatado
Jantar: Fettuccine Alfredo com frango e hortaliças (p. 154)

Segunda-feira

Café da manhã: *Smoothie* de mamão com frutas vermelhas (p. 129)
Lanche nº 1: peras com fatias de queijo brie
Almoço: Sanduíche de salada de frango com curry e passas (p. 145)
Lanche nº 2: 1 xícara de sopa de tomate
Jantar: Camarão Scampi (p. 165)

Terça-feira

Café da manhã: Sanduíche Sunrise com peito de peru, cheddar e guacamole (p. 130)
Lanche nº 1: tomate fatiado com muçarela de búfala
Almoço: Quiche de espinafre e presunto (p. 139)
Lanche nº 2: 1 quadrado de chocolate amargo
Jantar: Contrafilé salteado com cogumelos ao vinho tinto (p. 159)

Quarta-feira

Café da manhã: *Smoothie* de banana cafeinada (p. 127)
Lanche nº 1: torrada integral com pasta de amendoim
Almoço: Pasta de atum com *pesto* (p. 147)
Lanche nº 2: biscoito integral com presunto e queijo suíço
Jantar: Frango apimentado com manga (p. 162)

Quinta-feira

Café da manhã: Aveia com pasta de amendoim e banana (p. 135)
Lanche nº 1: iogurte grego com morangos picados
Almoço: Salada de frango à moda chinesa (p. 141)
Lanche nº 2: batatas chips com molho salsa
Jantar: Salmão com mostarda e mel e aspargos ao forno (p. 155)

Sexta-feira

Café da manhã: *Parfait* de iogurte (p. 133)
Lanche nº 1: homus com pão árabe
Almoço: Sanduíche de peru, bacon e guacamole (p. 146)
Lanche nº 2: amêndoas e uvas
Jantar: Pizza extraordinária (p. 166)

Sábado

Café da manhã/Brunch: Panquecas de mirtilo (p. 138)
Lanche nº 1: cereal de aveia com banana fatiada
Almoço: Chili de feijão-branco com frango (p. 148)
Lanche nº 2: batatas chips e guacamole
Jantar: Tacos de peixe grelhado com molho de manga (p. 153)

CAPÍTULO 7

Truques estratégicos da Dieta das 8 Horas

O que fazer quando a vida moderna interfere em seus melhores planos

SE A VIDA VIESSE COM controle remoto, seria fácil emagrecer. Está sem tempo para ir à academia? Simplesmente aperte o botão *pause* durante o último discurso irracional do seu chefe e vá de fininho malhar. Seus filhos estão famintos no banco de trás, pedindo hambúrguer? Aperte o botão *mudo* até conseguir encontrar uma opção de alimentação mais saudável. Exagerou no bolo de aniversário? "Rebobine" aquela fatia e coma apenas metade da porção.

Mas, no mundo de hoje, controle é o luxo do luxo – algo que todos nós desejamos, mas poucos realmente têm. Estar fora do controle leva a estresse, frustração e, às vezes, escolhas ruins. Não fazemos as coisas que precisamos porque não conseguimos encontrar tempo ou vontade, ou ficamos sobrecarregados com todas as demandas e acabamos realizando escolhas ruins – como deixar a salada de lado e permitir que a gula tome conta de nós. De qualquer forma, quanto mais descontrolados estamos, mais difícil se torna ter uma boa aparência, sentir-se bem e aproveitar a vida de verdade.

Assim, quando estamos diante do desafio de comer somente durante um determinado período do dia, é mais fácil imaginar cenários que fazem isso parecer impossível. Algumas reuniões precisam necessariamente acontecer durante o café da manhã. Alguns jantares precisam ser tarde da noite, porque o ônibus atrasou ou a primeira lasanha que você tentou assar queimou.

E isso quando você planeja apenas as próprias refeições. Acrescente as crianças que precisam tomar café da manhã às 6h30, um marido faminto que quer jantar às 20h e uma turma de amigos que insiste em levar um pote de sorvete à sua casa às 22h – e, de repente, a Dieta das 8 Horas parece mais a Dieta das 18 Horas.

É isso, não tem jeito. Você nunca vai conseguir seguir o plano todos os dias. É impossível; a menos que se torne um ermitão. Mas tudo bem, você não precisa disso. Na verdade, na Dieta das 8 Horas, você pode "roubar" um pouco e ainda assim emagrecer.

Um guia de estratégias para emagrecer

Como você leu nos capítulos anteriores, as pessoas emagreceram 5, 10, 15 quilos ou mais seguindo a Dieta das 8 Horas apenas 3 dias por semana! Quanto mais você segui-la, melhores serão os resultados – mas o programa foi elaborado para se adaptar à vida real.

Embora eu não o siga todos os dias, sei que, quando o faço, sinto-me mais focado, com mais energia e, por incrível que pareça, com menos fome do que nos outros dias. Na verdade, se tenho uma reunião importante ou um prazo apertado, sigo a Dieta das 8 Horas à risca porque sei que minha mente ficará mais aguçada e meus níveis de energia aumentarão.

Mas sou tão vulnerável aos imprevistos da vida quanto qualquer outra pessoa. Por isso, deixe-me apresentá-lo a algumas armadilhas nas quais caí ao seguir o programa. Você verá que, apesar disso, é fácil personalizá-lo e adequá-lo à sua rotina e às suas necessidades. Ao guiá-lo pelo caos do nosso dia a dia, apresentarei oito excelentes regras que vão ajudá-lo a prosperar na Dieta das 8 Horas.

Quando comecei a trabalhar neste livro, reuni cerca de 2 mil amigos – leitores das revistas *Men's Health*, *Women's Health* e *Prevention* – e pedi que se tornassem cobaias da Dieta das 8 Horas. Eles reagiram com incrível entusiasmo, sem dúvida porque nunca tinham visto antes as expressões "coma o que quiser" e "emagreça" associados com credibilidade na mesma frase.

Passados alguns dias, os e-mails começaram a chegar: "Tenho realmente que seguir as instruções a cada minuto de cada dia? Meu cunhado e a esposa virão nos visitar e sempre saímos para tomar café da manhã..."

Eu conhecia aquilo muito bem. A história da minha família me levou a ser um adolescente rechonchudo, e até hoje tenho uma agenda semanal que pode, em um dia, incluir acordar bem cedo para participar de um programa matutino de TV e, no outro, uma reunião de fim de tarde que acaba varando a noite, regada a petiscos e vinho tinto. Na verdade, minha "rotina" não é rotina.

E, apesar de você provavelmente não ter que enfrentar um apresentador de TV pela manhã, seus desafios também são reais – e igualmente difíceis de equilibrar. Como esse leitor fiel à dieta, que queria fazer a coisa certa e celebrar a tradição do café da manhã com o cunhado, todos nós precisamos "trapacear" algumas vezes. Veja aqui algumas dicas.

Estratégia nº 1: Você não precisa seguir o programa o tempo todo para ter sucesso

Anteriormente, descrevi o mecanismo por meio do qual seu corpo, durante uma pausa de 16 horas sem comer, queima rapidamente o glicogênio armazenado no fígado para, em seguida, começar a queimar gordura corporal de forma seletiva.

Incrível, não?

Melhor ainda é saber que, assim que você começa a ativar o mecanismo de maneira regular, os benefícios para a saúde e para o emagrecimento decorrentes se mantêm, mesmo quando você não o segue o tempo todo. Lembre-se de que algumas das mais recentes pesquisas realizadas sobre essa abordagem – os primeiros estudos a lançar luz sobre os extraordinários benefícios do jejum intermitente para a saúde – concentraram-se nos mórmons, que jejuam uma vez por mês como prática religiosa. Um estudo de 2008 publicado no *American Journal of Cardiology* revelou que a prática reduziu o risco de doença coronariana em 16% e de forma significativa a incidência de diabetes, mesmo após a adoção de outros hábitos saudáveis, como abstinência de nicotina e de álcool. Na verdade, eles seguiram uma versão da Dieta das 8 Horas, mas fizeram isso por apenas 12 dias no ano e, ainda assim, desfrutando de uma notável transformação na saúde. Os muçulmanos praticam jejum da alvorada ao pôr do sol durante o mês do Ramadã e voltam ao padrão típico de alimentação nos outros meses do ano. Eles também apresentam benefícios à saúde que se prolongam além do período de jejum.

Dá para ver por que esse é o programa de dieta mais flexível já criado. Você não precisa se sentir obrigado a seguir a Dieta das 8 Horas 24 horas por dia, 7 dias por semana, 365 dias por ano. Se já souber que de quinta a domingo haverá cafés da manhã com clientes, refeições servidas no quarto do hotel e muito amendoim nos bares, não se preocupe – ainda assim você poderá se beneficiar nos dias em que seguir o programa.

A Dieta das 8 Horas tem um *momentum* próprio, um impulso contínuo; portanto, se você a segue na maior parte do tempo, ela também o seguirá.

Se você cair, ela o levantará.

Estratégia nº 2: Na dúvida, beba

O único lugar na sua vida em que você não quer estar pela manhã é entre mim e a garrafa de café. Se a cafeína é de fato um vício, muito prazer, meu nome é Dave, sou viciado em cafeína.

Mas começar o dia com café ou chá, mesmo que você adicione um pouco de leite ou açúcar, é bom. A cafeína é um inibidor moderado de apetite, ajuda a controlar a gula. Além disso, é energizante e ajuda na concentração – dois dos truques mais importantes para a mente que o impedem de sucumbir às insistentes exigências do seu trato digestivo. E café e chá são excelentes fontes de antioxidantes – mais uma vez, café é a principal fonte de antioxidantes na dieta americana. Cabe aqui uma advertência: você não estará seguindo a Dieta das 8 Horas se começar o dia com uma bebida cremosa e açucarada, altamente calórica. Um cappuccino (60ml) tem 189 calorias e 12 gramas de gordura. Uma xícara de café com um pouco de leite integral e açúcar tem cerca de 40 calorias, e isso é aceitável.

Mesmo se você não é aficionado por cafeína como eu, comece o dia bebendo bastante líquido. Segundo o pesquisador de alimentos David Levitsky, Ph.D., da Universidade Cornell: "O mais importante no jejum é beber líquido. Podemos viver por até um mês sem ingerir calorias, mas não podemos viver sem líquidos. Precisamos deles."

A fome e a sede são controlados por uma região do cérebro chamada hipotálamo. Por isso, sempre interpretamos erroneamente a sede como um chamado por comida. Se você pensa em usar a Estratégia nº 2, sugiro que evite esse erro comum e beba sempre que acredite estar com fome. Explore algumas novas bebidas sem calorias que existem. Por exemplo, há inúmeras opções de água mineral gasosa saborizada sem calorias que antes não estavam disponíveis. Na verdade, você deve aprender a ceder a elas, saboreá-las, tê-las sempre na geladeira e à mão. Atualmente, tenho até um frigobar no meu escritório, para poder ouvir aquele som maravilhoso ao abrir uma lata ou garrafa de uma dessas bebidas sempre que a sede tenta me enganar e me faz pensar que estou com fome.

Estratégia nº 3: Ocupe seu tempo livre

A melhor parte da Dieta das 8 Horas é que você não tem que pensar nela enquanto a segue. Em vez de decidir se sua refeição se qualifica como saudável segundo um enigmático sistema de pontos ou programa de zonas, basta dar uma olhada no relógio: hora de comer? Tudo bem, coma o que quiser, quanto quiser. E, acrescentando os Alimentos Poderosos da Dieta das 8 Horas às refeições, você garante nutrição máxima sem ter que se preocupar em contar calorias ou com a proporção de carboidratos para gordura ou outros cálculos complexos.

No emagrecimento, timing é tudo. E, mesmo com a mais importante pesquisa sobre obesidade do mundo dizendo a todos que é hora de reduzir o número de refeições, algumas cadeias de restaurantes tentam nos convencer de que existe uma coisa chamada "Quarta Refeição", algo que está em algum lugar entre o jantar e aquele programa que você gosta de assistir tarde da noite. (Vou verificar nos evangelhos, mas tenho quase certeza de que depois da Última Ceia não vinha o Último Lanche da Meia-Noite.)

Se eu pudesse escolher, também pularia o café da manhã na maior parte dos dias, iria à academia ao meio-dia e quebraria meu jejum entre as 13h e as 14h. Isso prolonga meu período de alimentação até as 21h ou 22h, perfeito para quem está sempre correndo de um lado para outro e mora em cidade grande. Mas, se me avisarem com antecedência de 24 horas que terei uma reunião de negócios às 8h, no café da manhã, com um possível anunciante ou uma entrevista em um programa matinal mais cedo ainda, posso colocar em prática o truque de uma nova rotina. Começarei cedo o meu banquete das 8h e finalizarei com um superlanche no final da tarde. A mesma Dieta das 8 Horas, apenas em um período diferente de 8 horas.

Mas, se eu parar de comer no final da tarde, ainda haverá várias horas em que posso ficar tentado pelos comerciais de comidas deliciosas que vão ao ar nas noites de campeonato de futebol. Para facilitar essa rotina, organizarei minha noite com alguma atividade – cinema com um amigo (sem pipoca), hora extra de trabalho – algo que mantenha minha mente ativa enquanto minha mandíbula descansa.

O objetivo principal aqui é preservar o máximo possível o jejum de 16 horas, porque esse é o mecanismo que queima o glicogênio armazenado, acelera a queima de gordura e proporciona outros benefícios para a saúde. Fora isso, o timing cabe inteiramente a você. O que funcionar melhor para sua rotina. E isso inclui a estratégia final: simplesmente esquecer o jejum em determinado dia. Não é à toa que os cientistas que estudam esse programa alimentar o chamam de "jejum intermitente". Os benefícios virão se você seguir o jejum das 8 horas algumas vezes durante a semana ou, se aqueles estudos sobre os mórmons forem confiáveis, até mesmo uma vez por mês. Sendo assim, considere-a uma dieta "flex". Siga-a quando puder, esqueça-a de vez em quando.

Estratégia nº 4: Tire um cochilo durante o dia

Analise a realidade do que estou pedindo que você faça na Dieta das 8 Horas. Você precisa passar 16 horas seguidas sem comer para começar a emagrecer e colher os benefícios para a saúde. Não há outra forma de seguir o plano sem dormir na maior parte do tempo. Os benefícios para a saúde vão ser mantidos simplesmente porque você não vai comer enquanto dorme.

E significa também que você só tem dois períodos de 4 horas – um pela manhã e um à noite – para se ocupar com algo além de responder ao sino avisando que o jantar está na mesa. Se consegui cumprir meu objetivo ao escrever este livro, você estará armado com centenas de estratégias para isso.

James B. Johnson, cirurgião plástico no Centro Médico da Universidade do Estado da Louisiana, é um dos pioneiros nas pesquisas sobre o jejum intermitente. Ele vem observando dezenas de pessoas que seguem esse programa e descobriu os meandros dos seus desafios e recompensas.

O Dr. Johnson afirma: "É importante ter um procedimento quando a pressão para comer parece grande demais. Sente-se, feche os olhos, respire de maneira profunda quatro vezes, inspire e expire devagar, visualize-se gostando do seu corpo. Saia, telefone para alguém, ajude seus filhos com os deveres de casa ou inicie alguma tarefa simples e repetitiva."

Outra forma de fato eficaz de maximizar a queima de gordura: vá para a cama um pouco mais cedo. A conexão sono/perda de peso é indiscutível (veja "O sono como forma de se manter mais jovem, mais magro e mais saudável", na página 42). E ir para a cama mais cedo evita outro problema. "Se você está em um estado de privação de calorias, secreta um hormônio chamado orexina que o mantém acordado", observa o Dr. Johnson. Dormir mais cedo pode dar um curto-circuito nessa questão, mas, se você precisar ficar acordado até mais tarde, ele oferece o seguinte conselho: "Reserve 100 a 200 calorias para a hora de dormir; isso o ajudará a pegar no sono."

Existe um truque melhor do que um copo de leite com biscoitos antes de cair na cama? Afinal, é um lanche aprovado pelos médicos para a hora de dormir!

Estratégia nº 5: Troque a refeição pela academia

Tudo bem, esse "truque" estratégico não é dos mais atraentes, eu sei. Mas, de todas as estratégias que uso para me manter fiel à Dieta das 8 Horas, o exercício pode ser a mais eficaz. Por quê?

Três motivos:

Suar é uma distração perfeita. A pior coisa que você pode fazer quando surge aquela vontade de comer é nada. Mente vazia é oficina do diabo; e mãos desocupadas rapidamente encontram um trocado para comprar algo para comer e abrem a embalagem de biscoitos. Para mim, um ronco do estômago é o comando para seguir para a academia. Sei que, assim que começo a me exercitar, meu corpo comanda meu estômago até que a última repetição tenha terminado.

O sucesso é uma onda de endorfina. Ganho a vida editando artigos sobre exercícios e boa forma física, por isso já me exercitei em diversas condições. E houve momentos em que ao começar pensava: "Preferia estar fazendo qualquer outra coisa!" Mas sabe do que mais? Em determinado instante, uma sessão de exercício desenvolve um *momentum* próprio – partes iguais de empolgação por estar se esforçando e de alegria porque, agora que você começou, vai acabar logo, acrescido da recompensa hormonal. Você já ouviu falar na expressão "injeção de endorfina"? É a maneira de seu corpo dizer que você está fazendo a coisa certa para si mesmo. Concordo que é sensacional comer uma fatia de torta bem molhadinha. Mas nada se compara à injeção de energia proporcionada por um treino bem-feito.

Com o corpo em movimento, o estômago reclamão se cala. Quando nos exercitamos, o sangue é desviado dos órgãos internos para os músculos e as extremidades, as partes do seu corpo exigidas durante o treino. Depois do exercício, leva um tempo para o sangue e os estoques de energia retornarem ao intestino, onde serão necessários se você digerir uma refeição. Portanto, seu apetite diminui enquanto você está em modo de recuperação do treinamento.

Agora entende por que chamo exercício de estratégia. E você não precisa de uma hora, meia hora, nem mesmo de quinze minutos para alcançar os benefícios. No Capítulo 10, apresentarei diversos programas de Exercícios de

8 minutos que vão de uma simples caminhada acelerada a uma rotina tonificante e sem pesos para o corpo inteiro. Na verdade, ao levantar-se da cadeira e manter-se ativo ao primeiro sinal de fome, você engana seu estômago e, ao mesmo tempo, desenvolve músculos e resistência.

Quem disse que o mundo não é dos espertos?

Estratégia nº 6: Engane o estômago com proteína

- BIFE SUCULENTO, ao ponto, com cogumelos ao molho de vinho
- FRANGO NA BRASA com pele crocante, acompanhado de feijão
- BURRITO COM BACON, OVO E QUEIJO, regado com molho salsa
- FATIA GROSSA DE PRESUNTO, com abacaxi
- CHEESEBURGER grelhado

O que todas essas sugestões têm em comum, além de serem a) deliciosas e b) quase sempre proibidas nas dietas habituais?

Todas contêm grandes doses de proteína que podem ser usadas como combustível, o que ajudará o organismo a substituir a gordura queimada por músculos magros e fortes que tonificarão seu corpo da cabeça aos pés.

Na Dieta das 8 Horas, o corpo queima seletivamente gordura corporal como forma de obter energia. Mas queima também os carboidratos, as gorduras e a proteína que você come durante as 8 horas em que se alimenta livremente. Seu objetivo é ter um pouco de proteína depois que o corpo queimar todos os alimentos ingeridos, para assim conseguir manter e até construir mais massa magra.

"Se você seguir uma dieta com nível suficiente de proteína, mas insuficiente de energia, preservará o tecido magro e terá todos esses benefícios", afirma Marc Hellerstein, Ph.D., professor de nutrição humana no Departamento de Ciências Nutricionais e Toxicologia da Faculdade de Recursos Naturais da Universidade da Califórnia, em Berkeley. Em outras palavras, você está sinalizando para o seu corpo que ele deve queimar gordura de maneira seletiva, mas também que quer que ele preserve e até desenvolva massa magra. "Não estamos falando aqui em pular refeições, mas em seguir uma alimentação altamente estruturada que convence seu corpo de que você se encontra em um estado de insuficiência calórica e que ele precisa reagir queimando gordura." A hora perfeita para consumir essa proteína: na primeira refeição do dia, principalmente se você tiver se exercitado pela manhã. Seu corpo estará ansioso pelos blocos de construção da reparação muscular.

Estratégia nº 7: Convide os carboidratos para o jantar

- UM PRATO DE MASSA com queijo parmesão ralado
- PIZZA com tomate cereja e alho
- ARROZ com hortaliças
- MILHO COZIDO COM MANTEIGA

Todos esses pratos parecem ser tão deliciosos e repletos de carboidratos que os entusiastas da Dieta do Dr. Atkins devem estar em prantos diante de suas fatias de queijo. Mas esses prazeres ricos em carboidratos também farão com que seja extremamente mais fácil seguir a Dieta das 8 Horas. Um estudo de 2011 publicado na revista *Obesity* revelou que aumentar o consumo de carboidrato no jantar proporciona emagrecimento maior, maior redução na medida da circunferência da cintura e diminuição do percentual de gordura corporal, comparado com o fracionamento de carboidratos entre as refeições.

Fantástico, não? Finalmente, um programa alimentar que o orienta a comer carboidratos, em vez de ficar longe deles.

Curiosamente, o estudo da *Obesity* focou os muçulmanos, que praticam um jejum do raiar do dia ao pôr do sol durante o mês do Ramadã, como mencionei antes. Os pesquisadores queriam ver como o jejum influenciava a produção de leptina, o hormônio do "Não, obrigado, estou satisfeito". E descobriram que o melhor momento do dia para comer carboidratos é à noite.

De acordo com o estudo, "A ingestão de carboidratos à noite induzia a uma única secreção de insulina diária à noite, por isso previu-se que a dieta levaria a altas concentrações de leptina iniciando-se de 6 a 8 horas mais tarde, ou seja, de manhã e ao longo do dia. Isso pode aumentar a sensação de saciedade durante o período diurno e melhorar a adesão à dieta".

Depois de 180 dias, mais de dois terços do grupo que ingeriu carboidratos à noite sentiu que o apetite estava sob controle; apenas 19% dos que fracionaram o consumo de carboidratos durante o dia afirmou o mesmo. Quem ingeriu carboidratos somente à noite não sentiu mais vontade de comer durante a tarde; um terço dos que ingeriram carboidratos durante todo o dia sentiu.

Há outra questão importante no estudo. Apesar de os indivíduos que ingeriram carboidratos somente à noite estarem seguindo um programa de emagrecimento, o apetite deles não aumentou. Sua rotina alimentar parece tê-los poupado disso.

Está começando a parecer que um relógio confiável pode ser mais importante para o emagrecimento do que uma balança confiável.

Estratégia nº 8: Planeje seus pequenos prazeres

Quando comecei a escrever este livro, já tinha lido dezenas de relatos de pessoas que haviam experimentado o jejum intermitente. Um homem e uma mulher disseram ter dificuldade de incluir todos os alimentos que gostariam de comer durante os períodos em que se alimentavam. Na verdade, saciaram de tal modo sua fome que simplesmente não conseguiam nem olhar para outro/a ________ [preencha com sua tentação gastronômica preferida].

Sei exatamente do que estão falando. Na verdade, encaro minha primeira refeição – a qualquer hora do dia em que ela ocorrer – com gosto.

O mesmo se aplica a outra refeição principal que farei durante as 8 horas do período de alimentação. Mas meu estômago aguenta apenas certa quantidade de comida; por isso sempre planejo minhas refeições com cuidado.

Daí a quantidade constante de laranjas, amêndoas cobertas com chocolate amargo, maçã com pasta de amendoim ou presunto de Parma com queijo suíço que faço questão de ter à mão durante meus dias de jejum. Você tem uma lista própria de alimentos preferidos. Se não tiver, o chef Matt Goulding terá o maior prazer em montar uma para você. (Veja no próximo capítulo como seria um dia típico na Dieta das 8 Horas.)

O princípio aqui, porém, é simples: ao programar a inclusão dos seus pequenos prazeres durante as 8 horas de alimentação, como eu faço, você estará muito menos propenso a pensar neles durante as 16 horas de jejum. A negação eterna é difícil. Esperar as próximas 8 horas em que você vai poder comer à vontade é bem mais fácil.

Estratégia Extra: Lembre-se de que a próxima refeição chegará logo, e será deliciosa

Espere aí. Como garantir que sua próxima refeição será deliciosa? Não faço ideia do que você vai comer!

Bem, posso garantir; e isso não é adivinhação, é ciência. Segundo Donald Leopold, professor de otorrinolaringologia do Centro Médico da Universidade do Nebraska, nossos órgãos gustativos – a língua e também o nariz – evoluíram para distinguir o alimento benéfico daquele que pode nos fazer mal. Assim, quando você coloca a comida na boca, saboreia todos os seus aspectos: cheiro, temperatura, textura, sabor. Percebemos a ingestão de alimentos como uma experiência estética, mas o corpo está apenas tentando distinguir o prazer do desastre. Depois que constata que um alimento é seguro, se desliga. (É por isso que a primeira vez que você experimentar uma nova entrada gourmet ela estará sempre ligeiramente melhor do que a vez seguinte.)

Agora, transporte esse processo gustativo para um dia inteiro de alimentação – das 8h, digamos, às 23h. Provavelmente, será muito semelhante ao que você está fazendo agora: alimentando-se de maneira descuidada. Depois que se habitua a esses alimentos, os mesmos que você ingere dia após dia, o corpo não sente mais a necessidade de investigar e registrar o sabor de forma tão completa.

Mas, quando você faz uma pausa na alimentação e retorna à mesa para a Dieta das 8 Horas, seus sentidos estão apurados. Suas papilas gustativas trabalham de maneira árdua, colocando todos os sabores em primeiro plano, e o gosto das refeições torna-se fantástico.

Quando foi a última vez que alguém disse isso a respeito de uma dieta?

CAPÍTULO 8

Receitas de 8 minutos

APRESENTO A SEGUIR UMA SELEÇÃO de receitas incríveis que incorporam os 8 Alimentos Poderosos e mostram como é fácil comê-los diariamente!

A Dieta das 8 Horas é simples e eficiente porque não impõe restrições ao tipo ou à quantidade dos alimentos. É sério, nada é proibido. Recomendo que você coma até se sentir saciado. Quanto mais satisfeito você estiver com o que come, mais fácil será desfrutar da refeição e administrar o tempo em que ficará em jejum.

É exatamente por isso que pratos deliciosos, em quantidade suficiente, são tão importantes para o sucesso desse programa. Se você vai atravessar o deserto a pé, é melhor que haja um oásis refrescante do outro lado. Foi por isso que pedi ao chef e autor de sucesso Matt Goulding que reunisse aqui receitas deliciosas e nutritivas. E muitas delas podem ser preparadas em 8 minutos ou menos.

As receitas são repletas de nutrientes dos Alimentos Poderosos da Dieta das 8 Horas, por isso será mais fácil do que nunca dizer "Comi meus 8 Alimentos Poderosos!".

CAFÉ DA MANHÃ/BRUNCH

Embora a maior parte das pessoas que segue a Dieta das 8 Horas opte por não tomar o café da manhã, as receitas fantásticas aqui apresentadas não precisam ser consumidas logo cedo; podem ser preparadas em casa e saboreadas ao longo do dia. No fim de semana, você pode ficar enrolando na cama, lendo o jornal e depois desfrutar de um saudável *brunch*. De uma forma ou de outra, na hora de "quebrar o jejum", você o fará com algo que adora.

SMOOTHIES

Banana cafeinada

SMOOTHIES SUPER-RÁPIDOS

Repleto de proteínas, gorduras saudáveis e cafeína, esse *smoothie* é um excelente começo para o seu dia ou um bom substituto de baixa caloria daquele milk-shake. Uma garrafa térmica pode ajudar a manter a temperatura e a textura dele durante horas (o mesmo vale para os outros *smoothies* aqui apresentados).

1 banana bem madura
1/2 xícara de café forte
1/2 xícara de leite
1 colher (sopa) de pasta de amendoim
1 colher (sopa) de xarope de agave
1 xícara de gelo

Bata todos os ingredientes no liquidificador até obter a consistência desejada.

3 ALIMENTOS PODEROSOS ▸ **1** PORÇÃO ▸ **335** CALORIAS ▸ **12g** DE GORDURA
3g DE GORDURA SATURADA ▸ **38g** DE AÇÚCAR ▸ **4g** DE FIBRAS

Monstro azul

SMOOTHIES SUPER-RÁPIDOS

Entre os polifenóis dos mirtilos e romãs e o ômega-3 da linhaça, temos aqui excelentes alimentos para o cérebro.

1 xícara de mirtilos
1/2 xícara de suco de romã ou de mirtilo
1/2 xícara de iogurte
3 ou 4 cubos de gelo
1 colher (sopa) de sementes de linhaça moídas

Bata todos os ingredientes no liquidificador até obter a consistência desejada.

3 ALIMENTOS PODEROSOS ▸ **1** PORÇÃO ▸ **279** CALORIAS ▸ **5g** DE GORDURA
1g DE GORDURA SATURADA ▸ **41g** DE AÇÚCAR ▸ **6g** DE FIBRAS

Explosão laranja

SMOOTHIES SUPER-RÁPIDOS

A explosão de cores alaranjadas significa que este *smoothie* contém grande quantidade de carotenoides que ajudam a apurar a visão e combatem o câncer.

3/4 de xícara de polpa de manga congelada
1/2 xícara de suco de cenoura
1/2 xícara de suco de laranja
1/2 xícara de iogurte grego desnatado
1 colher (sopa) de proteína em pó
1/2 xícara de água

Bata todos os ingredientes no liquidificador até obter a consistência desejada.

3 ALIMENTOS PODEROSOS ▸ **1** PORÇÃO ▸ **285** CALORIAS ▸ **3g** DE GORDURA
2g DE GORDURA SATURADA ▸ **37g** DE AÇÚCAR ▸ **4g** DE FIBRAS

Mamão com frutas vermelhas

SMOOTHIES SUPER-RÁPIDOS

É um polivitamínico em forma líquida, rico em vitaminas A e C, e em carotenoides e licopeno, que combatem as doenças.

3/4 de xícara de polpa de mamão congelada
3/4 de xícara de morangos congelados
1/2 xícara de leite desnatado
1/2 xícara de suco de laranja
1 colher (sopa) de hortelã fresca

Bata todos os ingredientes no liquidificador até obter a consistência desejada.

3 ALIMENTOS PODEROSOS ▸ **1** PORÇÃO ▸ **188** CALORIAS ▸ **2g** DE GORDURA
1g DE GORDURA SATURADA ▸ **28g** DE AÇÚCAR ▸ **5g** DE FIBRAS

Ponche de abacaxi

SMOOTHIES SUPER-RÁPIDOS

Férias tropicais em um copo. Na verdade, uma dose de rum o transformaria em um belo e saudável coquetel.

1 xícara de polpa de abacaxi congelada
1/2 xícara de iogurte grego desnatado
1/2 xícara de leite desnatado
1/2 xícara de suco de laranja

Bata todos os ingredientes no liquidificador até obter a consistência desejada.

2 ALIMENTOS PODEROSOS ▸ **1** PORÇÃO ▸ **255** CALORIAS ▸ **4g** DE GORDURA
1g DE GORDURA SATURADA ▸ **37g** DE AÇÚCAR ▸ **3g** DE FIBRAS

Deusa verde

Fibras e proteínas unem forças para matar qualquer fome nesta criação de alimentos poderosos pouco tradicional, mas saborosa.

1/4 de abacate, descascado e sem caroço
1 banana madura
1 colher (sopa) de mel
1/2 xícara de leite desnatado
1 colher (sopa, bem cheia) de proteína em pó
1/2 xícara de gelo
1 colher (chá) de gengibre ralado na hora (opcional)

Bata todos os ingredientes no liquidificador até obter a consistência desejada.

4 ALIMENTOS PODEROSOS ▸ **1** PORÇÃO ▸ **350** CALORIAS ▸ **7g** DE GORDURA
2g DE GORDURA SATURADA ▸ **38g** DE AÇÚCAR ▸ **6g** DE FIBRAS

Sanduíche Sunrise com peito de peru, cheddar e guacamole

REFEIÇÃO DE 8 MINUTOS!

Este sanduíche tem tudo de que o corpo necessita pela manhã: proteínas para ativar o metabolismo, gordura saudável e fibras para manter a saciedade até a hora do almoço. Prepare-o em casa, embrulhe em papel-alumínio e leve para o trabalho.

1 colher (chá) de óleo de canola ou azeite de oliva
1 ovo
sal e pimenta-do-reino a gosto
60g de peito de peru defumado*
1 fatia (25g) de queijo cheddar
1 fatia grossa de tomate
1 pão de batata ou pão para hambúrguer integral partido ao meio e torrado
1 colher (sopa) de Guacamole supremo (página 170)

Em uma frigideira antiaderente, aqueça em fogo médio o óleo ou o azeite (vide "O segredo da frigideira", na página 137). Frite o ovo com cuidado até a clara cozinhar, mas mantendo a gema ainda mole, por cerca de 5 minutos. Tempere com sal e pimenta.

Coloque o peito de peru em um prato, cubra com o queijo e leve ao micro-ondas por 30 segundos, até o queijo derreter. Ponha o tomate sobre uma metade do pão e tempere com sal e pimenta. Acrescente o peito de peru, o ovo e o guacamole; em seguida, cubra com a outra metade do pão.

5 ALIMENTOS PODEROSOS ▸ **1** PORÇÃO ▸ **380** CALORIAS ▸ **18g** DE GORDURA
5g DE GORDURA SATURADA ▸ **1.400mg** DE SÓDIO ▸ **6g** DE FIBRAS

* Muitos frios defumados são ricos em sódio. Procure uma marca de peito de peru defumado que tenha menos de 500 miligramas de sódio por porção.

Huevos rancheros

REFEIÇÃO DE 8 MINUTOS!

Na Dieta das 8 Horas, os fins de semana são sinônimo de um brunch longo e preguiçoso, e este é o prato perfeito para a ocasião. Feijão-preto, molho salsa picante e dois ovos fritos o manterão alimentado até o fim da tarde.

1 lata (480g) de tomates pelados inteiros, com o líquido
1/2 cebola pequena picada
1 dente de alho picado
1 colher (sopa) de pimenta de sua preferência, picada
1/4 de xícara de coentro fresco picado
sumo de 1 limão
sal e pimenta-do-reino a gosto
1/2kg de feijão-preto cozido
1 pitada de cominho em pó
8 ovos
8 tortilhas de milho

Para o molho salsa, bata levemente no processador de alimentos os tomates, a cebola, o alho, a pimenta, o coentro e metade do sumo de limão. Tempere com sal e pimenta.

Misture em uma tigela o feijão-preto, o cominho e o restante do sumo de limão; tempere com sal e pimenta. Use um garfo para amassar o feijão, acrescentando um pouco de água morna, se necessário.

Unte com spray culinário uma frigideira antiaderente grande e leve ao fogo médio. Frite os ovos até as claras ficarem cozidas, mas com as gemas ainda moles.

Em outra frigideira em fogo médio, asse duas tortilhas de cada vez; cada lado durante 1 minuto, até que fique ligeiramente tostada.

Para montar o prato, espalhe o feijão sobre as tortilhas, acrescente os ovos e despeje o molho por cima. Decore com coentro, se desejar, e sirva imediatamente.

4 ALIMENTOS PODEROSOS ▸ **4** PORÇÕES ▸ **375** CALORIAS ▸ **12g** DE GORDURA
3g DE GORDURA SATURADA ▸ **749mg** DE SÓDIO ▸ **10g** DE FIBRAS

Waffles com presunto e ovos

REFEIÇÃO DE 8 MINUTOS!

Uma convergência original e inesperada de sabores salgados e doces que funciona. Pode confiar.

- 4 fatias grossas de lombo canadense ou presunto
- 4 ovos
- 4 *waffles* integrais congelados
- 2 colheres (sopa) de xarope de agave
- 4 colheres (sopa) de queijo cheddar ralado
- sal e pimenta-do-reino a gosto

Aqueça em fogo médio uma frigideira antiaderente. Unte com um pouco de spray culinário de azeite de oliva e frite o lombinho por alguns minutos de cada lado, até dourar bem. Tire do fogo. Aplique um pouco mais de spray na mesma frigideira e frite os ovos (dois de cada vez, se precisar; evite encher demais a frigideira) com a gema para cima, até as claras ficarem cozidas, mas com as gemas ainda moles.

Nesse meio-tempo, coloque os *waffles* na torradeira. Disponha sobre cada *waffle* torrado uma fatia de lombinho, um pouco de xarope de agave, queijo cheddar e os ovos fritos. Tempere com sal e pimenta.

3 ALIMENTOS PODEROSOS ▸ **4** PORÇÕES ▸ **260** CALORIAS ▸ **12g** DE GORDURA
4g DE GORDURA SATURADA ▸ **766mg** DE SÓDIO ▸ **2g** DE FIBRAS

ALTERNATIVAS

Tendo um *waffle* integral como base, você pode montar vários sanduíches abertos doces e saborosos para o café da manhã. Experimente uma destas opções:

- pasta de amendoim, rodelas de banana, amêndoas fatiadas e um fio de mel
- ovos mexidos, peru e guacamole
- ricota fresca ou queijo mascarpone, morangos ou figos fatiados e xarope de agave

Parfait de iogurte

REFEIÇÃO DE 8 MINUTOS!

O iogurte grego é feito com leite sem soro, o que lhe confere uma textura incrivelmente cremosa e o dobro de proteínas do iogurte comum. Se você ainda não se apaixonou pelo iogurte grego, este café da manhã, preparado em 60 segundos, ajudará a conquistá-lo.

1 xícara de morangos fatiados*
1/2 xícara de mirtilos (podem ser congelados)*
2 colheres (chá) de açúcar
4 ou 5 folhas de hortelã bem picadas
1 pote (240g) de iogurte grego natural light
1/4 de xícara de granola

Misture as frutas, o açúcar e a hortelã em uma tigela e deixe descansar por 3 a 4 minutos. Com o auxílio de uma colher, transfira metade do iogurte para uma tigela ou copo, acrescente a metade das frutas e da granola e repita com o que sobrou de iogurte, frutas e granola. Despeje por cima qualquer caldo de frutas que tenha se acumulado.

4 ALIMENTOS PODEROSOS ▸ **1** PORÇÃO ▸ **358** CALORIAS ▸ **7g** DE GORDURA
4g DE GORDURA SATURADA ▸ **37g** DE AÇÚCAR ▸ **7g** DE FIBRAS

* Qualquer fruta suculenta vai bem aqui: framboesa, amora, kiwi ou manga.

Burritos para o café da manhã

REFEIÇÃO DE 8 MINUTOS!

Esse é o tipo de desjejum ideal para apreciar depois de uma sessão de exercícios revigorantes.

Embalados em papel-alumínio, podem ser levados para o trabalho, mas também são deliciosos no café da manhã.

1/2 colher (sopa) de azeite de oliva
2 linguiças de frango cozidas, cortadas em rodelas
1 cebola roxa picada
6 ovos ligeiramente batidos
sal e pimenta-do-reino a gosto
coentro picado
4 tortilhas integrais (25cm)
1 xícara de feijão-preto cozido, sem o caldo
1/2 xícara de queijo cheddar
1 abacate sem caroço, descascado e fatiado
1 xícara de molho salsa (faça como na receita da página 131)
pimenta *jalapeño* a gosto (opcional)

Aqueça o azeite em fogo médio em uma frigideira grande. Acrescente a linguiça e a cebola; frite por 5 minutos ou até ficarem ligeiramente douradas. Reduza o fogo.

Despeje os ovos na frigideira. Cozinhe lentamente, mexendo sempre até que eles fiquem firmes, mas ainda úmidos. Retire do fogo, tempere com sal e pimenta e adicione o coentro.

Embale as tortilhas em papel-toalha e leve ao micro-ondas por 45 segundos. (Ou aqueça-as individualmente em uma panela seca, até ficarem quentes e ligeiramente tostadas.) Divida os ovos, o feijão, o queijo e o abacate entre elas. Enrole e cubra cada burrito com molho salsa, coentro e pimenta *jalapeño*.

6 ALIMENTOS PODEROSOS ▸ **4** PORÇÕES ▸ **468** CALORIAS ▸ **25g** DE GORDURA
9g DE GORDURA SATURADA ▸ **812g** DE AÇÚCAR ▸ **11g** DE FIBRAS

Aveia com pasta de amendoim e banana

REFEIÇÃO DE 8 MINUTOS!

A aveia é sem graça, e as misturas para mingau vendidas no supermercado contêm ingredientes artificiais e uma enorme quantidade de açúcar. Esta receita resolve os dois problemas, ao harmonizar o mingau de aveia feito em casa, levemente adoçado, com a combinação aprovada de pasta de amendoim e banana. Tenha sempre à mão o xarope de agave para usar como adoçante: contém a mesma quantidade de calorias que o açúcar ou o mel, mas tem um impacto muito menor nos níveis de açúcar no sangue.

4 1/2 xícaras de água
2 xícaras de aveia
1 pitada de sal
2 bananas fatiadas
2 colheres (sopa) de pasta de amendoim
1/4 de xícara de amêndoas picadas
2 colheres (sopa) de xarope de agave

Ferva a água em uma caçarola média. Reduza o fogo e acrescente a aveia e o sal. Cozinhe, mexendo de vez em quando, por cerca de 5 minutos, até a aveia amolecer e absorver a maior parte do líquido.

Acrescente as bananas, a pasta de amendoim, as amêndoas e o xarope de agave e mexa até incorporar bem. Se o mingau ficar muito grosso, despeje um pouco de leite.

2 ALIMENTOS PODEROSOS ▸ **4** PORÇÕES ▸ **320** CALORIAS ▸ **10g** DE GORDURA
1g DE GORDURA SATURADA ▸ **17g** DE AÇÚCAR ▸ **7g** DE FIBRAS

ALTERNATIVAS

Outras alternativas para inovar no mingau de aveia:

- maçã fatiada, nozes torradas e uma pitada de canela
- pêssegos fatiados, açúcar mascavo e noz-pecã picada
- *shoyu*, cebolinha e um ovo frito (acredite – faz muito sentido)

Fritada com rúcula e pimenta

REFEIÇÃO DE 8 MINUTOS!

A fritada leva apenas alguns minutos para ficar pronta, contém o equilíbrio perfeito entre proteínas magras e gordura saudável, pode ser feita com dezenas de ingredientes diferentes e é ótima para viagem. Prepare-a no domingo à noite e leve uma porção por dia para o trabalho.

1/2 colher (sopa) de azeite de oliva
1/4 de xícara de pimentão vermelho assado, picado
1 dente de alho amassado
4 xícaras de rúcula ou espinafre
4 fatias finas de *prosciutto* ou outro bom presunto cortado em tiras finas
8 ovos batidos
sal e pimenta-do-reino a gosto
1/2 xícara de queijo de cabra ou *feta* esfarelado

Aqueça em fogo médio o azeite de oliva em uma frigideira antiaderente de 30cm que possa ir ao forno. Acrescente o pimentão assado e o alho e cozinhe por cerca de 1 minuto, até o alho soltar o aroma, mas sem dourar. Adicione a rúcula e cozinhe por mais 2 minutos aproximadamente, até murchar um pouco. Acrescente o *prosciutto* e, em seguida, despeje os ovos por cima. Tempere-os com sal e pimenta e coloque uma pitada de queijo de cabra esfarelado.

Cozinhe no fogão por 5 a 6 minutos, até os ovos assentarem. Coloque a panela no forno preaquecido e asse por cerca de 3 minutos, até que o restante dos ovos fique completamente pronto e a parte de cima da fritada comece a dourar. Deixe esfriar um pouco, retire-a da panela e corte em fatias.

4 ALIMENTOS PODEROSOS ▸ **4** PORÇÕES ▸ **342** CALORIAS ▸ **24g** DE GORDURA
11g DE GORDURA SATURADA ▸ **752mg** DE SÓDIO ▸ **1g** DE FIBRAS

ALTERNATIVAS

Não precisa preparar a fritada com exatamente todos os ingredientes dessa receita. O melhor é aprender as técnicas básicas e brincar com o recheio; use o que você gostar ou tiver na geladeira. Aqui estão algumas ideias:

- linguiça refogada, cebola e pimenta
- sobras de frango ou carne, molho *pesto* e ricota
- cogumelos, espinafre, tomate seco e queijo *feta*

O SEGREDO DA FRIGIDEIRA

Apesar de poder ser limpa com facilidade, a frigideira antiaderente pode ter efeitos prejudiciais à saúde. As substâncias químicas que compõem a superfície antiaderente foram relacionadas à infertilidade, às doenças da tireoide e ao colesterol alto. Para sua segurança, não aqueça demais a frigideira antiaderente ou opte pela de cerâmica.

Sanduíche de salmão defumado

REFEIÇÃO DE 8 MINUTOS!

Este sanduíche para o café da manhã utiliza os famosos *bagels* com salmão defumado das delicatessens judaicas de Nova York; só que, nesta receita, trocamos o *bagel* rico em carboidratos pelo pão integral, rico em fibras.

1/4 de xícara de requeijão cremoso batido*
8 fatias de pão integral ou 9 grãos, torradas
2 colheres (sopa) de alcaparras escorridas e picadas
1/2 cebola roxa em fatias finas
2 xícaras de folhas verdes variadas
1 tomate grande fatiado
sal e pimenta-do-reino a gosto
240g de salmão defumado

Espalhe 1 colher (sopa) de requeijão cremoso em 4 fatias de torrada. Cubra cada fatia com alcaparras, cebola, folhas e uma ou duas fatias de tomate. Tempere o tomate com pouco sal e acrescente pimenta a gosto (esse sanduíche pede bastante pimenta). Finalize com algumas fatias de salmão sobre os tomates e cubra com as fatias de torrada que sobraram.

5 ALIMENTOS PODEROSOS ▸ **4** PORÇÕES ▸ **373** CALORIAS ▸ **10g** DE GORDURA
3g DE GORDURA SATURADA ▸ **477mg** DE SÓDIO ▸ **5g** DE FIBRAS

* Esse requeijão cremoso é mais fácil de espalhar, além de ser menos calórico. Para prepará-lo, derreta o requeijão com um pouco de leite.

Panquecas de mirtilo

REFEIÇÃO DE 8 MINUTOS!

Usar iogurte e queijo cottage para preparar essas panquecas tem duas vantagens: adiciona proteínas ao café da manhã e ajuda a produzir as panquecas mais leves e molhadinhas que você já provou. E depois que você experimentar essa compota de mirtilo simples, nunca mais voltará a usar calda.

2 xícaras de mirtilos congelados
1/2 xícara de água
1/4 de xícara de açúcar
1 xícara de iogurte grego natural
1 xícara de queijo cottage light ou ricota
3 ovos
sumo de 1 limão
1 xícara de farinha de trigo integral*
1/2 colher (chá) de bicarbonato de sódio
1 pitada de sal

Misture em uma panela os mirtilos, a água e o açúcar. Cozinhe em fogo brando, mexendo sempre, até os mirtilos começarem a desmanchar.

Misture em uma tigela o iogurte, o queijo cottage, os ovos e o sumo de limão. Em outra tigela, misture a farinha, o bicarbonato de sódio e o sal. Acrescente a farinha à mistura de iogurte e mexa, incorporando bem.

Leve ao fogo médio a baixo uma frigideira grande. Unte com spray culinário e vá acrescentando a massa em grandes colheradas (aproximadamente 1/4 de xícara cada). Vire as panquecas quando a parte de cima começar a borbulhar – o que deve levar de 3 a 5 minutos – e cozinhe o outro lado até dourar. Sirva com os mirtilos quentes.

4 ALIMENTOS PODEROSOS ▸ **4** PORÇÕES ▸ **315** CALORIAS ▸ **6g** DE GORDURA
2g DE GORDURA SATURADA ▸ **497mg** DE SÓDIO ▸ **7g** DE FIBRAS

* As panquecas podem ser feitas também com farinha branca; você só perderá alguns gramas de fibras.

UPGRADE NUTRICIONAL

Para acompanhar as panquecas, experimente uma compota de frutas. Despeje uma embalagem de frutas congeladas (mirtilos, morangos ou um mix de frutas vermelhas) em uma panela com 1/2 xícara de água e 1/4 xícara de açúcar e cozinhe em fogo brando por 10 minutos, até a fruta esquentar e a mistura engrossar.

ALMOÇO

A refeição do meio do dia muitas vezes é improvisada – usamos tudo o que está na geladeira ou tudo o que pudermos encontrar na delicatessen ou no fast-food mais próximos.

Mas o almoço é a grande oportunidade de realmente incorporar a melhor nutrição ao seu dia. Para muitos dos que seguem a Dieta das 8 Horas, essa é a hora de quebrar o jejum. Aproveite-a ao máximo. Esqueça o restaurante, economize seu dinheiro e experimente as opções propostas a seguir.

Quiche de espinafre e presunto

A quiche é um verdadeiro camaleão culinário, não apenas porque você pode experimentar infindáveis combinações de sabores, mas também porque é uma ótima opção tanto para o café da manhã quanto para o jantar. Vamos ficar no meio do caminho e usá-la como um excelente almoço para um dia de trabalho, especialmente quando acompanhado por uma salada light.

massa de quiche congelada (veja receita a seguir)
1 colher (sopa) de azeite de oliva
1 dente de alho amassado
1/2 molho de espinafre
60g de presunto defumado cortado em cubos de 0,5cm
1/2 xícara de queijo suíço ralado, como o *gruyère*
4 ovos grandes
3/4 de xícara de leite desnatado

1/4 de xícara de creme de leite fresco diluído em um pouco de leite integral (meio a meio)
1/2 colher (chá) de sal
1 pitada de noz-moscada

Preaqueça o forno a 180°C. Quando estiver quente, coloque a massa de quiche e asse até tostar ligeiramente, mas sem dourar, por cerca de 8 minutos.

Enquanto isso, aqueça o azeite de oliva em uma frigideira grande ou em uma panela sobre fogo médio. Acrescente o alho, cozinhe por 30 segundos e, em seguida, adicione o espinafre. Cozinhe até o espinafre murchar completamente. Em uma tigela grande, misture o presunto, o queijo, os ovos, o leite, o creme de leite e o espinafre, espremendo as folhas para eliminar o excesso de água. Tempere com sal e uma pitada de noz-moscada.

Despeje a mistura dos ovos sobre a massa de quiche quente. Asse no forno até que a quiche doure levemente por cima e um palito espetado no centro saia limpo, o que deve levar cerca de 12 minutos.

3 ALIMENTOS PODEROSOS ▸ **6** PORÇÕES ▸ **282** CALORIAS ▸ **18g** DE GORDURA
7g DE GORDURA SATURADA ▸ **467mg** DE SÓDIO ▸ **1g** DE FIBRAS

MASSA DE QUICHE PARA CONGELAR

Tenha sempre no freezer esta massa pronta para acelerar o preparo da quiche. Você vai precisar de: 1/2kg de farinha de trigo, 200g de margarina, 1 ovo, 1 colher (chá) de sal e 1/2 xícara de água. Coloque a farinha em uma tigela e acrescente os demais ingredientes, com exceção da água. Amasse sem sovar e adicione a água aos poucos, até formar uma massa homogênea, que não grude nas mãos. Deixe descansar por 30 minutos e prepare a quiche ou então congele a massa para utilizar depois.

Salada de frango à moda chinesa

O melhor da culinária *fusion*: uma salada preparada com ingredientes asiáticos popularizados por um chef austríaco (Wolfgang Puck) em seu restaurante na Califórnia (o Spago, em Beverly Hills). Felizmente, seu perfil de nutrientes é tão diversificado quanto suas raízes, o que a torna uma forma poderosa de matar a fome do meio do dia.

1 molho de acelga
1/2 repolho roxo
1/2 colher (sopa) de açúcar
2 xícaras de frango cozido desfiado ou em pedaços (preparado em casa, no forno, ou comprado pronto)
1/3 de xícara de vinagrete asiático comprado pronto ou de vinagrete tradicional (1 cebola roxa picada, 1 tomate picado, 1 colher [sopa] de salsa picada, sumo de 1/2 limão, 1/2 xícara de azeite, e sal e pimenta-do-reino a gosto)
1 xícara de coentro fresco
1 xícara de tangerinas frescas ou em lata, escorridas
1/4 de xícara de amêndoas fatiadas e torradas
sal e pimenta-do-reino a gosto

Corte a acelga e o repolho ao meio, no sentido longitudinal, e elimine os talos. Fatie em tiras bem finas. Misture com o açúcar, em uma tigela grande.

Se o frango estiver frio, misture com algumas colheradas de vinagrete e aqueça no micro-ondas em potência média. Acrescente a acelga e o repolho, junto com o coentro, as tangerinas, as amêndoas e o restante do vinagrete. Misture, incorporando bem. Tempere com sal e pimenta.

5 ALIMENTOS PODEROSOS ▸ **4** PORÇÕES ▸ **242** CALORIAS ▸ **6g** DE GORDURA
1g DE GORDURA SATURADA ▸ **290mg** DE SÓDIO ▸ **5g** DE FIBRAS

Peru assado com cranberries, abacate e queijo de cabra

REFEIÇÃO DE 8 MINUTOS!

Esta é uma ótima salada, mas também seria possível combinar facilmente esses ingredientes no pão integral ou colocá-los como recheio num pão árabe para preparar um almoço rápido e prático.

360g de peru assado e fatiado
12 xícaras de rúcula
1/4 de xícara de cranberries secas
1 abacate sem caroço, descascado e fatiado
1/4 de xícara de queijo de cabra esfarelado
1/4 de xícara de nozes picadas grosseiramente
1/4 de xícara do vinagrete de sua preferência
sal e pimenta-do-reino a gosto

Misture em uma tigela grande o peru, a rúcula, os cranberries, o abacate, o queijo de cabra, as nozes, o vinagrete, o sal e a pimenta, usando as mãos ou dois garfos para incorporar bem o molho.

5 ALIMENTOS PODEROSOS ▸ **4** PORÇÕES ▸ **324** CALORIAS ▸ **17g** DE GORDURA
4g DE GORDURA SATURADA ▸ **306mg** DE SÓDIO ▸ **4g** DE FIBRAS

Salada de atum com abacate

REFEIÇÃO DE 8 MINUTOS!

Este prato usa abacates maduros como tigela comestível para a salada. A cremosidade dessa fruta substitui perfeitamente a maionese na hora de tornar o atum saboroso. Se não quiser, você nem precisa usar atum na receita – sobras de frango, ovos bem cozidos ou carne de caranguejo prensada (kani) funcionam muito bem aqui.

2 latas (150g) de atum, sem a água da conserva
1/2 xícara de pepino cortado em cubos, sem sementes e sem casca
1/4 de xícara de cebola roxa picadinha
1/4 de xícara de coentro picado
1 pimenta *jalapeño* picadinha
1 colher (sopa) de *shoyu*

1 colher (sopa) de maionese light
1 colher (sopa) de açúcar
1 colher (chá) de sementes de gergelim (opcional)
sumo de 1 limão
sal
4 abacates maduros, cortados ao meio, sem caroço

Em uma tigela coloque o atum, o pepino, a cebola, o coentro, a pimenta *jalapeño*, o *shoyu*, a maionese, o açúcar, as sementes de gergelim e o sumo de limão. Misture de maneira delicada para incorporar os ingredientes. Tempere os abacates com pouco sal e, com o auxílio de uma colher, distribua a mistura de atum entre as oito metades do abacate, ou seja, nas "tigelas" criadas com a retirada dos caroços.

4 ALIMENTOS PODEROSOS ▸ **4** PORÇÕES ▸ **340** CALORIAS ▸ **24g** DE GORDURA
4g DE GORDURA SATURADA ▸ **556mg** DE SÓDIO ▸ **10g** DE FIBRAS

Salada à moda grega

REFEIÇÃO DE 8 MINUTOS!

Os gregos, verdadeiros mestres da dieta mediterrânea, sabem como criar refeições com sabor intenso e alto teor nutritivo. Esta salada também ficaria boa se fosse preparada com atum em lata, ovo cozido picadinho ou até sem proteína nenhuma.

2 xícaras de frango cozido desfiado ou picado
1 pepino grande cortado em cubos, sem sementes e sem casca
1 pimentão vermelho picado
4 tomates italianos picados
1 cebola roxa picada
1/2 xícara de grão-de-bico cozido, sem o caldo
3/4 de xícara de queijo *feta* esfarelado
2 colheres (sopa) de vinagre de vinho tinto
1 colher (chá) de orégano desidratado
sal e pimenta-do-reino a gosto
1/4 de xícara de azeite de oliva

Misture em uma saladeira grande o frango, o pepino, o pimentão vermelho, o tomate, a cebola, o grão-de-bico e o queijo *feta*. Em outra tigela, misture o vinagre e o orégano com algumas pitadas generosas de sal e pimenta. Acrescente lentamente o azeite de oliva, misturando para incorporar bem. Misture o molho com a salada. Você pode servir agora, mas é melhor deixar descansar na geladeira por cerca de 30 minutos, para permitir que absorva mais o sabor do molho.

5 ALIMENTOS PODEROSOS ▸ **4** PORÇÕES ▸ **355** CALORIAS ▸ **22g** DE GORDURA
7g DE GORDURA SATURADA ▸ **570mg** DE SÓDIO ▸ **5g** DE FIBRAS

Pão de "lagosta dos pobres"

REFEIÇÃO DE 8 MINUTOS!

Uma homenagem aos maravilhosos pães de lagosta do litoral do Maine, nos Estados Unidos, simples de preparar e deliciosos. A versão aqui apresentada, porém, substitui lagosta por camarão, reduzindo drasticamente o custo, mas mantendo o sabor adocicado do oceano.

1/2kg de camarões cozidos
2 talos de aipo cortados em cubos
1/2 cebola roxa pequena picada
2 colheres (sopa) de cebolinha picada
2 colheres (sopa) de maionese
sumo de 1 limão
1 colher (chá) de molho tabasco
sal a gosto
4 pães para cachorro-quente integrais
cebolinha picada (opcional)

Misture em uma tigela o camarão, a cebolinha, a cebola, o aipo, a maionese, o sumo de limão, o molho tabasco e o sal, mexendo com cuidado para incorporar os ingredientes.

Aqueça uma frigideira de ferro fundido em fogo médio. Acrescente o pão de cachorro-quente e toste até dourar bem.

Distribua a mistura de camarão entre os pães. Decore com cebolinha picada, se desejar.

3 ALIMENTOS PODEROSOS ▸ **4** PORÇÕES ▸ **289** CALORIAS ▸ **9g** DE GORDURA
1,5g DE GORDURA SATURADA ▸ **631mg** DE SÓDIO ▸ **4g** DE FIBRAS

Sanduíche de salada de frango com curry e passas

O sanduíche de salada de frango geralmente é considerado uma das piores escolhas em lanchonetes por ser carregado de maionese. A versão a seguir reduz a parte gordurosa, mas acentua o sabor com passas, aipo e hortaliças crocantes e um pouco de curry para conferir um toque exótico, além de grande quantidade de antioxidantes.

3 colheres (sopa) de passas brancas
3 xícaras de frango cozido cortado em cubos
2 talos de aipo fatiados
1/2 cebola cortada em cubos
1 cenoura ralada
1/2 colher (chá) de curry em pó
1/4 de xícara de maionese de azeite
sal e pimenta-do-reino a gosto
4 folhas grandes de alface (romana, americana ou qualquer outra)
8 fatias de pão integral torrado
2 tomates médios fatiados

Cubra as passas com água quente e deixe de molho por pelo menos 10 minutos (a água quente ajudará as passas a incharem); escorra e transfira para uma tigela grande. Acrescente o frango, o aipo, a cebola, a cenoura, o curry em pó e a maionese. Misture bem e tempere com sal e pimenta.

Distribua as folhas de alface sobre quatro fatias de pão e cubra com os tomates, a salada de frango e o restante do pão.

6 ALIMENTOS PODEROSOS ▸ **4** PORÇÕES ▸ **414** CALORIAS ▸ **11g** DE GORDURA
2g DE GORDURA SATURADA ▸ **688mg** DE SÓDIO ▸ **7g** DE FIBRAS

Rosbife e cheddar com maionese de raiz-forte

REFEIÇÃO DE 8 MINUTOS!

Quando se trata de preparar sanduíches deliciosos, são os pequenos detalhes que fazem a diferença. Aqui, o toque especial vem de um molho simples de raiz-forte, do tipo que você pode servir sobre um assado no jantar. Misturado com cheddar ralado e rúcula picante, é suficiente para transformar um sanduíche comum de dia de semana em algo memorável.

2 colheres (sopa) de maionese de azeite de oliva
2 colheres (sopa) de iogurte grego natural
2 colheres (sopa) de raiz-forte
1 dente de alho
1 colher (sopa) de mostarda de Dijon
2 xícaras de rúcula
8 fatias de pão multigrãos levemente torradas
sal a gosto
1 tomate grande, fatiado
1/2 cebola roxa em fatias bem finas
1/2kg de rosbife comprado pronto
4 fatias de queijo cheddar

Misture em uma tigela a maionese, o iogurte, a raiz-forte, o alho e a mostarda.

Distribua a rúcula sobre quatro fatias de pão. Acrescente o tomate (temperado com uma pitada de sal), fatias de cebola, rosbife e queijo. Espalhe sobre as fatias de pão uma camada espessa de molho para finalizar o sanduíche.

5 ALIMENTOS PODEROSOS ▸ **4** PORÇÕES ▸ **419** CALORIAS ▸ **19g** DE GORDURA
8g DE GORDURA SATURADA ▸ **988mg** DE SÓDIO ▸ **7g** DE FIBRAS

Sanduíche de peru, bacon e guacamole

Por melhor que seja o guacamole com nachos ou batata chips, seu sabor se intensifica em um sanduíche. Trocar a maionese pelo estrelado abacate não só elimina de 70 a 100 calorias do sanduíche como também substitui gorduras de baixa qualidade pela saudável gordura monoinsaturada. Transforme o guacamole na sua pastinha preferida para sanduíches de peru, frango e carne grelhada.

1 baguete ou 4 pãezinhos para sanduíche (de preferência integrais)
360g de peru fatiado
4 fatias de queijo suíço
1 tomate grande fatiado
1/2 cebola roxa em fatias finas

pimenta *jalapeño* em conserva*
4 tiras de bacon fritas até ficarem crocantes e secas em papel-toalha
1/4 de xícara do Guacamole supremo (página 170)

Preaqueça o forno na função para gratinar, se tiver. Fatie com cuidado a baguete ao meio, na horizontal, e coloque-a em uma assadeira grande. Disponha em camadas o peru e o queijo na metade de baixo do pão.

Coloque a assadeira no forno a 15cm do dourador. Grelhe por 2 a 3 minutos, só até o queijo derreter e as duas metades do pão ficarem quentes, mas não muito douradas e crocantes.

Retire do forno e disponha em camadas o tomate, a cebola, a pimenta *jalapeño* e o bacon sobre o peru. Espalhe o guacamole na metade de cima da baguete, feche o pão. Fatie a baguete em 4 sanduíches individuais e sirva.

5 ALIMENTOS PODEROSOS ▸ **4** PORÇÕES ▸ **471** CALORIAS ▸ **18g** DE GORDURA
7g DE GORDURA SATURADA ▸ **1.685mg** DE SÓDIO ▸ **4g** DE FIBRAS

* A pimenta *jalapeño* fresca também serve. Fique atento, pois são mais picantes, por isso use fatias bem finas.

Pasta de atum com *pesto*

REFEIÇÃO DE 8 MINUTOS!

A maioria dos estabelecimentos desperdiça o grande potencial desse sanduíche ao montá-lo com 2 partes de maionese para 1 parte de atum. A receita a seguir substitui a maior parte da maionese por um elenco de apoio consideravelmente mais saudável: molho *pesto*, sumo de limão, azeitonas e cebolas. Isso significa que você terá uma experiência bem mais completa quando estiver saboreando esse sanduíche.

2 latas (150g cada) de atum, sem a água da conserva
1 cebola roxa pequena cortada em cubos
1/4 de xícara de azeitonas verdes picadas
2 colheres (sopa) de maionese de azeite de oliva
2 colheres (sopa) de molho *pesto* comprado pronto
1 colher (sopa) de alcaparras lavadas e picadas
sumo de 1 limão
8 fatias de pão integral

60g de muçarela de búfala em fatias (você também pode usar muçarela light ralada)
1 tomate grande fatiado
cerca de 1 colher (chá) de azeite de oliva

Em uma tigela, junte o atum, a cebola, as azeitonas, a maionese, o molho *pesto*, as alcaparras e o sumo de limão e misture bem para incorporar os ingredientes. Arrume camadas de muçarela em 4 fatias de pão, acrescente a mistura de atum, as fatias de tomate e cubra com as fatias restantes.

Preaqueça em fogo médio uma panela de ferro fundido ou antiaderente. Unte com uma fina camada de azeite de oliva e asse os sanduíches por 2 a 3 minutos de cada lado, até o pão dourar e o queijo derreter.

4 ALIMENTOS PODEROSOS ▸ **4** PORÇÕES ▸ **411** CALORIAS ▸ **16g** DE GORDURA
3g DE GORDURA SATURADA ▸ **804mg** DE SÓDIO ▸ **15g** DE FIBRAS

ALTERNATIVAS

"Salada de atum" é um dos maiores erros de denominação no mundo culinário. Tanto "atum" quanto "salada" são saudáveis sozinhos, mas se combinados são problemáticos. Reverta esse sanduíche problemático com alguns elementos mais inteligentes da sua despensa:

- curry em pó, cenoura ralada, castanha-de-caju e passas brancas
- molho salsa, fatias de abacate e queijo prato
- alcachofra, tomate seco e provolone

Chili de feijão-branco com frango

Poucos alimentos são tão bons para viagem quanto o chili de feijão. Isso significa que você pode fazer uma porção maior no fim de semana (experimente preparar em uma panela elétrica de lento cozimento se quiser facilitar sua vida) e ter almoços cheios de proteínas e fibras saudáveis à disposição ao longo da semana.

1 colher (sopa) de azeite de oliva
2 cebolas picadas
4 dentes de alho amassados
1/2kg de coxas de frango desossadas e sem pele, cortadas em pedaços pequenos*

1/2kg de carne de frango moída magra
1 lata (210g) de pimenta chili verde assada
1 colher (chá) de cominho em pó
1 colher (chá) de orégano desidratado
1/4 de colher (chá) de pimenta-de-caiena
4 xícaras de caldo de galinha (com baixo teor de sódio) dissolvido
1/2kg de feijão-branco, sem o caldo
sal e pimenta-do-reino a gosto
coentro fresco, queijo ralado, cebola em cubos, creme de leite azedo e/ou pimenta *jalapeño* cortada em fatias, na hora de servir

Aqueça o azeite em uma panela grande em fogo médio. Acrescente a cebola e o alho e cozinhe por cerca de 3 minutos, até a cebola ficar transparente. Adicione os pedaços de frango, o frango moído, a pimenta chili, o cominho, o orégano e a pimenta-de-caiena. Refogue até o frango ficar quase cozido, por aproximadamente 8 minutos. Acrescente o caldo de galinha e o feijão-branco. Reduza o fogo.

Cozinhe em fogo brando com a panela destampada por pelo menos 20 minutos. Experimente o chili e acerte o sal e a pimenta. Sirva com qualquer combinação dos itens usados para guarnição.

4 ALIMENTOS PODEROSOS ▸ **8** PORÇÕES ▸ **459** CALORIAS ▸ **19g** DE GORDURA
5g DE GORDURA SATURADA ▸ **700mg** DE SÓDIO ▸ **5g** DE FIBRAS

* A mistura de frango moído e cortado em pedaços pequenos dá a esse chili uma textura mais interessante, mas, se você prefere um ao outro, simplesmente use 1kg do tipo de sua preferência.

Macarrão de gergelim com frango e amendoim

REFEIÇÃO DE 8 MINUTOS!

Esta massa em estilo asiático, repleta de nutrientes, é um prato que se come frio, como a vingança. Prepare de manhã e esconda na geladeira até estar pronto para o banquete.

180g de fettuccine integral
2 colheres (chá) de óleo de gergelim torrado, e mais para o macarrão
1 pitada de vinagre de arroz

sumo de 1 limão
2 colheres (sopa) de água quente
1 1/2 colher (sopa) de pasta de amendoim encorpada
1 1/2 colher (sopa) de *shoyu* com baixo teor de sódio
2 colheres (chá) de molho de pimenta, como tabasco
2 xícaras de peito de frango desfiado
1 pimentão vermelho ou amarelo fatiado
2 xícaras de ervilhas cozidas
1 xícara de edamame cozido e descascado, amendoim picado, sementes de gergelim ou cebolinha picada (opcional)

Ferva água em uma panela grande e adicione sal. Cozinhe a massa de acordo com as instruções da embalagem. Escorra-a e transfira-a para uma tigela grande com um pouco de óleo de gergelim e vinagre de arroz para evitar que grude.

Junte, em uma tigela que possa ir ao micro-ondas, o sumo de limão, a água, a pasta de amendoim, o *shoyu*, o molho de pimenta e o óleo de gergelim. Leve ao micro-ondas por 45 segundos e misture para obter um molho uniforme.

Acrescente o molho ao macarrão e misture bem, para incorporar. Acrescente o frango, o pimentão, as ervilhas e o edamame, se for utilizá-lo. Cubra as porções individuais com amendoins, sementes de gergelim ou cebolinha, se desejar.

5 ALIMENTOS PODEROSOS ▸ **4** PORÇÕES ▸ **348** CALORIAS ▸ **9g** DE GORDURA
2g DE GORDURA SATURADA ▸ **361mg** DE SÓDIO ▸ **4g** DE FIBRAS

Hambúrguer de peru à moda do Sudoeste **REFEIÇÃO DE 8 MINUTOS!**

O hambúrguer de carne é melhor quando preparado de maneira relativamente simples, mas o de peru exige uma estratégia culinária mais elaborada. Assim, vamos prepará-lo com tempero de ervas, passar maionese picante e cobrir com abacate e molho fresco.

2 colheres (sopa) de maionese de azeite
1 colher (sopa) de pimenta *chipotle**
1 colher (sopa) de sumo de limão
1/2kg de carne de peru moída
1 colher (sopa) do tempero de ervas

4 fatias de queijo prato
sal e pimenta-do-reino a gosto
1 abacate sem casca e sem caroço cortado em fatias finas
1 xícara de molho salsa (veja página 131)
4 pães de batata levemente torrados

Em uma tigela, junte a maionese, a pimenta *chipotle* e o sumo de limão. Reserve. Preaqueça o forno na função dourar ou gratinar uma chapa de grelhar ou uma frigideira de ferro fundido em fogo médio. Delicadamente, molde 4 hambúrgueres de tamanho igual com a carne de peru (cuidado para não achatá-los demais, senão os hambúrgueres ficam densos e duros). Tempere os dois lados do hambúrguer com tempero de ervas, sal e pimenta-do-reino.

Frite o hambúrguer por cerca de 4 minutos até uma boa crosta escura se formar na parte de baixo. Vire e cubra imediatamente com o queijo. Continue cozinhando por aproximadamente mais 4 minutos até o queijo derreter e o hambúrguer ficar firme ao toque. Cubra quatro metades do pão com fatias de abacate e salsa e, em seguida, disponha um hambúrguer sobre cada pão. Coloque uma colherada de molho de pimenta sobre os hambúrgueres e sirva.

5 ALIMENTOS PODEROSOS ▸ **4** PORÇÕES ▸ **446** CALORIAS ▸ **19g** DE GORDURA
6g DE GORDURA SATURADA ▸ **1.235mg** DE SÓDIO ▸ **6g** DE FIBRAS

* Pimentas *chipotle* são pimentas *jalapeño* defumadas, vendidas em latas de molho adobo agridoce. Em último caso, use o molho picante de sua preferência.

Hambúrguer delícia

REFEIÇÃO DE 8 MINUTOS!

Um ótimo hambúrguer não precisa de condimentos extravagantes nem outros ingredientes ricos em calorias. Necessita apenas de uma excelente carne moída na hora e cozida à perfeição. Use esta receita como base para todos os outros hambúrgueres que preparar.

30g de contrafilé moído
30g de peito bovino moído
1 colher (chá) de sal
1 colher (chá) de pimenta moída na hora
4 pães de hambúrguer torrados

2 xícaras de rúcula
1/2 xícara de cebolas caramelizadas (veja o quadro abaixo)

Preaqueça a grelha em temperatura alta. Coloque o contra-filé, o peito bovino, o sal e a pimenta em uma tigela e misture delicadamente. Forme 4 hambúrgueres. Cuidado: apertar demais a carne ou fazer os hambúrgueres muito firmes pode deixá-los duros.

Cozinhe os hambúrgueres por 2 a 3 minutos de cada lado, até ficar bem frito por fora, mas ao ponto para malpassado por dentro. (O meio do hambúrguer deve ficar firme, mas ceder facilmente.)

Retire-os do fogo e torre ligeiramente os pães. Distribua a rúcula entre eles e acrescente os hambúrgueres e as cebolas.

3 ALIMENTOS PODEROSOS ▸ **4** PORÇÕES ▸ **358** CALORIAS ▸ **10g** DE GORDURA
3g DE GORDURA SATURADA ▸ **831mg** DE SÓDIO ▸ **4g** DE FIBRAS

ARMA PARA EMAGRECER

Cebolas caramelizadas

Cebolas caramelizadas, suculentas, doces e saborosas são um substituto poderoso pobre em calorias para condimentos gordurosos em hambúrgueres e sanduíches.

Corte duas cebolas brancas ou roxas grandes em fatias bem finas.

Aqueça 1 colher (sopa) de óleo em uma caçarola ou panela grande em fogo baixo e acrescente as cebolas; adicione 1 pitada de sal.

Cozinhe com a panela tampada por 20 minutos, mexendo de vez em quando, até a cebola ficar bem macia e levemente dourada. Acrescente 1 colher (sopa) de vinagre balsâmico nos últimos minutos para intensificar a doçura, se desejar. Essas cebolas podem ser guardadas na geladeira por até uma semana em recipiente tampado.

JANTAR

Preparar o jantar perfeito demora um pouco, mas dá a sensação de estarmos fechando o dia em grande estilo. Na Dieta das 8 Horas, o jantar perfeito também é bem farto, pois deve saciar a fome durante o próximo intervalo entre refeições.

Tacos de peixe grelhado com molho de manga

Tradicionalmente, os tacos de peixe são massudos e fritos. Mas a crosta picante do dourado, associada ao frescor do creme do molho de abacate com manga, está longe disso. Se existe uma receita que tenha mais sabor com menos calorias, não a conhecemos.

1 manga descascada sem caroço, cortada em cubos*
1 abacate sem caroço e sem casca, cortado em cubos
1/2 cebola roxa picadinha
sumo de 1 limão e fatias de limão para decorar
coentro fresco picado
sal e pimenta-do-reino a gosto
óleo de canola
2 filés grandes de dourado (750g ao todo)
1 colher (sopa) de tempero de ervas apimentado
8 tortilhas de milho
2 xícaras de repolho roxo cortado em tirinhas

Misture em uma tigela a manga, o abacate, a cebola e o sumo de limão. Tempere com coentro, sal e pimenta.

Aqueça uma grelha ou frigideira própria para grelhar no fogão. Regue o peixe com pouco óleo e esfregue no tempero de ervas. Cozinhe o peixe, sem mexer, por 4 minutos. Com o auxílio de uma espátula, vire-o com cuidado e cozinhe por mais 4 minutos. Retire do fogo.

Aqueça as tortilhas na grelha por 1 a 2 minutos ou embale-as em papel-toalha e leve ao micro-ondas por 1 minuto, até amolecerem um pouco e ficarem flexíveis.

Corte o peixe em pedaços grandes e distribua-os entre as tortilhas quentes. Cubra com o repolho e o molho de manga. Decore com as fatias de limão.

5 ALIMENTOS PODEROSOS ▸ **4** PORÇÕES ▸ **405** CALORIAS ▸ **11g** DE GORDURA
2g DE GORDURA SATURADA ▸ **615mg** DE SÓDIO ▸ **8g** DE FIBRAS

* Está difícil encontrar manga madura no supermercado? Abacaxi e pêssego são substitutos perfeitos.

Fettuccine Alfredo com frango e hortaliças

Desde que Alfredo começou a desenvolver um molho para massa, há mais ou menos cem anos, seu prato adquiriu uma grossa camada de creme de leite e cerca de 800 calorias a mais. A versão aqui apresentada, feita com molho bechamel, proteína magra e hortaliças, elimina a gordura do molho Alfredo.

2 colheres (sopa) de manteiga sem sal
3 colheres (sopa) de farinha
3 xícaras de leite desnatado
2 dentes de alho picados
2 colheres (sopa) de parmesão ralado
sal e pimenta-do-reino a gosto
1/2 colher (sopa) de azeite de oliva
2 xícaras de flores pequenas de brócolis
240g de cogumelos champignon de Paris fatiados
1/4 de xícara de tomate seco picado
240g de peito de frango cozido cortado em fatias finas (se quiser, pode usar frango assado)
360g de fettuccine integral

Para preparar o bechamel, derreta a manteiga em uma caçarola em fogo médio a baixo. Acrescente a farinha e mexa. Cozinhe por 1 minuto. Adicione o leite, mexendo lentamente para não encaroçar. Adicione o alho e cozinhe em fogo brando, mexendo sempre, por 10 a 15 minutos, ou até engrossar bem. Adicione o parmesão, mexa e tempere com sal e pimenta. Mantenha aquecido.

Aqueça o azeite em uma frigideira grande em fogo médio a alto. Acrescente o brócolis e cozinhe por 3 a 4 minutos. Adicione o cogumelo e o tomate seco. Cozinhe por 5 minutos ou até as hortaliças ficarem levemente caramelizadas. Acrescente o frango e mexa. Tempere com sal e pimenta.

Enquanto isso, cozinhe a massa de acordo com as instruções da embalagem. Escorra, reservando uma xícara da água do cozimento. Retorne com a massa para a panela, acrescente o molho e a mistura de frango e mexa bem para incorporar. Se o molho estiver muito espesso, adicione um pouco da água da massa para diluí-lo. Sirva imediatamente.

5 ALIMENTOS PODEROSOS ▸ **4** PORÇÕES ▸ **612** CALORIAS ▸ **15g** DE GORDURA
7g DE GORDURA SATURADA ▸ **297mg** DE SÓDIO ▸ **12g** DE FIBRAS

Salmão com mostarda e mel e aspargos ao forno

Um pedaço de salmão fresco precisa de pouco adorno, mas este rápido molho de mostarda e mel combina tão bem com o sabor intenso do salmão que é provável que se torne sua receita preferida para preparar o peixe em casa. Esta é uma receita que até as crianças – mesmo as mais exigentes e que não gostam de peixe – vão adorar.

1 molho de aspargos
1/2 colher (sopa) de azeite de oliva
sal e pimenta-do-reino a gosto
1 colher (sopa) de manteiga
1 colher (sopa) de açúcar mascavo
2 colheres (sopa) de mostarda de Dijon
1 colher (sopa) de mel
1 colher (sopa) de *shoyu*
4 filés de salmão (180g cada)
1 colher (chá) de sementes de gergelim torradas (opcional)

Preaqueça o forno a 230°C. Misture os aspargos com o azeite de oliva e tempere com sal e pimenta-do-reino a gosto. Distribua os aspargos em uma assadeira e reserve. Misture em uma tigela a manteiga e o açúcar mascavo e leve ao micro-ondas por 30 segundos, até a manteiga e o açúcar derreterem. Adicione a mostarda, o mel e o *shoyu* e mexa. Tempere o salmão com sal e pimenta e pincele por cima metade da mistura de mostarda e mel. Distribua o salmão sobre os aspargos na assadeira e coloque no forno.

Asse o salmão até o peixe ficar macio à leve pressão do dedo (antes que a gordura branca comece a se formar na superfície), por aproximadamente 8 a 10 minutos. Retire do forno, passe mais mostarda e mel sobre o peixe e sirva com os aspargos. Acrescente as sementes de gergelim, se desejar.

3 ALIMENTOS PODEROSOS ▸ **4** PORÇÕES ▸ **450** CALORIAS ▸ **28g** DE GORDURA
7g DE GORDURA SATURADA ▸ **530mg** DE SÓDIO ▸ **2g** DE FIBRAS

Bagre no fubá com molho de milho

REFEIÇÃO DE 8 MINUTOS!

Essa maravilha à moda do Sudoeste americano pode ser preparada em minutos, e é ótima para aquelas noites atribuladas do meio da semana.

Asse o milho, misture com o abacate e o feijão-preto e sele o peixe na frigideira. A combinação de proteína, gordura saudável e fibras é a forma perfeita de atravessar as 12 horas até a sua próxima refeição.

4 colheres (chá) de óleo de canola
1 espiga de milho (retire os grãos)
1/2kg de feijão-preto cozido, sem o caldo
1 abacate sem caroço cortado em cubos
sumo de 1 limão
1 pimenta *jalapeño* bem picada
sal e pimenta-do-reino
1 xícara de fubá
1 pitada de pimenta-de-caiena
4 filés de bagre ou tilápia (180g cada)
fatias de limão para decorar (opcional)

Aqueça 1 colher (chá) de óleo de canola em uma caçarola média em fogo médio a alto. Acrescente os grãos de milho e cozinhe por cerca de 3 minutos, mexendo de vez em quando, até ficarem levemente dourados. Acrescente o feijão-preto e espere esquentar. Transfira para uma tigela e misture com o abacate, o sumo de limão e a pimenta *jalapeño*; tempere com sal e pimenta.

Despeje o fubá em um prato grande; tempere com a pimenta-de-caiena, 1 colher (chá) de sal e 1/4 de colher (chá) de pimenta. Passe os filés de peixe no fubá, cobrindo-os bem.

Aqueça em fogo médio as 3 colheres (chá) de óleo que sobraram em uma frigideira antiaderente. Quando estiver bem quente, acrescente os filés e cozinhe por 4 a 5 minutos de cada lado, até a cobertura ficar dourada e crocante e o peixe escamar com facilidade. Sirva com o molho, junto com as fatias de limão, se desejar.

4 ALIMENTOS PODEROSOS ▸ **4** PORÇÕES ▸ **530** CALORIAS ▸ **25g** DE GORDURA
4g DE GORDURA SATURADA ▸ **408mg** DE SÓDIO ▸ **9g** DE FIBRAS

Linguado *en papillote*

Os franceses chamam de *en papillote*; os italianos, de *en cartoccio*. Esqueça os nomes caprichados – basta saber que cozinhar em "trouxinhas" é uma técnica que une saúde, sabor e conveniência com eficácia. Acrescentando um pouco de líquido (vinho, caldo, sumo de limão), cria-se o ambiente perfeito de cozimento no vapor para frango, peixe ou frutos do mar. Adicione tomate, cebola, abobrinha – qualquer coisa que asse em 15 minutos ou menos – para acentuar o sabor. A melhor parte? Não ter bagunça na cozinha para limpar depois.

2 filés de linguado ou outro peixe branco de carne firme (150g cada)
1 pote (240g) de corações de alcachofra marinados e escorridos
1 xícara de tomate cereja
2 colheres (sopa) de azeitona grega picada
1/2 bulbo de erva-doce cortado em fatias finas*
1 limão (metade cortada em tiras finas e outra metade cortada em gomos)
1/2 colher (sopa) de azeite de oliva
1/4 de xícara de vinho branco seco
sal e pimenta-do-reino a gosto

Preaqueça o forno a 200°C. Pegue duas folhas de papel-manteiga ou papel-alumínio, disponha um filé no centro de cada uma e cubra-o com as alcachofras, os tomates, as azeitonas, a erva-doce e as fatias de limão. Regue com azeite de oliva e vinho; tempere com sal e pimenta. Dobre o papel-manteiga ou o papel-alumínio sobre o peixe e enrole as extremidades com firmeza, criando uma "trouxa". É importante que os embrulhos fiquem bem fechados, para que o vapor criado no interior não escape. Coloque os embrulhos em uma assadeira e leve ao forno; asse por 20 a 25 minutos, dependendo da espessura do peixe. Sirva com o restante das fatias de limão.

4 ALIMENTOS PODEROSOS ▸ **2** PORÇÕES ▸ **361** CALORIAS ▸ **12g** DE GORDURA
2g DE GORDURA SATURADA ▸ **1.119mg** DE SÓDIO ▸ **7g** DE FIBRAS

* A erva-doce é uma hortaliça fabulosa com um toque fresco de anis. Se você não for fã de alcaçuz (ou não quiser comprar um bulbo de erva-doce para essa receita), use cebola.

Carne de porco grelhada com pêssegos **REFEIÇÃO DE 8 MINUTOS!**

Carne de porco e frutas andam de mãos dadas desde o início dos tempos: carne de porco com ameixa seca, costeletas com purê de maçã, presunto com melão. A receita a seguir é a mais recente invenção dessa parceria de longa data – uma suculenta costeleta grelhada, coberta com molho de pêssegos grelhados, cebolas roxas e queijo azul.

4 costeletas de porco com osso em corte grosso (2,5cm) (240g cada)*
azeite de oliva
sal e pimenta-do-reino a gosto
2 pêssegos ou nectarinas firmes cortados ao meio e sem caroço
2 colheres (sopa) de pinhões torrados
1 cebola roxa pequena cortada em fatias finas
1/2 xícara de queijo azul esfarelado
1 colher (sopa) de vinagre balsâmico

Aqueça a grelha em temperatura alta. Com o auxílio de um pincel, passe azeite de oliva nas costeletas e tempere com sal e pimenta. Grelhe por 4 a 5 minutos de cada lado. A parte de fora deve ficar tostada (não queimada) e a carne, levemente rosada no meio.

Enquanto as costeletas cozinham, passe azeite de oliva nos pêssegos e coloque-os na grelha, com o lado do corte para baixo. Grelhe por 5 minutos ou até ficarem macios. Retire-os, fatie-os e misture-os com os pinhões, a cebola, o queijo azul e o vinagre; tempere com sal e pimenta. Cubra cada costeleta com metade da mistura de pêssego e sirva.

5 ALIMENTOS PODEROSOS ▸ **4** PORÇÕES ▸ **496** CALORIAS ▸ **29g** DE GORDURA
9g DE GORDURA SATURADA ▸ **552mg** DE SÓDIO ▸ **3g** DE FIBRAS

* As costeletas de porco pré-embaladas são cortadas muito finas, por isso ressecam com facilidade. Peça ao açougueiro que corte costeletas grossas e no osso, o que confere umidade e sabor durante o cozimento.

Contrafilé salteado com cogumelos ao vinho tinto

Muitas pessoas gostam de grelhar bifes ao ar livre, mas uma frigideira de ferro fundido na boca do fogão permite prepará-los mais depressa e com maior precisão. E oferece a base para preparar um molho de panela rápido. A elaboração deste prato fará você se sentir um chef profissional!

1 colher (sopa) de azeite de oliva
4 bifes de contrafilé (180g cada)
sal e pimenta-do-reino a gosto
2 cebolas pequenas picadas
2 dentes de alho amassados
250g de cogumelos champignon de Paris, sem os talos e fatiados
1 xícara de vinho tinto
1 xícara de caldo de carne (com baixo teor de sódio) dissolvido
2 colheres (chá) de alecrim fresco picado

Preaqueça o forno a 200°C. Aqueça o azeite em fogo alto em uma frigideira grande de ferro fundido ou que possa ir ao forno. Tempere a carne com sal e bastante pimenta-do-reino e coloque-a na frigideira quente. Sele um dos lados, por 3 a 4 minutos, até formar uma crosta dourada e vire. Leve a frigideira ao forno para terminar o cozimento (por aproximadamente 6 a 8 minutos; um termômetro de leitura instantânea inserido na parte mais grossa lerá 57°C). Retire do forno e transfira os bifes para uma tábua de corte para descansar.

Usando uma luva de cozinha, retorne a frigideira ao fogão, em fogo médio. Acrescente as cebolas, o alho e os cogumelos e cozinhe por 3 a 4 minutos, até os cogumelos começarem a caramelizar. Acrescente o vinho tinto e o caldo, usando uma colher de madeira para raspar o fundo da frigideira. Cozinhe por mais 2 a 3 minutos, até que o álcool evapore e o líquido fique reduzido à metade. Adicione o alecrim.

Distribua os bifes em quatro pratos, cubra-os com os cogumelos e com uma colherada do molho. Sirva com Brócolis ao forno com parmesão (página 168) para incrementar sua ingestão de fibras.

2 ALIMENTOS PODEROSOS ▸ **4** PORÇÕES ▸ **329** CALORIAS ▸ **10g** DE GORDURA
3g DE GORDURA SATURADA ▸ **366mg** DE SÓDIO ▸ **1g** DE FIBRAS

Espeto de carne com molho *barbecue* REFEIÇÃO DE 8 MINUTOS!

Carne, espeto, fogo: poucos pratos são tão primitivos e satisfatórios quanto um espeto na brasa feito com ingredientes frescos. O segredo deste é o molho *barbecue*, perfeito para o preparo de grelhados e refogados.

2 colheres (sopa) de molho *barbecue*
1 colher (sopa) de *shoyu* com baixo teor de sódio
2 colheres (chá) de óleo de gergelim preto ou torrado
1 colher (chá) de molho de pimenta, como tabasco
1/2kg de contrafilé cortado em pedaços de 2cm
8 cebolas pequenas cortadas em pedaços de 1,5cm
20 tampas de cogumelo pequenas
20 tomates cereja
8 espetos de madeira (deixe de molho em água por 20 minutos)

Preaqueça a grelha. Junte em uma tigela o molho *barbecue*, o *shoyu*, o óleo de gergelim e o molho de pimenta, misturando bem. Transfira metade para outra tigela.

Monte os espetos com carne, cebola, cogumelo e tomate, alternadamente. Use um pincel para passar um pouco do molho *barbecue* nos espetos. Quando a grelha estiver quente, grelhe os espetos por 3 a 4 minutos de cada lado, passando um pouco mais de molho durante esse tempo. Os espetos estão prontos quando a carne e as hortaliças estiverem levemente tostadas e a carne, firme, mas ainda macia ao toque.

Antes de servir, pincele os espetos com o molho reservado.

3 ALIMENTOS PODEROSOS ▸ **4** PORÇÕES ▸ **231** CALORIAS ▸ **8g** DE GORDURA
2g DE GORDURA SATURADA ▸ **368mg** DE SÓDIO ▸ **3g** DE FIBRAS

> **IMPROVISANDO MOLHOS**
>
> Preparar rapidamente um molho delicioso para pratos grelhados é mais fácil do que se imagina. Comece com uma base de sabor bem harmonioso: ketchup, mostarda de Dijon, molho hoisin, todos servem. Em seguida, misture outros líquidos ou condimentos que acrescentem notas aromáticas únicas e fortes: mel para adoçar, vinagre para acidular, *shoyu* para salgar, molho *barbecue* para apimentar.
>
> Por fim, busque na prateleira de temperos os condimentos de sua preferência. Pimenta em pó, sais de alho e cebola, cominho, açúcar mascavo, mostarda em pó e pimenta-de-caiena são ingredientes comuns em molhos de churrasco e qualquer um deles poderia ser o toque final para sua próxima obra de arte.

Tacos de frango com salsa verde

REFEIÇÃO DE 8 MINUTOS!

O frango assado de padaria é um presente para quem tem pouco tempo livre. Pode ser devorado diretamente, é claro; mas, se você tirar a pele e desfiar a carne, terá uma excelente base para saladas, sanduíches e tacos muito deliciosos e rápidos de fazer.

8 tortilhas de milho
3 xícaras de frango assado, desfiado (aproximadamente 3/4 de um frango assado)*
1 1/2 xícara de molho salsa verde
1/2 xícara de queijo mexicano ou *feta* esfarelado
1 cebola roxa média bem picada
1 xícara de coentro fresco picado
2 limões cortados em quatro

Aqueça as tortilhas em uma frigideira grande até ficarem levemente tostadas. Junte o frango com o molho em uma tigela grande e distribua uniformemente entre as tortilhas. Cubra com o queijo esfarelado, a cebola e o coentro. Sirva com o limão fatiado.

3 ALIMENTOS PODEROSOS ▸ **4** PORÇÕES ▸ **389** CALORIAS ▸ **13g** DE GORDURA
4,5g DE GORDURA SATURADA ▸ **800mg** DE SÓDIO ▸ **5g** DE FIBRAS

* Retire sempre a pele. Por mais deliciosa que seja, seu sabor se perderá em meio ao molho salsa verde; por isso, é melhor eliminar também as calorias.

Frango apimentado com manga

A panela wok é uma arma poderosa capaz de produzir refeições magras e com sabor intenso em questão de minutos. Siga a técnica básica abaixo, mas fique à vontade para trocar o tipo de carne e as hortaliças de acordo com seu gosto.

1/2kg de coxa de frango desossado e sem pele, cortado em pedaços de 1,5cm
1 colher (sopa) de amido de milho
1 colher (sopa) de *shoyu* com baixo teor de sódio
1/2 colher (sopa) de óleo de gergelim
1/2 colher (sopa) de óleo de amendoim ou de canola
1 cebola roxa picada
1 colher (sopa) de gengibre fresco ralado ou moído
2 xícaras de ervilhas ou vagem cozidas
1 manga sem casca e sem caroço, cortada em pedaços
1 colher (sopa) de molho de pimenta com alho
pimenta-do-reino a gosto

Misture em uma tigela o frango, o amido de milho, o *shoyu* e o óleo de gergelim e deixe descansar por 10 minutos.

Aqueça o óleo de amendoim em fogo alto em uma wok (ou frigideira grande). Acrescente a cebola e o gengibre e refogue por 1 a 2 minutos, até a cebola ficar transparente. Acrescente as ervilhas ou vagens e refogue por 1 minuto, usando uma espátula para manter as hortaliças em movimento quase constante. Acrescente o frango, com seu marinado, e refogue por cerca de 2 minutos, até a carne começar a dourar por fora. Acrescente a manga, o molho de pimenta e a pimenta-do-reino e refogue por mais 1 minuto, até o frango cozinhar bem e a manga ficar macia, adquirindo praticamente a consistência de um molho. Sirva sobre arroz integral.

3 ALIMENTOS PODEROSOS ▸ **4** PORÇÕES ▸ **242** CALORIAS ▸ **8g** DE GORDURA
2g DE GORDURA SATURADA ▸ **265mg** DE SÓDIO ▸ **2g** DE FIBRAS

Frango à moda asiática

Outro exemplo de como é fácil e incrível preparar seu jantar com a ajuda de algumas folhas de papel-alumínio. Sinta-se à vontade para trocar as hortaliças (brócolis, vagens e cogumelos de Paris são ótimos) e o frango (por que não bacalhau ou pargo?) por outros ingredientes, mais adequados ao seu paladar. É a técnica, além da excelente base de soja, mirin e gengibre, que a transforma em uma refeição deliciosa.

4 peitos de frango desossados e sem pele (180g cada)
12 aspargos, sem as extremidades, picados
120g de shiitake, sem o talo
1 colher (sopa) de gengibre fresco ralado
2 colheres (sopa) de *shoyu* com baixo teor de sódio
2 colheres (sopa) de mirin (saquê culinário adocicado), saquê ou vinho branco doce
sal e pimenta-do-reino a gosto

Preaqueça o forno a 200°C.

Arrume quatro pedaços grandes de papel-alumínio (45cm x 30cm) sobre o balcão da cozinha. Coloque um peito de frango no centro de cada pedaço de papel-alumínio e, sobre cada peito de frango, espalhe os aspargos, os cogumelos e o gengibre. Regue com *shoyu* e mirin e tempere com uma pitada de sal (lembre-se de que o *shoyu* já contém bastante sódio) e pimenta-do-reino. Dobre o papel-alumínio sobre o frango e enrole as pontas dos cantos para o centro, formando um embrulho bem fechado.

Disponha-os em uma assadeira grande e asse-os por 15 minutos, dependendo da espessura do peito de frango. Ao tirar do forno, disponha-os diretamente sobre os pratos e sirva.

3 ALIMENTOS PODEROSOS ▸ **4** PORÇÕES ▸ **239** CALORIAS ▸ **4,5g** DE GORDURA
1g DE GORDURA SATURADA ▸ **633mg** DE SÓDIO ▸ **2g** DE FIBRAS

Curry com couve-flor e abóbora-menina

Você sabe que um prato vegetariano faz sucesso quando um carnívoro inveterado não sente falta da carne. Uma mordida nesse complexo curry – enriquecido com leite de coco, grão-de-bico e cubos macios de abóbora-menina – e podemos afirmar com segurança que até os amantes da carne abrirão mão dela, por uma noite, de bom grado.

1/2 colher (sopa) de óleo de canola
1 cebola roxa média cortada em cubos
1/2 colher (sopa) de gengibre fresco moído
2 xícaras de abóbora-menina* cortada em cubos
1 molho de couve-flor cortada em buquês
1/2kg de grão-de-bico cozido, sem o caldo
1 pimenta *jalapeño* picadinha
1 colher (sopa) de curry amarelo em pó
1 lata (420g) de tomates em cubos
1 lata (420g) de leite de coco light
sumo de 1 limão
sal e pimenta-do-reino a gosto
coentro picado

Aqueça o óleo em fogo médio em uma frigideira grande ou caçarola. Acrescente a cebola e o gengibre e cozinhe por 2 minutos, até a cebola ficar macia e transparente. Acrescente a abóbora, a couve-flor, o grão-de-bico, a pimenta *jalapeño* e o curry em pó. Cozinhe por 2 minutos, até o curry em pó liberar seu aroma e cobrir as hortaliças por igual. Adicione os tomates e o leite de coco, mexa e reduza o fogo. Cozinhe em fogo brando por 15 a 20 minutos, até as hortaliças ficarem macias. Acrescente o sumo de limão e tempere com sal e pimenta-do-reino. Use o coentro picado para guarnecer o prato e sirva.

4 ALIMENTOS PODEROSOS ▸ **4** PORÇÕES ▸ **267** CALORIAS ▸ **9g** DE GORDURA
5g DE GORDURA SATURADA ▸ **563mg** DE SÓDIO ▸ **9g** DE FIBRAS

* Cenouras ou batatas podem ser substitutas perfeitas para a abóbora, se não for época de abóbora-menina.

Camarão Scampi

REFEIÇÃO DE 8 MINUTOS!

Um dos pratos mais rápidos e magros que se pode imaginar fica um pouco mais saudável com a adição de espinafre e tomate seco. Sirva puro ou sobre uma pequena porção de linguine integral ou quinoa.

1 colher (sopa) de azeite de oliva
3 dentes de alho amassados
1 pitada de pimenta-malagueta em flocos
1 cebola roxa pequena cortada em fatias finas
1/2kg de camarões médios frescos limpos e sem casca
sal e pimenta-do-reino a gosto
4 xícaras de espinafre
1/4 de xícara de tomate seco picado (amolecidos em água quente por 10 minutos antes do preparo do prato)
raspas e sumo de 1 limão

Aqueça o azeite de oliva em fogo médio a alto, em uma frigideira grande. Acrescente o alho e a pimenta em flocos e refogue até o alho dourar levemente, por cerca de 30 segundos. Acrescente a cebola e continue refogando até que fique transparente.

Tempere o camarão com uma pitada de sal e leve à frigideira. Cozinhe, mexendo de vez em quando, até o camarão adquirir uma cor rosada. Acrescente o espinafre e o tomate seco, mexa e cozinhe por cerca de 30 segundos até que o espinafre comece a murchar. Retire do fogo e acrescente as raspas e o sumo de limão. Tempere com sal e pimenta.

4 ALIMENTOS PODEROSOS ▸ **4** PORÇÕES ▸ **170** CALORIAS ▸ **5g** DE GORDURA
1g DE GORDURA SATURADA ▸ **403mg** DE SÓDIO ▸ **2g** DE FIBRAS

ALTERNATIVAS

O Scampi não precisa ficar restrito a camarão cozido na manteiga com alho. Considere essa versão como base, que pode sofrer vários ajustes e acréscimos. Aqui estão algumas variações que você pode experimentar.

- 250g de cogumelos champignon de Paris fatiados
- carne de peru moída refogada com gengibre, alho e *shoyu*
- 1 pote pequeno de corações de alcachofra marinada
- 1/2 xícara de pimentões vermelhos assados em tiras

Pizza extraordinária

Para que esperar o entregador quando você pode ter uma pizza mais rápida, saudável e deliciosa na metade do tempo? Esta tem todos os detalhes de uma pizza com deliciosa cobertura, mas, com massa fina e ingredientes cuidadosamente selecionados, acaba contendo apenas uma fração das calorias.

massa de pizza integral de 30cm
1 xícara de molho de tomate com manjericão para pizza
2 xícaras de muçarela light ralada
15 fatias de linguiça de peru
1/2 xícara de cebola fatiada
1/2 xícara de pimentões vermelhos assados e picados
1/2 xícara de azeitonas verdes picadas
2 dentes de alho amassados
1/2 colher (chá) de pimenta-malagueta em flocos
1 pote (180g) de corações de alcachofra, escorridos
1 xícara de folhas frescas de manjericão (opcional)*

Preaqueça o forno a 200°C. Cubra a massa com o molho e depois com o queijo. Espalhe a linguiça, a cebola, a pimenta, as azeitonas, o alho, o pimentão em flocos e as alcachofras.

Asse por 12 a 15 minutos, até o queijo derreter e borbulhar. Acrescente o manjericão (se for usar) e sirva imediatamente.

6 ALIMENTOS PODEROSOS ▸ **4** PORÇÕES ▸ **507** CALORIAS ▸ **24g** DE GORDURA
8g DE GORDURA SATURADA ▸ **1.413mg** DE SÓDIO ▸ **7g** DE FIBRAS

Fajitas de bife grelhado

Na teoria, *fajitas* são uma forma de evitar passar dos limites. Infelizmente, muitos restaurantes oferecem versões com mais de 1.000 calorias e a quantidade total de sódio recomendada para um dia em cada porção. Aqui estão as *fajitas* dos seus sonhos: bife grelhado suculento, pimentas e cebolas tostadas e vários itens opcionais para rechear sua tortilha, além da metade das calorias da versão dos restaurantes.

1 pimenta *jalapeño* em conserva
2 dentes de alho
1 colher (chá) de chili em pó
1/4 de colher (chá) de cominho
sumo de 2 limões
1 colher (sopa) de açúcar
1/4 de xícara de óleo vegetal ou de canola
1/2kg de fraldinha
sal e pimenta-do-reino a gosto
1 cebola branca grande fatiada em anéis de 0,5cm
2 pimentões grandes (misture pimentões verdes e vermelhos), sem sementes e cortados em quatro partes
Guacamole supremo (veja página 170)
molho salsa (veja página 131)
queijo prato ralado
8 tortilhas de milho pequenas, quentes

Leve a pimenta, o alho, o chili em pó, o cominho, o sumo de limão, o açúcar e o azeite ao processador de alimentos ou liquidificador. Bata até obter um molho com consistência macia e homogênea. Tempere a carne com esse molho, em um saco plástico transparente, e deixe marinar na geladeira de 1 a 4 horas antes de cozinhar.

Preaqueça a grelha em temperatura alta. Retire a carne da marinada e seque com papel-toalha. Tempere tudo com sal e pimenta-do-reino e grelhe por 4 a 5 minutos de cada lado, até formar uma crosta e a carne ficar firme, mas macia ao toque. Enquanto a carne cozinha, grelhe as cebolas e os pimentões até ficarem macios e caramelizados.

Depois que o bife descansar por pelo menos 5 minutos, fatie-o em pedaços finos no sentido contrário ao das fibras naturais da carne. Pique grosseiramente as cebolas e os pimentões. Sirva o bife e as hortaliças com o guacamole, o molho, o queijo e as tortilhas quentes.

6 ALIMENTOS PODEROSOS ▸ **4** PORÇÕES ▸ **518** CALORIAS ▸ **28g** DE GORDURA
8g DE GORDURA SATURADA ▸ **471mg** DE SÓDIO ▸ **7g** DE FIBRAS

SEIS LANCHES PARA MATAR A FOME

A regra para os lanches na Dieta das 8 Horas é simples: faça quantos lanches quiser, desde que estejam dentro da sua janela das 8 horas. Mas você conseguirá emagrecer mais e obter os benefícios para a saúde se rechear esses lanches com ingredientes nutritivos. Saiba como a seguir.

Brócolis ao forno com parmesão

Esta técnica de cozimento simples pode ser aplicada a várias hortaliças: aspargo, couve-flor, couve-de-bruxelas, batata-doce. É claro que o tempo de cozimento varia de acordo com a hortaliça (os aspargos ficam prontos em menos de 10 minutos; a batata leva aproximadamente 30 minutos), mas os resultados são igualmente satisfatórios. Todos terão sabor tão bom à temperatura ambiente quanto assim que saírem do forno; portanto, prepare uma porção maior e leve para viagem.

1 molho de brócolis (utilize apenas as flores, sem o caule)
1 colher (sopa) de azeite de oliva
sal e pimenta-do-reino a gosto
1/4 de xícara de queijo parmesão ralado

Preaqueça o forno a 230°C. Misture o brócolis com o azeite de oliva, o sal e a pimenta e arrume em uma assadeira. Leve ao forno até o brócolis ficar macio e ligeiramente dourado, o que deve demorar aproximadamente 12 minutos. Tire do forno, polvilhe com o queijo e sirva.

4 PORÇÕES ▸ **100** CALORIAS ▸ **5g** DE GORDURA
1,5g DE GORDURA SATURADA ▸ **272mg** DE SÓDIO ▸ **4g** DE FIBRAS

Homus

É fácil encontrar homus tahine em supermercados e lojas especializadas atualmente, mas esta versão é deliciosa e muito simples de fazer. Prepare o dobro da porção e guarde na geladeira; dura uma semana.

3 pães árabes integrais cortados em quatro pedaços
1/2kg de grão-de-bico cozido, sem o caldo
2 colheres (sopa) de tahine*
sumo de 1 limão
2 dentes de alho amassados
1/2 colher (chá) de cominho
1/2 colher (chá) de sal
2 colheres (sopa) de azeite de oliva

Preaqueça o forno a 200°C. Distribua o pão árabe em uma assadeira e asse por 10 minutos, até ficar ligeiramente crocante.

Junte o grão-de-bico, o tahine, o sumo de limão, o alho, o cominho e o sal em um processador de alimentos e bata. Sem desligar o aparelho, acrescente azeite de oliva até engrossar e adquirir uma consistência cremosa. Se a mistura ainda estiver muito grossa, acrescente um pouco de água para diluir. Sirva com o pão árabe. Na geladeira, o homus tahine dura até uma semana.

6 PORÇÕES ▸ **315** CALORIAS ▸ **13g** DE GORDURA
2g DE GORDURA SATURADA ▸ **633mg** DE SÓDIO ▸ **7g** DE FIBRAS

* Tahine é uma pasta feita de sementes de gergelim moídas. É fácil encontrá-la nos mercados e nas lojas especializadas, mas, se não conseguir, experimente usar 1 colher (sopa) de pasta de amendoim no lugar das 2 colheres (sopa) de tahine.

ALTERNATIVAS

O homus cai bem com diversos sabores. A melhor parte de fazer essas experiências em casa (além do dinheiro que você economiza) é usar os ingredientes de sua preferência. Experimente acrescentar:

- 5 ou 6 dentes de alho inteiros assados
- 1/2 xícara de pimentão vermelho assado
- 1/4 de xícara de azeitonas pretas picadas
- 1/4 de xícara de tomate seco bem picado

Guacamole supremo

Nada se compara ao guacamole feito em casa.

1/4 de xícara de coentro picado
2 dentes de alho amassados
2 abacates maduros sem caroço e sem casca*
1/4 de xícara de cebola picada
2 colheres (sopa) de pimenta *jalapeño* picada
sumo de 1 limão
sal a gosto
60g de nachos

Misture o coentro e o alho em uma tábua de corte e use a parte de trás de uma faca de cozinha para trabalhar os dois ingredientes, produzindo uma pasta fina; uma pitada de sal grosso ajuda nesse processo. (Se você tiver um socador, melhor ainda.) Transfira a pasta para uma tigela e acrescente o abacate. Use um garfo para amassar o abacate, fazendo um purê que, no entanto, deve conter ainda pedaços da fruta. Acrescente a cebola, a pimenta *jalapeño*, o sumo de limão e o sal e misture. Sirva com nachos ou com tortilhas de milho mornas.

4 PORÇÕES ▸ **190** CALORIAS ▸ **14g** DE GORDURA
2g DE GORDURA SATURADA ▸ **357mg** DE SÓDIO ▸ **6g** DE FIBRAS

* Opte por abacates Hass ou Califórnia – de casca escura e lisa. Eles têm mais gorduras saudáveis, seu sabor é mais acentuado e sua textura, mais cremosa.

Pico de Gallo

O mais versátil dos molhos salsa, essa mistura encorpada de ingredientes pode ser usada com tacos e nachos, adicionada a ovos, saladas e sanduíches ou consumida com uma porção de chips de tortilha feitos em casa. Você só tem a ganhar.

4 tomates picados
1 cebola roxa pequena cortada em cubos
1 pimenta *jalapeño* picada

1 punhado de coentro picado
sumo de 1 limão
sal e pimenta-do-reino a gosto

Misture em uma tigela os tomates, a cebola, a pimenta *jalapeño*, o coentro e o sumo de limão. Tempere com sal e pimenta e misture para incorporar bem. Mantenha em um recipiente tampado na geladeira por até 1 semana.

6 PORÇÕES ▸ **15** CALORIAS ▸ **0g** DE GORDURA
0g DE GORDURA SATURADA ▸ **100mg** DE SÓDIO ▸ **1g** DE FIBRAS

Nozes e castanhas ao forno com condimentos

Levar as nozes ao forno desperta e intensifica o sabor natural delas. E é possível personalizá-las com a mistura de temperos de sua preferência. Aqui estão quatro opções confiáveis.

AMÊNDOAS PICANTES

1 pitada de chili em pó
1 pitada de pimenta-de-caiena
sal
1 xícara de amêndoas inteiras, com a casca

4 PORÇÕES ▸ **116** CALORIAS ▸ **11g** DE GORDURA
2g DE GORDURA SATURADA ▸ **20mg** DE SÓDIO ▸ **2g** DE FIBRAS

CASTANHA-DE-CAJU COM CURRY

1 colher (chá) de curry em pó
1 xícara de castanha-de-caju sem sal

4 PORÇÕES ▸ **111** CALORIAS ▸ **9g** DE GORDURA
2g DE GORDURA SATURADA ▸ **3mg** DE SÓDIO ▸ **1g** DE FIBRAS

AMENDOIM COM CINCO ESPECIARIAS

1/2 colher (chá) de "5 especiarias chinesas" em pó
1 xícara de amendoim salgado

4 PORÇÕES ▸ **120** CALORIAS ▸ **11g** DE GORDURA
2g DE GORDURA SATURADA ▸ **11mg** DE SÓDIO ▸ **1g** DE FIBRAS

NOZ-PECÃ COM CHOCOLATE

1/2 colher (sopa) de chocolate em pó
1/4 colher (chá) de canela em pó
2 colheres (sopa) de açúcar
1 xícara de nozes-pecãs cortadas ao meio

4 PORÇÕES ▸ **128** CALORIAS ▸ **12g** DE GORDURA
2g DE GORDURA SATURADA ▸ **150mg** DE SÓDIO ▸ **1g** DE FIBRAS

Preaqueça o forno a 200°C. Aqueça 1 colher (sopa) de manteiga e as especiarias apropriadas em uma panela pequena. Acrescente as nozes e misture; em seguida, distribua-as em uma assadeira. Asse por 10 a 12 minutos, até ficarem bem cheirosas e quentes, mas sem deixar torrar demais.

Deviled Eggs defumados

Pode não ser a forma mais saudável de comer ovos (essa honra iria para o ovo cozido ou poché), mas, em termos de lanches ou petiscos, é difícil ganhar dessa especialidade típica do Sul dos Estados Unidos.

8 ovos
1/4 de xícara de maionese de azeite de oliva
1/2 colher (chá) de mostarda de Dijon
2 colheres (chá) de pimenta *jalapeño*
sal e pimenta-do-reino a gosto
páprica
2 tiras de bacon, cozido e bem esfarelado

Leve uma panela grande com água ao fogo e espere levantar fervura. Com cuidado, disponha os ovos na água e cozinhe-os por 8 minutos. Escorra e transfira-os imediatamente para uma tigela com água gelada. Quando os ovos esfriarem, descasque-os ainda na água (a água faz a casca sair mais facilmente).

Corte os ovos ao meio e, com o auxílio de uma colher, retire as gemas. Misture-as com a maionese, a mostarda, a pimenta *jalapeño* e uma pitada generosa de sal e pimenta-do-reino. Misture para incorporar bem. Com o auxílio de uma colher, transfira a mistura para um saco plástico transparente, empurrando bem, até o fundo. Corte um pequeno furo na ponta. Aperte-o, para rechear as claras com a mistura de gemas. Finalize cada clara com uma pitada de páprica e um pouco do bacon esfarelado.

4 PORÇÕES ▸ **215** CALORIAS ▸ **18g** DE GORDURA
5g DE GORDURA SATURADA ▸ **472mg** DE SÓDIO ▸ **0g** DE FIBRAS

CAPÍTULO 9

Mude sua forma de pensar para mudar seu corpo

Controle a vontade de comer e desfrute mais de suas refeições

COMO EDITOR-CHEFE DA REVISTA *MEN'S HEALTH*, já experimentei dezenas de dietas.

Não que eu seja um seguidor de dietas inveterado. Sei, com base em mais de vinte anos de pesquisas em saúde e boa forma, que a maior parte das dietas funciona a curto prazo, mas quase todas fracassam a longo prazo, pois se fundamentam em truques e na força de vontade. Entretanto, é importante entender quais são as tendências mais recentes, mesmo mantendo uma dose saudável de ceticismo.

Já fiz dieta com restrição de carboidratos, restrição de gordura, sem glúten, sem carne e até sem líquidos. Se houvesse uma dieta que orientasse a pessoa a comer única e simplesmente torta de mirtilo, eu já teria virado aquele menino do filme *A fantástica fábrica de chocolate*. O que é, em parte, o motivo da minha animação com a Dieta das 8 Horas: é o primeiro programa de dieta já elaborado no qual você não precisa abrir mão de alimento nenhum.

Na verdade, nunca apreciei tanto a comida – com total liberdade – quanto agora. Isso ocorre, em parte, porque a Dieta das 8 Horas me permite comer o que eu quiser, na quantidade que eu desejar. Posso tomar o sorvete mais cremoso, comer o filé mais suculento, a costelinha mais crocante, o sanduíche mais apetitoso. Como o que gosto, e na quantidade que eu quero.

Mais magro e sem estresse!

Outra coisa aconteceu quando comecei a comer de acordo com os princípios da Dieta das 8 Horas. A comida ficou mais saborosa. Deixei de comer sem pensar, e passei a fazê-lo com intenção. Concentrei-me em escolher os alimentos que realmente queria comer e desfrutar de cada refeição ou lanche.

Talvez por isso o estilo de alimentação proposto pela Dieta das 8 Horas seja tão popular entre as grandes mentes há milênios. Os indícios científicos a favor dessa dieta são novos, mas homens mais sábios do que eu seguem um tipo de alimentação semelhante há eras. Os Quatro Grandes da religião – Moisés, Jesus, Buda e Maomé – praticavam e promoviam o jejum, e é provável que eles soubessem uma ou duas coisas que não sabemos. E, embora eu não recomende 40 dias e 40 noites no deserto, os benefícios para a saúde de intervalos mais longos entre as refeições – e de um descanso ao organismo – são indiscutíveis. As pessoas inteligentes ao longo da história, de Sócrates e Hipócrates a Gandhi, encontraram força no jejum.

E olhe que o objetivo deles não era ter uma barriga de tanquinho. "Sabemos que o jejum está associado a efeitos psicológicos – paz e tranquilidade", afirma Ron Evans, Ph.D., pesquisador do Instituto Salk. "Na verdade, os índices de criminalidade diminuem durante o Ramadã." Ele atribui esse efeito tranquilizante à "melhor estabilização da glicose sanguínea durante o jejum".

James B. Johnson, da Universidade do Estado da Louisiana, observou centenas de pacientes que jejuam dia sim, dia não. "Os adeptos do jejum em dias alternados relatam uma melhora no humor", afirma. "Costumam descrever a sensação de estar ligados, eufóricos; é como se estivessem apaixonados."

Acrescente-se a uma forma física mais enxuta e uma vida mais longa o delicioso efeito colateral da tranquilidade e da redução do estresse. E, desde que você se esforce ao máximo para comer os 8 Alimentos Poderosos todos os dias, saberá que está maximizando a ingestão de nutrientes, para que tanto a sua mente quanto o seu corpo possam funcionar no mais alto nível e com o máximo de saúde.

Nunca sentir fome

Existem várias razões para comer, além da mera nutrição. Comemos para celebrar. Comemos em busca de conforto. Comemos por tédio. E às vezes comemos apenas porque o prato está bem ali à nossa frente.

Na verdade, se existe um empecilho à Dieta das 8 Horas, é a nossa tendência a beliscar sem atentar para o que levamos à boca. E, vamos ser honestos, é muito mais fácil jejuar quando se está em uma montanha no deserto do que quando se está no shopping, cercado de fast-food.

Felizmente, há muito espaço para trapacear na Dieta das 8 Horas. Segui-la durante apenas 3 dias por semana fará maravilhas pela sua barriga. Mas, nos dias em que estiver se esforçando para seguir os princípios da dieta, é útil ter algumas estratégias para manter a força de vontade, principalmente quando se sentir tentado pelo delicioso aroma de pão saindo do forno.

Para ajudá-lo a afastar a necessidade de beliscar, procurei no repertório das revistas *Men's Health*, *Women's Health* e *Prevention* as melhores técnicas, cientificamente comprovadas, para vencer a batalha contra as tentações. E não é que descobri uma tonelada de pesquisas sobre o assunto? As dicas eram tão criativas - e foram tão úteis para mim enquanto eu seguia o programa – que resolvi oferecê-las também a você, leitor.

Meu objetivo aqui não é sobrecarregá-lo com cem novos itens para a lista de afazeres. Ninguém usa todas essas estratégias. (Tenho as minhas favoritas, em especial as dicas 2, 7, 12, 21, 41, 57, 91, 95 a 97 e 100. Quais serão as suas?) Mas quando lhe oferecerem aquele biscoito recheado amanhã de manhã no escritório, ou quando os anúncios de pizza povoarem seus pensamentos à noite, não se deixe cair em tentação. Procure aqui sua estratégia preferida.

Esta lista pode ajudá-lo de duas formas.

PRIMEIRA: Distração sempre funciona. Você já foi a uma palestra e notou que, quando o tom do discurso fica monótono, as pessoas na plateia começam a tossir? Será uma reação alérgica a apresentações públicas? Não, é tédio. Quando a mente não tem com que se ocupar, o corpo assume, tentando tornar as coisas interessantes. É uma das razões que nos levam a comer quando estamos entediados. Se você conseguir desviar sua mente da comida, vencerá a batalha.

SEGUNDO: Manter a boca ocupada é útil. Muitas vezes, a solução é beber alguma coisa. A mesma área do cérebro que controla a fome – o hipotálamo – controla também a sede. Portanto, se começar a sentir aquela vontade de comer, beba algo. Chá de hortelã. Chá preto. Água com gelo e limão. Chá gelado. Água gasosa com folhas de hortelã. As possibilidades são infinitas.

A lista se baseia na ciência comprovada sobre o apetite, assim como em truques psicológicos, que podem ajudá-lo a resistir às piores tentações. Para mudar seu manequim, aprenda a mudar de assunto. E, de repente, sua aparência vai se tornar mais importante do que o que você come. Está na hora de assumir o controle de ambos.

100 maneiras de cortar calorias

1. Assista a um vídeo engraçado no YouTube. Cientistas brasileiros afirmam que o riso pode ser, de fato, o melhor remédio – ativar a serotonina, o hormônio da felicidade, pode reduzir o apetite.

2. Sabe aquele projeto cujo prazo final está se aproximando e você ainda não terminou? Arregace as mangas. Segundo um estudo publicado no *Journal of Personality and Social Psychology,* quando ficam muito ansiosos ou entediados, os procrastinadores tendem a ceder mais aos seus impulsos (como alimentar um estômago que ronca) para melhorar o humor.

3. Faça um plano para derrotar a fome. Pesquisadores holandeses relatam que as pessoas que prepararam uma lista de declarações do tipo "se-então" tiveram mais sucesso na concretização de suas metas. Por exemplo: "Se eu tiver fome ao meio-dia, então vou passar minha hora de almoço na academia."

4. Quando a vontade de comer bater, cerre os punhos. Em um estudo publicado no *Journal of Consumer Research*, as pessoas que enrijeceram os músculos (qualquer um) ao tentar exercer o autocontrole em suas escolhas alimentares conseguiram resistir melhor às tentações. Nossa conexão mente-corpo associa músculos firmes a força de vontade.

5. Imagine-se comendo um hambúrguer suculento. Um estudo da Universidade Carnegie Mellon revelou que basta nos visualizarmos comendo um determinado alimento para dar início a um efeito psicológico chamado *habituação* – e nossa motivação para comer, na realidade, diminui.

6. Quando estiver diante da ameaça de ceder à tentação, ligue para a sua mãe. Segundo um estudo realizado na Universidade de Wisconsin–Madison, ouvir uma voz conhecida, que o apoie, estimula o cérebro a liberar oxitocina, hormônio que combate o estresse e melhora o humor. A redução do estresse foi associada à elevação do hormônio responsável pela sensação de saciedade, leptina.

7. Jogue os salgadinhos no lixo e evite a ida à padaria. A visão e o cheiro de comida podem levar o corpo a sentir fome, quer você esteja com apetite, quer não.

8. Respire. Respirar profundamente pode estimular a produção de insulina, que reduz os níveis de açúcar no sangue. Ao inspirar e expirar de forma lenta, repita mentalmente uma frase curta ou a letra de uma música para ajudar a manter o foco.

9. Cubra sua mesa de trabalho com uma toalha preta durante o dia ou mude o pano de fundo do seu computador para preto. Segundo o livro *Prescription for Nutritional Healing*, a cor preta pode inibir naturalmente o apetite. O violeta também funciona.

10. Leia um bom suspense. Concentrar-se em uma boa história distrairá sua mente da comida.

11. Veja álbuns de fotos antigas – de preferência, fotos nas quais você esteja muito bem, que lembrem ótimos momentos. Isso lhe dará uma meta de emagrecimento. E pesquisadores da Universidade de Southampton descobriram que a nostalgia aumenta os elos sociais e os sentimentos positivos a respeito de si próprio – e tudo isso o preparará psicologicamente para o sucesso da Dieta das 8 Horas.

12. Aperfeiçoe suas habilidades no jogo. Pesquisadores de Stanford descobriram que o video game estimula o sistema de recompensa do cérebro – que pode estar em busca da animação normalmente proporcionada pela comida.

13. Faça um diário para a Dieta das 8 Horas. Como se fosse um registro de tudo o que você come, só que sem comida. Anote seus pensamentos, sentimentos e reações físicas. Mais tarde, leia o que escreveu para refletir sobre sua experiência, internalizar as estratégias de sucesso e se admirar com seu progresso.

14. Encontre seu mantra. Se sentir a tentação de quebrar seu esquema de jejum, lembre-se do que o levou a iniciar o programa e repita esse pensamento várias vezes em silêncio até a tentação passar.

15. Quando começar a sentir vontade de comer, ative o cronômetro do celular. Cronometre quanto tempo a vontade leva para passar e use esse tempo para fazer uma contagem regressiva quando a vontade voltar.

16. Use a imaginação. Psicólogos especializados em esportes dizem que, quando as pessoas se visualizam fazendo alguma coisa, a probabilidade de essa coisa acontecer aumenta. Imagine um colega lhe oferecendo um pão quentinho e você recusando. Isso vai prepará-lo para lidar com a tentação.

17. Não desperdice sua força de vontade. Temos um estoque finito dessa moeda cognitiva, segundo um estudo da Universidade Case Western Reserve. Portanto, livre-se das situações problemáticas – tome decisões e se mantenha firme nelas, delegue dores de cabeça, dê um fim à procrastinação – e preserve sua força de vontade para quando ela for realmente necessária. Por exemplo, para aquela noite de chope e pizza com os colegas.

18. Brinque de jogos de adivinhação com os amigos (principalmente com os inteligentes). Se seu cérebro estiver ocupado tentando encontrar a resposta para aquela pergunta, você pensará menos na fome. Na verdade, qualquer jogo serve – seja de tabuleiro ou no celular.

19. Fale com um amigo sobre a dieta. O apoio e a pressão podem ajudar no autocontrole; por isso, explique a um amigo como funciona a Dieta das 8 Horas e peça-lhe que verifique, de vez em quando, como você está se saindo.

20. Faça a sua cama pela manhã. O cérebro é uma criatura do hábito – e ter uma rotina pode estimular a força de vontade e a disciplina. Experimente algo simples, como usar fio dental todo dia ou ler antes de dormir; isso vai aumentar a probabilidade de você adotar também outros hábitos saudáveis.

21. Inspire-se em outros adeptos da Dieta das 8 Horas. Leia histórias de sucesso neste livro ou na internet para ter um pouco mais de inspiração e lembre-se: "Se ela conseguiu, eu também consigo!"

22. Não assalte a geladeira. Coloque um bilhete na porta da geladeira para eliminar o hábito inconsciente de abri-la a todo momento. É a porta para o problema; e definitivamente não é para lá que você deseja ir.

23. Tome chá verde. O chá verde atua como inibidor do apetite e pode auxiliar a queima de gordura. Opte pela variedade orgânica, cafeinada, para lhe dar energia ao longo do dia.

24. Siga a dica dos nossos ancestrais. Quando se sentir desanimado, lembre-se de que os nossos ancestrais passavam dias sem comida. É um desafio, mas você consegue.

25. Arrume-se. Segundo um estudo da University of Southern Indiana, vestir-se bem faz os profissionais se sentirem mais autônomos, produtivos e competentes. A autoconfiança pode se traduzir em maior confiança em sua capacidade de manter a dieta.

26. Verifique sua lista. Prepare uma lista dos motivos específicos pelos quais o jejum o ajudará. Refletir sobre eles pode ajudar nos momentos em que a força de vontade estiver em baixa.

27. Tome um gole de água para proporcionar a sensação de saciedade. Você já ouviu isso mais de um milhão de vezes – porque é verdade. A água é a forma mais natural, barata e eficaz que existe de inibir o apetite. Beba-a.

28. Prepare uma xícara de chá de hortelã. O chá de hortelã pode ajudar a combater a vontade de comer, melhorar a digestão e até aliviar dores de cabeça.

29. Dê um toque cítrico à água. Esprema um pouco de laranja, limão ou lima em um copo de água para obter antioxidantes que podem ajudá-lo a controlar a fome.

30. Acrescente sabor à água. Coloque ramos de hortelã ou capim-limão em uma jarra de água em temperatura ambiente e deixe descansando da noite para o dia, até os sabores assentarem. As duas ervas proporcionam auxílio à digestão e aliviam dores de cabeça.

31. Defina uma meta e trabalhe para concretizá-la. Um estudo de 2006 revelou que as pessoas que definiam metas eram menos ansiosas e sentiam-se melhores consigo mesmas do que aquelas que não o faziam. Defina metas de curto prazo – como beber pelo menos 3 xícaras de chá verde durante as 16 horas de jejum.

32. Experimente chá *oolong*. Esse chá combate o câncer, queima gordura e contém grande quantidade de antioxidantes. Prepare uma xícara uma hora antes de se exercitar – estudos mostram um aumento no gasto energético e 12% a mais de oxidação de gordura associados à bebida.

33. Tope o novo desafio da canela. Acrescente uma colher (de chá) de canela ao seu chá todos os dias. Um estudo chinês revelou que a canela regula os níveis de pressão arterial e adia a passagem da comida (ou do chá) do estômago para o intestino, prolongando a sensação de saciedade.

34. Acorde com erva-mate. O mate proporciona a mesma vitalidade que o café – sem os efeitos negativos – e inibe o apetite.

35. Dê um gás na sua bebida. Quando a fome bater, tome um copo de água gasosa com uma fatia de limão. A água com gás proporciona maior sensação de saciedade do que a água mineral natural.

36. Faça um teste com sua urina. Se a urina estiver escura, talvez você não esteja bebendo líquido suficiente.

37. Caminhe até o bebedouro – aquele que fica do outro lado do escritório. Pausas curtas e frequentes para encher o copo de água aumentam a energia. Bastam alguns minutos de atividade para fazer seu coração bombear sangue e seus pulmões se expandirem, aumentando o fluxo de oxigênio por todo o corpo e estimulando as substâncias químicas cerebrais que eliminam a fadiga.

38. Incremente seus cubos de gelo. Escolha o suplemento de sua preferência (pepino ou hortelã funcionam bem), pique e acrescente água, coloque nas forminhas de gelo e leve ao congelador. Uma mãozinha para que você tome seus oito copos de água por dia...

39. Combata a fome (e o diabetes) com chá preto. Um estudo publicado no *Journal of the American College of Nutrition* revelou que o chá preto reduz em 10% os níveis de açúcar no sangue durante 150 minutos; assim, você vai se sentir mais saciado e evitar a fome mais tarde.

40. Tome um cafezinho. Embora o chá verde possa proporcionar mais benefícios à saúde, demonstrou-se que o café em geral reduz ligeiramente o apetite. Se você estiver se sentindo cansado no final da manhã, tome um café.

41. Coloque o pé na estrada. Programe o cronômetro para 30 minutos e saia para correr. Meia hora de corrida acelerada pode reduzir em 50% o apetite por até 2 horas, segundo cientistas da Universidade Loughborough. Correr aumenta a produção do peptídeo YY (que inibe o apetite) e reduz os níveis de grelina (que estimula o apetite), e o movimento perturba o trato digestivo, acalmando o impulso de comer.

42. Ou vá à academia. O estudo mostrou também que exercícios de musculação reduzem em até 25% a produção de grelina. E os músculos que você desenvolve vão acelerar seu metabolismo.

43. Prepare um caldo de legumes em casa. Leve ao fogo uma panela com água, cebola, cenoura, aipo, alho e uma folha de louro. Deixe ferver por uma hora. Coe e guarde na geladeira. Leve uma xícara ao micro-ondas por 1 ou 2 minutos e delicie-se ao longo do dia.

44. Encontre um lugar calmo para tirar um cochilo. Pessoas com privação de sono têm níveis mais elevados do hormônio grelina, que informa ao cérebro que você está com fome. Um cochilo de 15 ou 20 minutos basta para reenergizá-lo sem afetar sua capacidade de dormir à noite.

45. Pratique 15 minutos de ioga sem levantar da cadeira no trabalho. A ioga pode reduzir o estresse do trabalho, diminuindo a atividade do sistema nervoso simpático. Cientistas do Centro Fred Hutchinson de Pesquisa do Câncer revelaram que as pessoas que praticavam ioga tinham menos apetite e hábitos alimentares mais controlados. Comece levantando os braços sobre a cabeça e inclinando-se para cada lado durante 30 segundos.

46. Exercite-se depois do trabalho. O exercício não tem que ser chato – recorde seus dias de glória chamando os colegas do trabalho para um jogo de futebol.

47. Passe mais tempo com seu animal de estimação. Isso o manterá ocupado e em movimento. E estudos mostram que os donos de animais de estimação apresentam significativamente menos estresse relacionado ao aumento na pressão arterial. Estresse e apetite estão intimamente associados.

48. Ocupe suas mãos e seu tempo: lave o carro ou faça trabalhos domésticos. É difícil visualizar o movimento de levar a comida à boca quando as mãos estão cheias de poeira ou de detergente.

49. Pratique 1 minuto de exercício. Escolha um exercício (polichinelo, flexão, agachamento, o que você quiser) e veja quantos consegue fazer durante 1 minuto. Acredite, sua mente ficará muito mais focada na sensação de queimação da perna do que na fome. Qualquer exercício do Capítulo 10 serve.

50. Alongue-se. O alongamento aquece os músculos sem queimar energia adicional, ajudando-o a eliminar o estresse e a se acalmar.

51. Dê uma volta de bicicleta (ou use a bicicleta da academia). Um estudo realizado pela Universidade Surrey, na Inglaterra, revelou que uma hora na bicicleta ajuda a reduzir a vontade de comer, sinalizando um aumento nos hormônios responsáveis pela inibição do apetite.

52. Faça aula de ioga. Estudos demonstraram que a ioga aumenta os níveis de serotonina – a molécula de força de vontade que, se estiver em um nível muito baixo, pode deixá-lo incapaz de controlar seus impulsos.

53. Ative o alarme do computador e levante-se da cadeira! Uma pesquisa da Universidade de Massachusetts revelou que, quanto mais sentados ficamos, maior o apetite (os indivíduos sedentários sentiram 17% mais fome do que os que se movimentavam mais durante o dia).

54. Encontre um novo hobby. Escolha alguma coisa que não seja uma extensão da sua vida profissional para encontrar equilíbrio. Se trabalhar com números, experimente algo criativo como aprender um instrumento musical. Se trabalhar com tecnologia, experimente jardinagem ou observação de pássaros.

55. Adote o treino intervalado. Alternar exercícios cardiovasculares com curtos períodos de descanso maximiza a queima de calorias e reduz os níveis de grelina, o hormônio da fome.

56. Caminhe. Os hormônios da fome atingem o pico quando você se sente exausto, física ou emocionalmente. Assim, desligue o computador e saia do ambiente estressante – nem que seja por um minuto. Você vai se sentir menos sobrecarregado e correr menos risco de comer demais.

57. Entregue a mensagem pessoalmente aos colegas de trabalho, em vez de usar o e-mail. Pesquisadores da Universidade do Missouri descobriram que cada dia consecutivo de sedentarismo aumenta de forma significativa os níveis de açúcar no sangue – em média, 26%. Levantar da cadeira por apenas um minuto ao longo do dia pode ajudar a reduzir esses níveis.

58. Estimule seus sentidos. O chocolate amargo é um inibidor do apetite – mas atenha-se ao seu aroma. Um estudo de 2010 publicado em *Regulatory Peptides* revelou que cheirar o chocolate amargo, em vez de comê-lo, é mais eficaz para reduzir os níveis de grelina, hormônio que estimula a fome.

59. Masque um chiclete sem açúcar. Um estudo da Universidade de Rhode Island descobriu que mastigar estimula nervos da mandíbula que se conectam à área do cérebro responsável pela saciedade. Os homens, especialmente, sentem menos fome e mais disposição depois de mascar um chiclete sem açúcar.

60. Mastigue gelo. Quando estiver com fome, mastigue gelo. Isso engana o cérebro, que acreditará que você de fato comeu alguma coisa.

61. Acenda uma vela perfumada. Acenda velas com cheiro de hortelã, banana, maçã verde e baunilha. Estudos demonstraram que essas fragrâncias específicas podem enganar o cérebro, levando-o a acreditar que você comeu.

62. Se estiver subindo pelas paredes, ligue o rádio e procure uma estação de música bem animada. Segundo um estudo recente, ouvir música durante cerca de uma hora por dia pode ajudá-lo a reduzir a fadiga. Além disso, a música melhora o humor e o impede de cair em tentação.

63. Deixe o sol entrar. O estresse faz o organismo secretar cortisol, o que cria resistência à leptina – o hormônio da saciedade. Dez minutos de sol por dia podem fazer enorme diferença nos níveis de estresse, além de aumentar sua energia.

64. Use técnicas de meditação para relaxar e distrair a atenção. Sente-se em um lugar tranquilo, feche os olhos e concentre-se por 15 minutos unicamente na sua respiração. Se não conseguir ficar concentrado durante todo esse tempo, comece com 5 minutos e vá aumentando o período aos poucos.

65. Escove os dentes, passe fio dental e finalize com um enxaguatório bucal. Tendemos a pensar que a comida fica com gosto ruim depois que escovamos os dentes; por isso, o hálito fresco pode distrair sua mente da comida.

66. Limpe o vaso sanitário. Eu sei, parece desagradável, mas tenho certeza de que depois disso sua vontade de comer vai por água abaixo.

67. Desligue o ar-condicionado. Um estudo publicado em *Physiology & Behavior* revelou que a exposição a temperaturas acima da "zona de conforto termoneutra" reduz o apetite e a ingestão de alimentos.

68. Namore. O cérebro secreta o "hormônio do amor", oxitocina, sempre que você toca alguém ou se sente amado. Altos níveis de oxitocina podem combater o estresse e reduzir a pressão arterial. Essa sensação de tranquilidade o impedirá de buscar outras recompensas – como aquela caixa de bombom, por exemplo.

69. Agende uma massagem. Em um estudo, uma massagem de 15 minutos reduziu em 24% os níveis de cortisol dos funcionários de um hospital. O cortisol pode confundir os sinais de fome e inibir o sistema de recompensa normal do cérebro.

70. Relaxe satisfazendo a segunda maior fome do corpo: o sexo. O pico de oxitocina ocorre depois do clímax. Menos cortisol, menos fome. E então, seu parceiro/a apoia suas metas de emagrecimento ou não?

71. Enquanto o seu corpo se reconstrói internamente, dê uma mãozinha externamente. Procure um spa, faça um tratamento facial ou compre aquele hidratante caro que você estava querendo. Relaxe e abrande seu apetite.

72. Agradeça. Escreva uma carta para alguém que tenha influenciado sua vida de forma positiva. Demonstrar gratidão combate as emoções negativas e o deixa mais feliz. Ter satisfação na vida é mais importante do que ter um barrigão – ou ficar de barriga cheia.

73. Construa uma cerca ou aprenda a tocar uma música nova. Tarefas que lhe proporcionem uma noção de domínio de uma habilidade podem ativar o sistema de recompensa do cérebro – mas é preciso ter uma meta tangível. Você ficará relaxado, totalmente imerso em conseguir tocar o acorde certo, sem tempo para pensar em comida.

74. Convide os amigos para uma noite de jogos. Estudos mostram que a cooperação é recompensadora (independentemente de você ganhar ou perder), pois aumenta a atividade nos circuitos cerebrais e eleva os níveis de serotonina.

75. Faça uma faxina na sua caixa de entrada. Não é fantástico poder se distrair, sem pensar em comida, e ao mesmo tempo fazer algo que precisava ser feito? Apague os e-mails desnecessários e cancele a assinatura daquelas newsletters que você nunca lê – que, segundo um estudo da MessageGate, ocupam 30% da sua caixa de entrada.

76. Brinque com seu cão. Suas mãos ficarão ocupadas e você vai dedicar um tempo ao seu amigão. Vida agitada, mãos ocupadas, menos tempo na frente da geladeira. (E você vai gastar calorias!)

77. Seja solidário e lave os pratos. Qualquer coisa que mantenha sua mente e suas mãos ocupadas inibe o apetite. E, segundo uma pesquisa do Centro de Pesquisa Pew, dividir as tarefas domésticas aumenta as chances de um casamento feliz. (Ocupa o terceiro lugar em importância, depois de fidelidade e vida sexual ativa.)

78. Faça as pazes. Se você teve uma discussão recente com alguém, escreva-lhe uma carta para acabar com as mágoas. Em um estudo publicado no *Journal of Obesity*, os participantes que se concentraram no perdão apresentaram aumento na consciência, redução da ansiedade e menor probabilidade de comer em resposta a estímulos alimentares.

79. Prepare uma lista das causas de morte dos seus parentes. Parece macabro, eu sei, mas pode lhe dar uma noção dos males que você pode vir a sofrer, motivando-o a manter suas escolhas saudáveis.

80. Passe 15 minutos conversando com um colega de trabalho. Mesmo que o colega fique consultando o relógio, você se distrai e melhora sua saúde. Além disso, ninguém conversa de boca cheia, certo? Segundo um estudo da Universidade de Tel Aviv, pessoas que se relacionam bem com os colegas de trabalho vivem mais.

81. Experimente a fototerapia. Baixos níveis de serotonina costumam ser associados à vontade de comer, especificamente carboidratos. Aumente os níveis do hormônio da felicidade mantendo uma luz acesa na sua mesa de trabalho ou expondo-se à luz do sol quando sentir que está começando a escurecer – e que sua força de vontade está indo embora.

82. Mate a vontade de comer fazendo boas ações. Ajude um vizinho a carregar as compras ou elogie um colega de trabalho; tente praticar boas ações sempre que possível. Em um estudo publicado no *Journal of Obesity*, os participantes que fizeram isso apresentaram uma queda na frequência com que comiam por motivos emocionais.

83. Visualize-se correndo na praia – ou qualquer outra coisa que você tenha vontade de fazer quando estiver no peso desejado. Visualize a cena inteira, usando todos os seus sentidos, para fazer dessa uma experiência plena. O mergulho nessa técnica o conectará aos motivos que o levaram a seguir a dieta.

84. Dê um giro. Literalmente. Fique de pé e gire 5 vezes, ou até 20 vezes; faça uma pausa de 1 minuto e repita. Mantenha o olhar fixo em um ponto na parede para não ficar tonto. Quando o cérebro está ocupado restabelecendo o equilíbrio, ele se esquece daquela vontade de se empanturrar de biscoito de chocolate. (Temporariamente, pelo menos. Quando o cérebro se recuperar, talvez alguém tenha acabado com o pacote.)

85. Leve um cheirinho para o trabalho. Um estudo recente revelou que o perfume do jasmim tem poderes específicos para inibir a fome, além de reduzir a ansiedade e elevar os níveis de energia. Armazene um pot-pourri na gaveta da mesa e use em caso de emergência.

86. Feche os olhos, inspire pelo nariz, expire pela boca e imagine-se fazendo o que mais gosta. Pense no que gostaria de vestir, ver, cheirar e sentir. Cientistas da Universidade McGill, em Montreal, testaram esse "método de imagens agradáveis" e descobriram sua capacidade de reduzir a vontade de comer.

87. Observe o trânsito pela janela, assista a um jogo de tênis na televisão ou seus filhos jogando pingue-pongue. O movimento de ir e vir pode ajudá-lo a esquecer os pensamentos sobre comida. Um estudo descobriu que acompanhar visualmente um estímulo em movimento rápido reduz a intensidade das imagens de comida no cérebro.

88. Experimente uma técnica que comprovadamente reduz pensamentos sobre a comida e a vontade de comer. Com o dedo, trace uma linha pontilhada imaginária na testa, de uma têmpora a outra, um ponto por segundo, 1 centímetro de cada vez. Siga os dedos com os olhos, concentrando-se na primeira articulação do indicador. Isso ocupa a região visual do cérebro, que possui capacidade limitada, e reduz a vontade de comer.

89. Aprenda a antiga arte do tai chi chuan, uma forma de arte marcial chinesa que associa movimentos lentos com meditação e respiração para acalmar o corpo e a mente. A prática queima tantas calorias quanto algumas atividades de intensidade moderada, como a caminhada. Concentrar-se no aprendizado de uma nova habilidade física que envolve a mente o distrairá de todos os outros pensamentos recorrentes que o perturbam.

90. Dê uma acelerada no coração. Estudos mostram que pessoas com alta variabilidade na frequência cardíaca têm mais autocontrole. Experimente uma técnica de respiração hindu chamada *ujjayi* para estimular o coração: inspire pelo nariz durante seis segundos, expire pela boca durante seis segundos, como se estivesse tentando enevoar o espelho. Em seguida, faça o mesmo apenas pelo nariz, tentando fazer um ruído na parte posterior da garganta.

91. Estenda a mão. Reserve uma hora do seu dia (horário do almoço, talvez) para atuar como voluntário/a. Um estudo mostra que o mero fato de pensar em fazer algo generoso libera serotonina e dopamina, hormônios do bem-estar – então você não precisará comer uma barra de chocolate para que o organismo os secrete.

92. Desenvolva sua espiritualidade. O jejum com motivações religiosas, como o mês do Ramadã, praticado pelos muçulmanos, enfatiza enormemente a prece durante o processo. Reze em casa ou vá para um templo religioso. Pesquisadores da Universidade do Mississippi revelaram que as pessoas que frequentam um templo têm, em média, níveis mais baixos de hormônios do estresse do que as que não frequentam. E mais: segundo pesquisas realizadas na Universidade de Tel Aviv, comportamentos ritualísticos repetitivos (como rezar) induzem à calma e proporcionam maior sensação de controle – o que pode ser útil para mostrar à vontade de comer quem manda no pedaço.

93. Opte pelo verde para manter a concentração. Coloque um vaso de hera comum na sua mesa de trabalho e você vai se concentrar melhor no trabalho, em vez de se distrair pensando em comida. Motivo: as plantas de folhas grandes absorvem o benzeno emitido pelos materiais de escritório, que podem interferir no sistema nervoso central, retardar o raciocínio e prejudicar a concentração. E sabemos que, quando sua mente começar a "voar", você pode entrar em apuros.

94. Busque apoio. Dar a mão à pessoa amada reduz a atividade relacionada ao estresse no hipotálamo, responsável pelas sensações de fome e de sede. Reduz também os níveis de cortisol, o hormônio da fome, e acalma a parte do cérebro que registra a dor, o que pode impedi-lo de senti-la com intensidade.

95-97. Pratique acupressão (sem agulhas!). Segundo o sistema terapêutico chinês, os meridianos de energia atravessam o corpo, correlacionando-o aos sistemas dos principais órgãos. Massageando esses meridianos, você pode estimulá-los quando estão deficientes em energia, afirma a Dra. Christina Winsey, fundadora da TheICanDoctor.com. Quando a fome bater, aperte delicadamente durante vários minutos cada um dos pontos de acupressão responsáveis pelo controle do apetite apresentados a seguir.

> **Mandíbula**: Coloque os indicadores na entrada do ouvido. Se conseguir sentir sua mandíbula se mover ao abrir a boca, acertou o ponto.
> **Lóbulo da orelha**: Outro ponto que pode aliviar a fome fica atrás da orelha, onde o lóbulo se conecta com a face.
> **Dobra do joelho:** Descubra e massageie o ponto central da dobra do seu joelho, na parte inferior da patela (rótula).

98. Beba água morna com gotas de limão. Beber água com limão pode ajudar a garantir o bom funcionamento do sistema circulatório e a manter a pele hidratada; para algumas pessoas, reduz o apetite. A temperatura morna da água acalma e auxilia a combater a vontade de comer quando o tempo está frio.

99. Agende exercícios – como uma aula de artes marciais, escalada ou *mountain biking*. A atividade física, associada a certo grau de risco, o fará ansiar pela hora do exercício.

100. Por fim, a superdica, que qualquer um pode seguir: ao primeiro sinal de fome, faça qualquer coisa durante 15 minutos até que ela desapareça. Pesquisas mostram que quedas no açúcar do sangue associadas à fome se normalizam depois de 10 a 15 minutos. E talvez esses 15 minutos iniciais sejam o único obstáculo entre você e o sucesso na Dieta das 8 Horas!

CAPÍTULO 10

Programa de exercícios de 8 minutos

Potencialize a Dieta das 8 Horas em apenas 8 minutos por dia!

É VERDADE. COM APENAS 8 MINUTOS POR DIA – além de uma estratégia simples para maximizar a queima de calorias com métodos que não exigem exercícios físicos – você eliminará a gordura ainda mais rápido.

Há coisas que parecem boas demais para ser verdade. Como esse programa de exercícios físicos que dura apenas 8 minutos por dia.

Sei que todo mundo, de especialistas em saúde até aquele ator desempregado que trabalha como instrutor na academia, já falou que precisamos de *pelo menos* 30 a 40 minutos de exercícios, 3 vezes por semana, no mínimo, para atingir a saúde ideal e manter o peso. A ideia do programa de exercícios de 8 minutos contraria a sabedoria tradicional.

E é verdade. A não ser que você esteja seguindo a Dieta das 8 Horas; nesse caso, bastam 8 minutos.

Motivo: em vez de comer demais, você iniciou um programa de alimentação que proporciona aos centros de energia do organismo – as mitocôndrias – um intervalo no processamento dos alimentos. E começou a treinar o corpo para queimar a própria gordura de forma a obter energia. A cada dia que seguir a Dieta das 8 Horas, você derrete um pouco mais da flacidez indesejada. E ao iniciar bem o dia com um pouquinho de exercício, você chega às reservas de gordura com maior rapidez e eficácia; portanto, queima ainda mais gordura.

Mark Mattson, Ph.D., do Instituto Nacional sobre Envelhecimento, acredita que alimentar-se durante um período limitado de tempo todos os dias e exercitar-se sejam a ferramenta mais poderosa já descoberta para queimar gordura. "Há muitos indícios nos fisiculturistas de que é melhor se exercitar no final de um período no qual você não se alimentou", afirma. "É melhor para desenvolver músculos." E se tem uma coisa que aprendi como editor, supervisionando as revistas *Men's Health* e *Women's Health,* é que o músculo é metabolicamente mais ativo do que a gordura. Quanto mais músculos temos, mais calorias o organismo queima e mais enxutos ficamos. Portanto, o jejum, aliado aos exercícios, nos faz queimar o máximo possível de gordura e perder o máximo de peso possível.

O Dr. Mattson prossegue: "Quando ficamos sem nos alimentar por um tempo, a capacidade de absorção de glicose das células do músculo aumentam; portanto, a sensibilidade à insulina aumenta, bem como a capacidade de absorver aminoácidos. Quando nos exercitamos, é feita uma pressão mais do que aguda sobre as células musculares. As células são altamente qualificadas para captar energia e aminoácidos e aumentar e restabelecer proteínas do músculo." Nesse caso, "desenvolver músculos" não significa se transformar no Incrível Hulk, mas ter músculos enxutos, definidos, que deixam a mulher e o homem mais em forma e saudável para o verão.

Porém, o próximo item da lista de benefícios apresentada pelo Dr. Mattson soará como música aos seus ouvidos: "Haverá maior perda de gordura", afirma ele. Como vimos nos capítulos anteriores, grande parte do valor calórico dos alimentos que ingerimos fica armazenada no fígado sob a forma de glicogênio. Seguindo a Dieta das 8 Horas e impedindo que o fígado trabalhe sem parar, deixamos o corpo se livrar do glicogênio e começar a queimar gordura. E isso acontece independentemente de nos exercitarmos ou não – no final do dia teremos acabado com os depósitos de glicogênio e o organismo começará a lançar mão da gordura.

E se adicionarmos um pouquinho de exercício a essa mistura? Exercitando-nos antes da primeira refeição do dia, aceleramos a queima de glicogênio – e aumentamos o tempo em que o organismo queima gordura.

E faz sentido se exercitar por mais de 8 minutos? Certamente, se você quiser. Porém, é mais importante criar o hábito da consistência/estabilidade e incorporar os exercícios ao maior número possível de dias na semana. Para ajudá-lo, convoquei as mentes de alguns dos melhores especialistas em fitness do mundo.

Parte do que se segue será desafiador, mas também há programas de exercícios superfáceis – começando com uma simples caminhada de 8 minutos. Caminhar 8 minutos por dia nos deixa com barriga de tanquinho? Não. Mas seu objetivo não é queimar 1.000 calorias, nem necessariamente 100. O objetivo é acelerar o metabolismo para atingirmos os depósitos de glicogênio. Associados à Dieta das 8 Horas, até esses poucos exercícios deixarão os queimadores de gordura mais rápidos, acelerando o caminho até a boa forma. Portanto, vá aos poucos, comece pelos mais fáceis e chegue aos mais difíceis. Associe-os em programas de 16, 24 ou 32 minutos. Mas almeje a consistência: é melhor praticar 8 minutos de exercícios por dia do que 32 minutos uma ou duas vezes por semana.

PROGRAMA DE EXERCÍCIOS DE 8 MINUTOS

ROTINAS COM UM EXERCÍCIO

Se você não pratica exercícios regularmente, não há necessidade de entrar de cabeça em um programa extenuante. A meta de quem está começando é apenas queimar algumas calorias a mais para ajudar o organismo a esvaziar seus depósitos de glicogênio.

Caminhada

EXERCÍCIO 1

OPÇÃO 1: Faça uma caminhada acelerada durante 8 minutos pela manhã.

OPÇÃO 2: Caminhe na esteira com pequena inclinação durante 8 minutos. Aumente a inclinação para que ocorra maior queima de calorias.

OBS: Para transformar esse exercício em um desafio pessoal, caminhe o mais rápido que puder durante 4 minutos, depois vire-se e volte. Tenha o objetivo de caminhar um pouquinho mais a cada dia – seja estendendo o tempo, seja aumentando a velocidade.

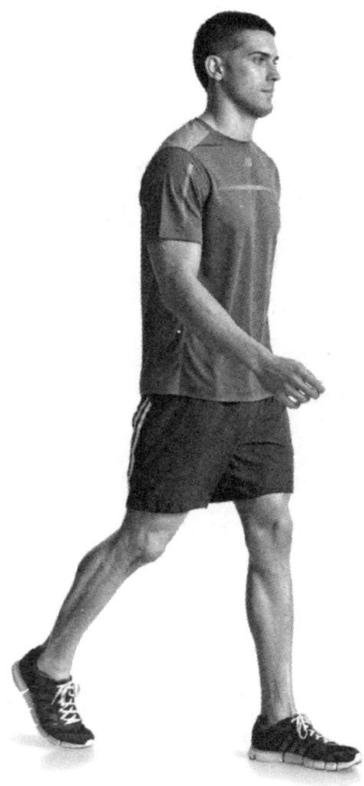

Corrida ao ar livre

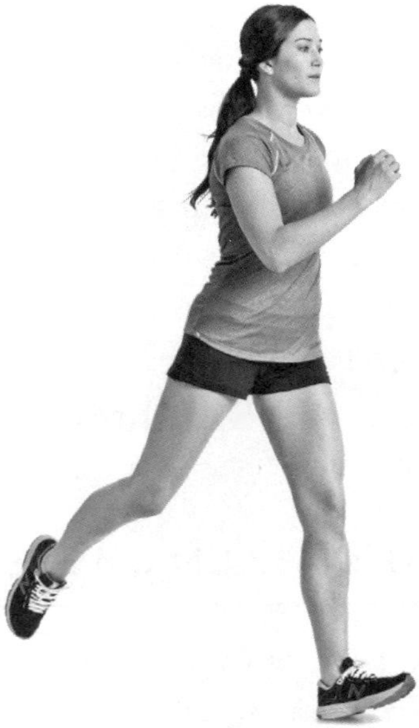

EXERCÍCIO 2

OPÇÃO 1: Dê uma corridinha em velocidade constante, que lhe permita conversar, mas falando apenas de três a quatro palavras por vez.

OPÇÃO 2: Vá devagar, depois acelere. Corra em um ritmo lento e fácil durante 30 segundos. Depois acelere o ritmo, aumentando uns dois pontos por 30 segundos. Continue repetindo esse procedimento.

OBS: Você pode experimentar essa mesma rotina na bicicleta ergométrica, aparelho de remada, *transport* ou outro equipamento aeróbico.

Corrida estacionária

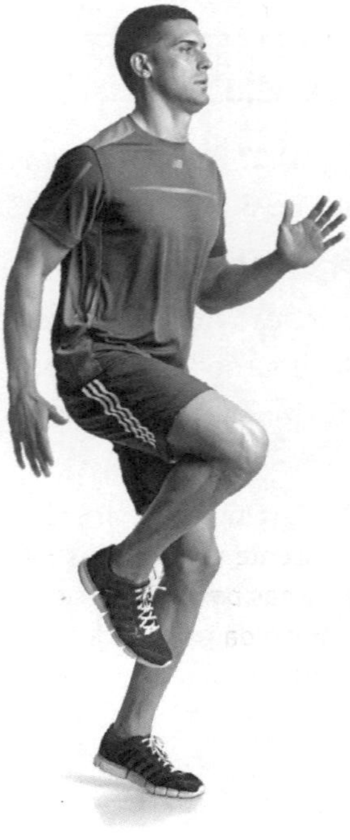

EXERCÍCIO 3

Corra sem sair do lugar por 60 segundos, tentando elevar os joelhos. Descanse 60 segundos. Corra mais 60 segundos e descanse 60 segundos. Depois corra 60 segundos e só então desloque-se um pouco para a frente e para trás. Descanse 60 segundos. Corra mais uma vez por 60 segundos, porém deslocando-se um pouco para o lado esquerdo e retornando. Descanse 30 segundos. E finalize correndo 30 segundos no lugar.

MAIS OPÇÕES!
Associe essa rotina de corrida estacionária com polichinelos, polichinelos com braços para a frente, ou pulando corda.

Agachamento e extensão de quadril e joelhos no *step*

EXERCÍCIO 4

Marque 8 minutos no cronômetro. A meta é completar 8 rodadas de um nível em 8 minutos. Por exemplo, no nível 1, você tentará 4 repetições a cada minuto por 8 minutos. Quando conseguir fazer 8 rodadas em 8 minutos, passe para o nível seguinte. Não se apresse no começo; concentre-se na manutenção da boa forma e no desenvolvimento da força e da flexibilidade.

De frente para uma caixa baixa (com cerca de 15 a 30 centímetros de altura), com os pés mais afastados do que a largura dos ombros. Com os quadris e joelhos flexionados, desça e fique agachado até alcançar a caixa com as mãos (fig. 1). Jogue as pernas para trás (fig. 2) e depois reverta o movimento, retornando à posição inicial de agachamento (fig. 3). Levante-se rapidamente (fig. 4). Isso é uma repetição.

Nível	Repetições
1	4
2	5
3	6
4	7
5	8
6	9

PARA FACILITAR
Em vez de jogar as pernas para trás simultaneamente, estenda de forma lenta uma perna, depois a outra. Reverta o movimento e, em seguida, levante-se.

PARA DIFICULTAR
Acrescente uma flexão de braço toda vez que jogar as pernas para trás. Além disso, você pode saltar partindo da posição agachada, em vez de apenas levantar-se.

1

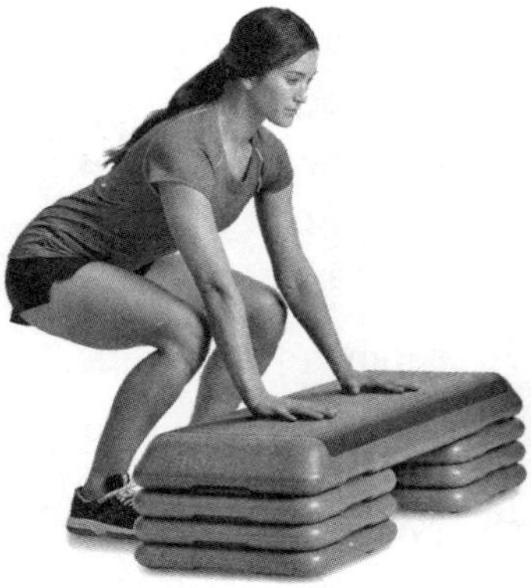

2

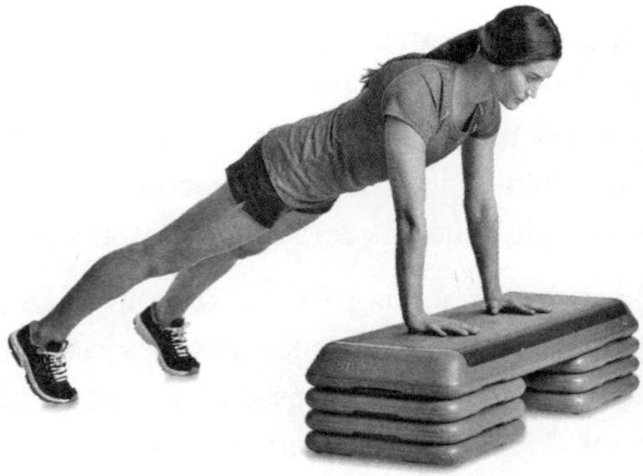

3

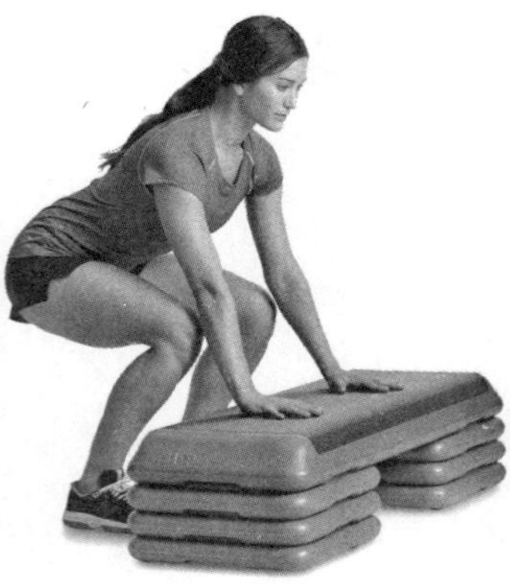

4

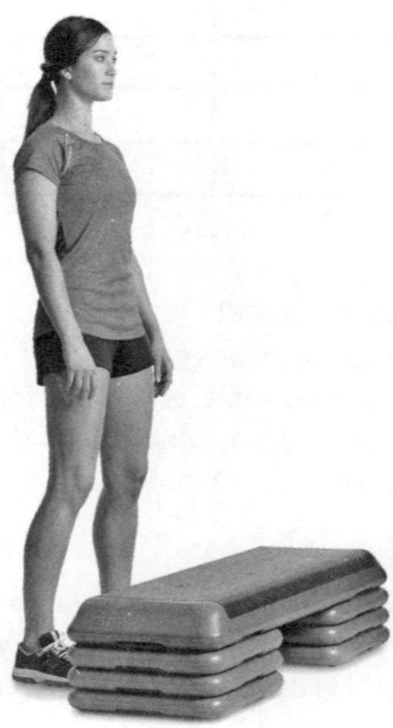

ROTINAS DE DOIS EXERCÍCIOS

Há três rotinas com dois exercícios que associam duas atividades para tônus muscular e que podem ser executadas apenas com o peso do corpo. Elas trabalham áreas difíceis de tonificar, como glúteos, quadríceps, braços e ombros. Faça 8 repetições do primeiro exercício, seguidas por 8 repetições do segundo. Essa é uma rodada. Repita o máximo de rodadas que conseguir em 8 minutos, descansando quando necessário. Você queimará 16 calorias por rodada.

Afundo alternado

EXERCÍCIO 5a

De pé, afaste as pernas na largura dos quadris e deixe as mãos em frente ao tórax ou ao lado do corpo. Mantendo o tronco ereto, leve o pé esquerdo para trás descendo o corpo até que o joelho da frente esteja flexionado em um ângulo de pelo menos 90 graus e o joelho de trás quase toque o chão. Retorne à posição inicial. Isso é uma repetição. Agora repita o movimento com a perna direita, alternando os lados.

PARA DIFICULTAR
Segure com as duas mãos um haltere próximo ao tórax, ou segure um haltere em cada mão de cada lado do corpo.

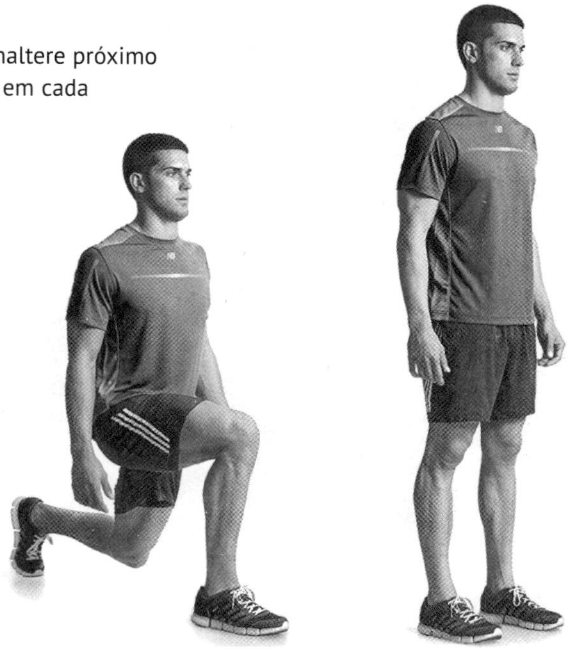

Alpinista

EXERCÍCIO 5b

Comece na posição inicial da flexão, com os braços completamente esticados. O corpo deve fazer uma linha reta da cabeça aos tornozelos. Sem permitir que a postura da região lombar mude, flexione a perna direita, tirando o pé do chão, e aproxime lentamente o joelho direito do tórax. Retorne à posição inicial e repita com a perna esquerda. Alterne os lados para completar uma série.

PARA FACILITAR
Apoie as mãos em uma superfície elevada, como um banquinho.

PARA DIFICULTAR
Apoie os pés em uma superfície elevada, como um banquinho.

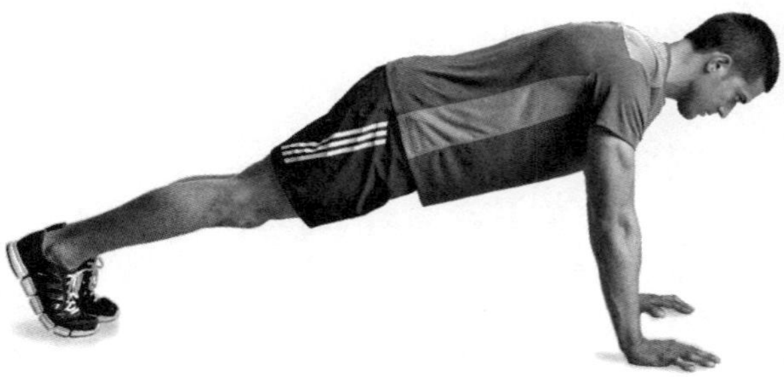

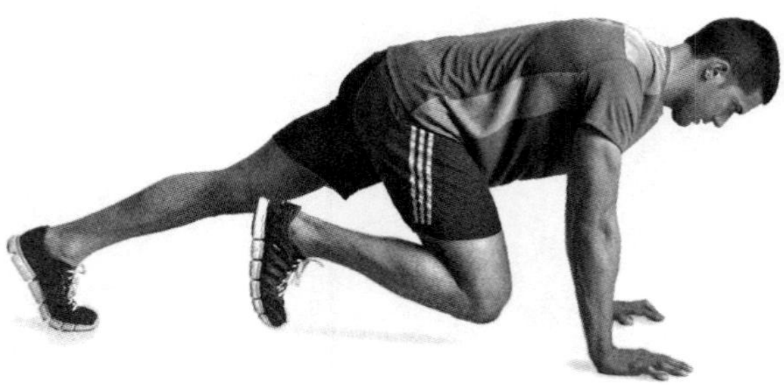

Agachamento com flexão plantar e braços elevados

EXERCÍCIO 6a

Mantenha os pés paralelos e separados, um pouco mais do que a largura dos ombros e os braços para baixo. Jogue simultaneamente os quadris e os braços para trás, flexionando as pernas e abaixando o corpo até que as coxas estejam quase paralelas ao chão. Faça uma pausa e então retorne logo à posição inicial e, ao mesmo tempo, eleve os braços acima da cabeça, finalizando o movimento na ponta dos pés.

PARA FACILITAR

Coloque uma caixa ou cadeira atrás de você e desça até a superfície dela a cada repetição. Faça uma pausa momentaneamente, depois se levante.

PARA DIFICULTAR

Pule partindo da posição de agachamento.

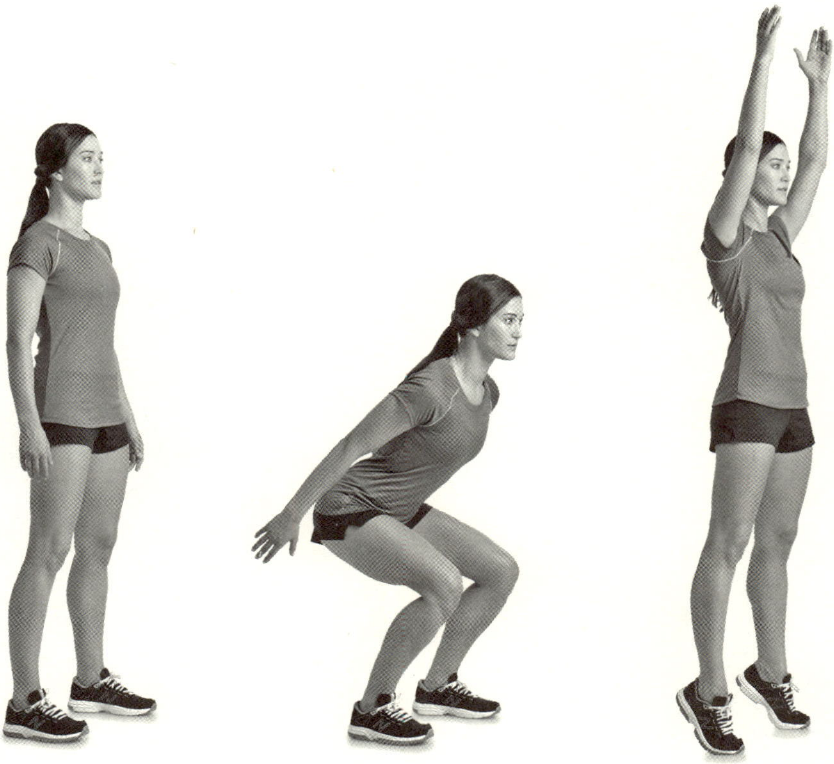

Saltos laterais nos quatro apoios

EXERCÍCIO 6b

Fique na posição de quatro apoios, com as mãos e os pés apoiados no chão. Agora, tire os joelhos do chão cerca de 3 a 5 centímetros. Mantendo as costas retas, dê um pulinho retirando os pés do chão para o lado direito. (Imagine que há uma linha sobre a qual está pulando.) Em seguida, pule para o lado esquerdo. Continue pulando para trás e para a frente, mantendo os quadris e os ombros alinhados em todo o exercício. O segredo é manter parte do peso sobre os ombros, para que haja uma transferência regular de um lado para outro.

PARA DIFICULTAR
Aumente a altura e a distância de cada pulo.

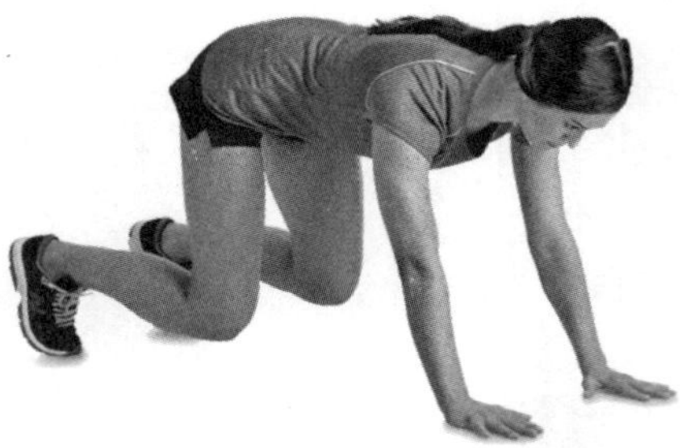

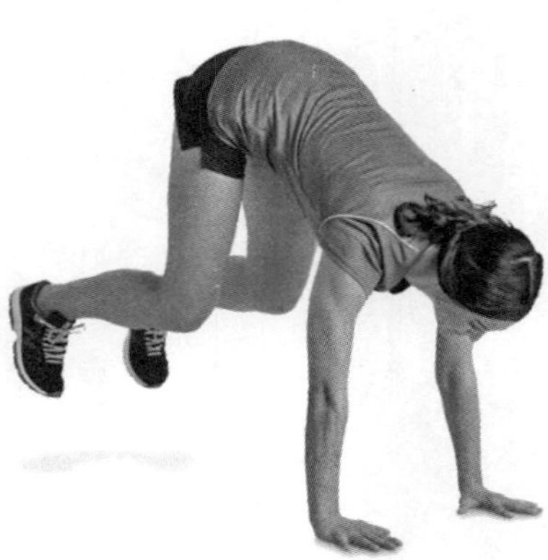

Afundo alternado lateral

EXERCÍCIO 7a

Com os pés afastados aproximadamente na largura dos quadris, dê um grande passo para o lado esquerdo, descendo o tronco ao colocar os quadris para trás e flexionar o joelho esquerdo até que a coxa esteja quase paralela ao chão. (Não tire o pé direito do chão.) Retorne à posição inicial, repetindo o movimento para o lado direito.

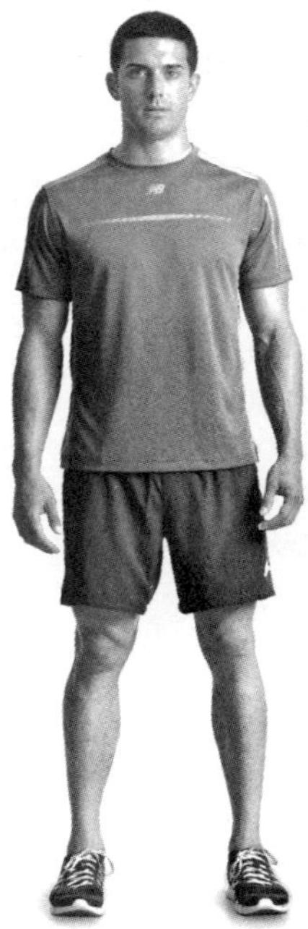

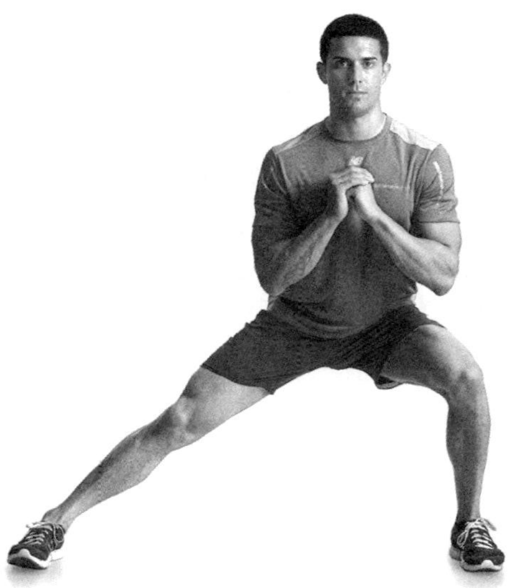

Flexão de braço com flexão de joelho em isometria

EXERCÍCIO 7b

Assuma a posição inicial de flexão. Flexione o quadril direito, retirando o pé do chão, e tente tocar o joelho no cotovelo direito. Retorne à posição inicial e repita com a perna esquerda. Isso é uma repetição.

PARA DIFICULTAR

Faça uma flexão ao mesmo tempo que dobra o joelho, como se fosse tocar o cotovelo (veja a terceira foto).

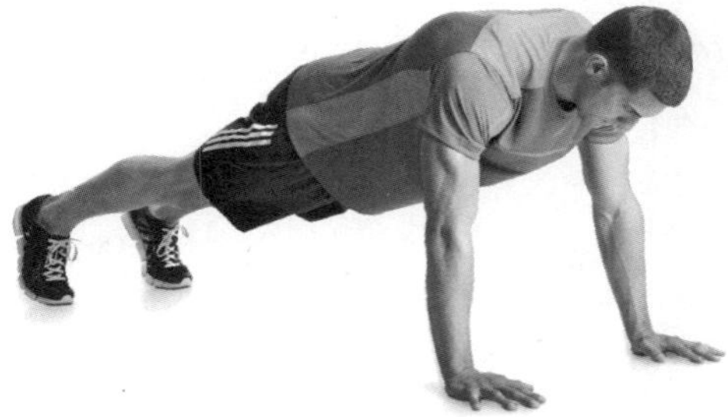

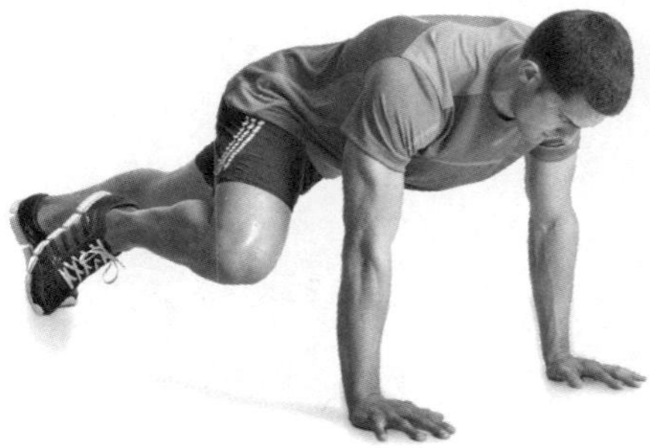

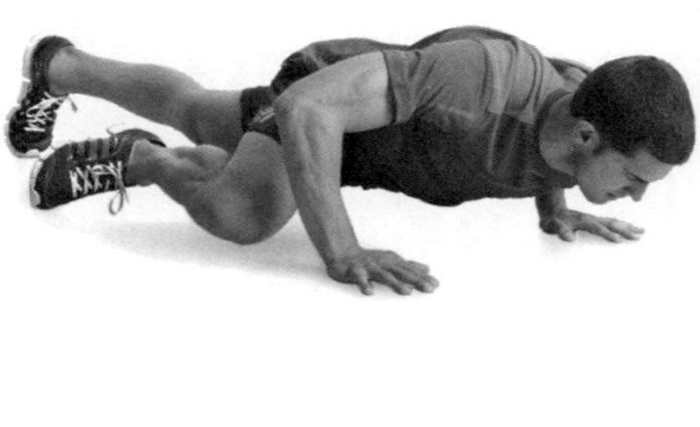

EXERCÍCIOS INTERVALADOS

Elimine a gordura corporal com estas rotinas simples. Faça o primeiro exercício por 60 segundos e execute o segundo logo depois por 60 segundos. Essa é a primeira rodada. Descanse 1 minuto. Faça uma segunda rodada e descanse por outros 60 segundos. Em seguida, faça a terceira rodada, e pronto: 8 minutos de intensa queima de calorias.

Ponte frontal e lateral com braços estendidos

EXERCÍCIO 8a

Assuma a posição inicial de flexão, com os braços esticados. Com um só movimento, erga a mão direita e gire o lado direito do corpo para fora, posicionando o corpo na lateral. Os braços e o corpo formam um T. Inverta o movimento e repita, girando dessa vez para o lado esquerdo. Nota: mantenha os quadris elevados e o corpo em linha reta quando fizer a rotação.

PARA DIFICULTAR
Faça uma flexão entre cada rotação.

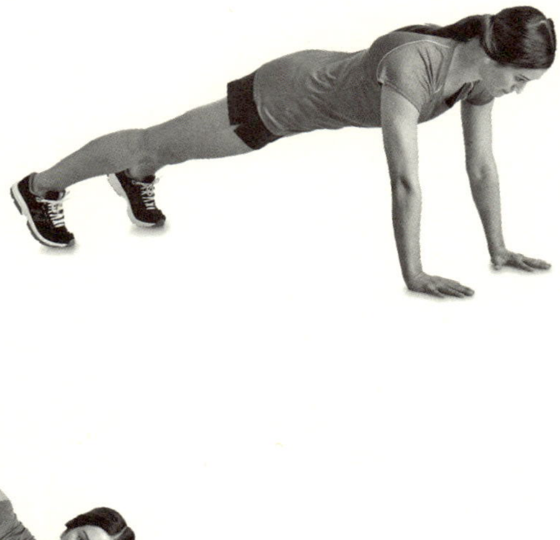

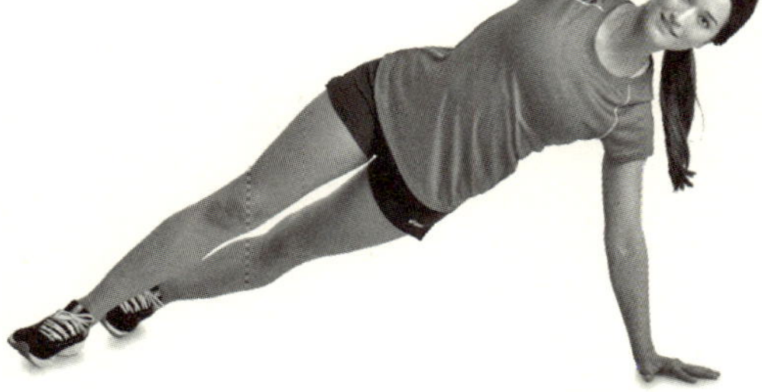

Extensão dos quadris

EXERCÍCIO 8b

Deite-se de barriga para cima, com os joelhos flexionados e os pés bem apoiados no chão. Posicione os braços no chão, um pouco abertos, com a palma das mãos voltadas para baixo. Eleve os quadris, de forma que o corpo forme uma linha reta dos joelhos até os ombros. Faça uma pausa de 1 a 2 segundos, desça os quadris e repita o movimento.

PARA DIFICULTAR

Coloque as pontas dos dedos sobre a testa.

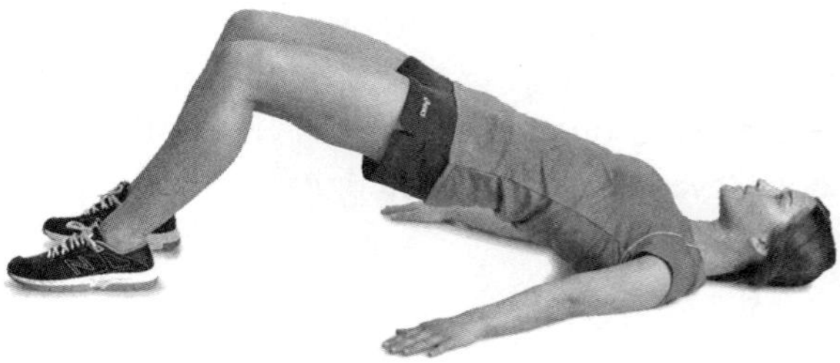

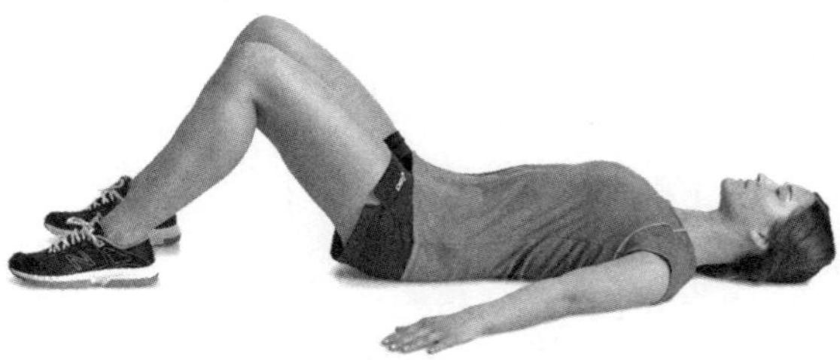

Flexão com elevação de perna

EXERCÍCIO 9a

Assuma a posição inicial de flexão, com os braços completamente estendidos. O corpo deve formar uma linha reta da cabeça aos tornozelos. Sem deixar os quadris se deslocarem, tire o pé direito do chão, elevando a perna esticada, e faça uma flexão. Retorne à posição inicial e repita com a perna esquerda. Alterne os lados durante a série.

PARA FACILITAR
Não faça a flexão; simplesmente segure na posição do exercício enquanto eleva as pernas, uma de cada vez.

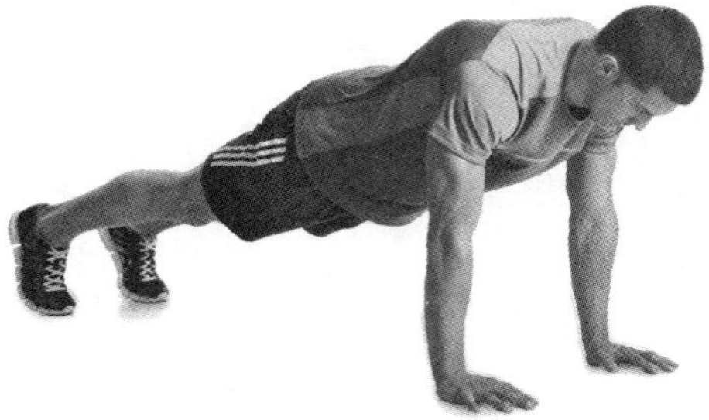

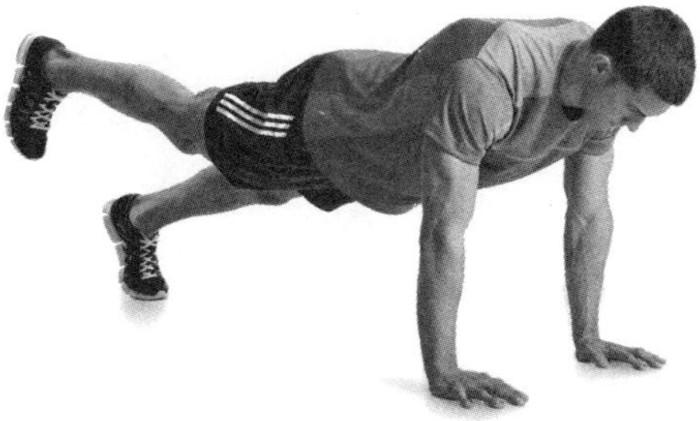

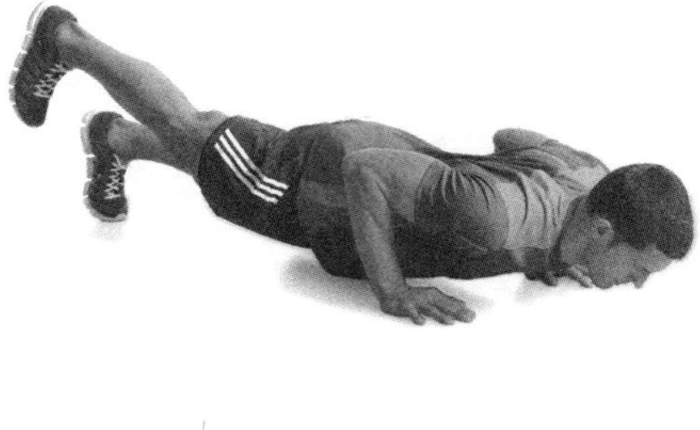

Agachamento com rotação de quadril

EXERCÍCIO 9b

Afaste os pés, ultrapassando a largura dos ombros. Flexione os joelhos, lançando os quadris para trás e descendo o corpo o máximo possível, sem mexer na curvatura natural da coluna. Retorne à posição inicial. Ao levantar-se, vire os pés girando o tronco para o lado direito. Inverta o movimento e depois gire para a esquerda. Continue alternando os lados.

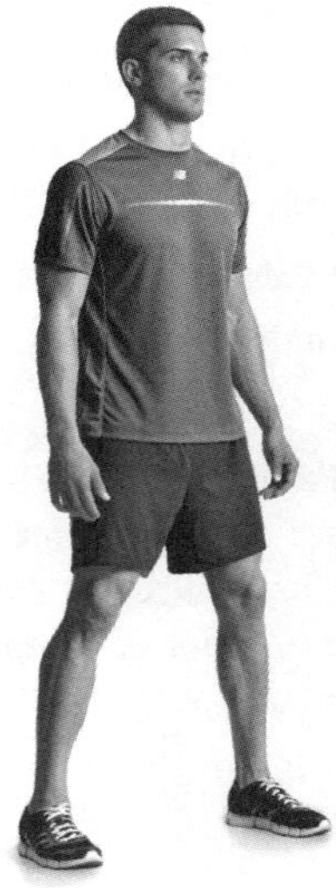

PARA DIFICULTAR
Aumente a velocidade do exercício, sem perder o controle.

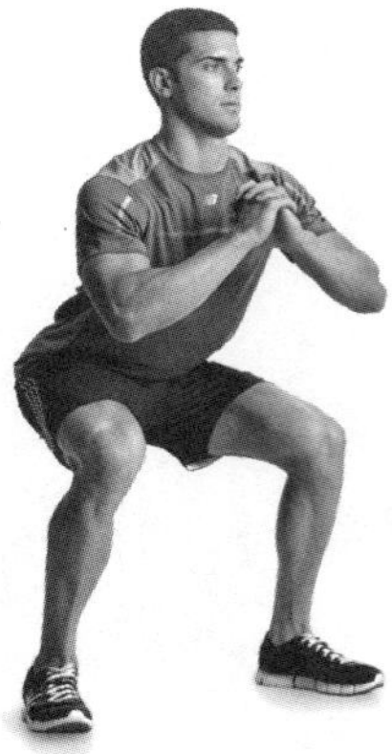

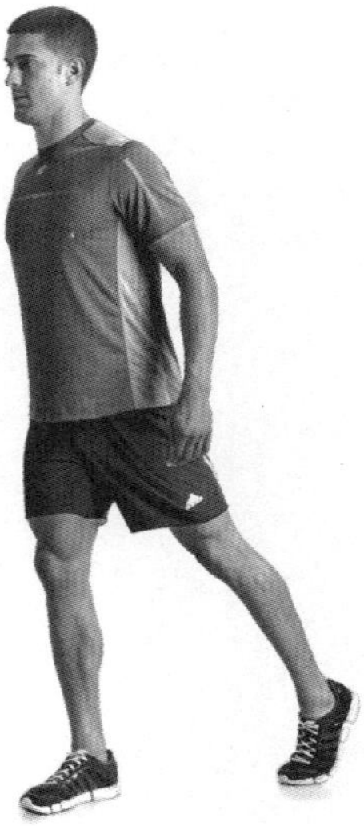

Mergulho

EXERCÍCIO 10a

Assuma a posição de flexão, mas aumente a distância entre os pés e os desloque para a frente; eleve os quadris de forma que o corpo praticamente forme um V de cabeça para baixo. Desça a parte da frente do corpo, flexionando os braços e avançando até que o queixo se aproxime do chão. Contraia os glúteos e desça os quadris à medida que estende os braços e eleva a cabeça e os ombros na direção do teto. Agora eleve os quadris novamente indo para trás até a posição de V invertido e repita o movimento.

PARA FACILITAR
Vá para a frente e para trás da posição inicial em V até a posição inicial da flexão.

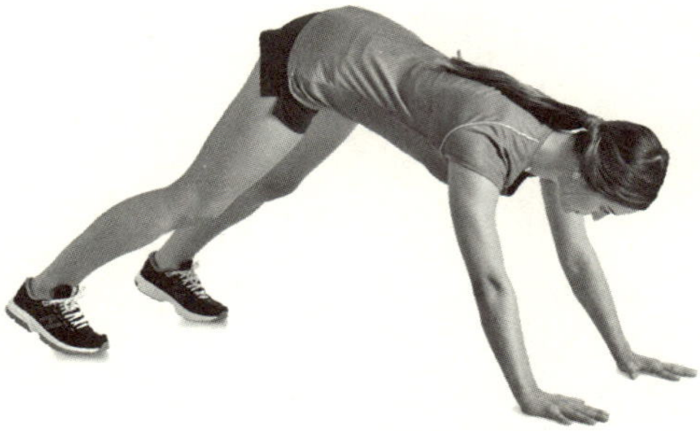

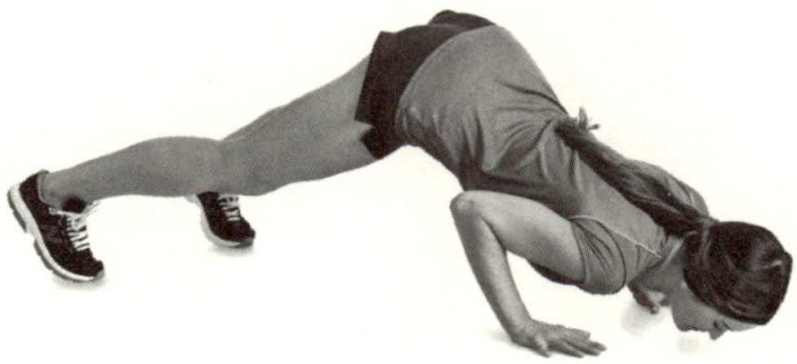

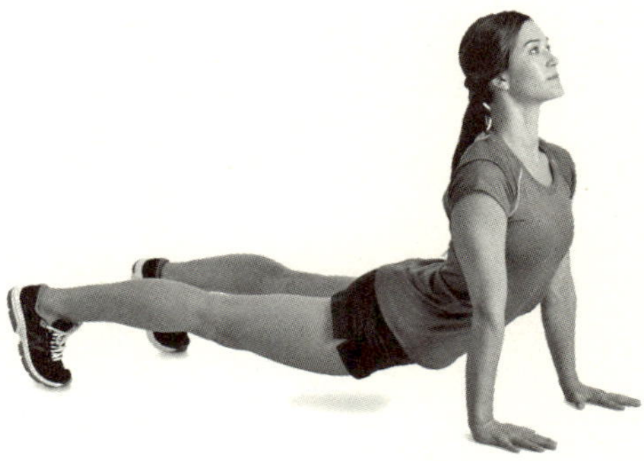

Caminhada com agachamento

EXERCÍCIO 10b

Afaste os pés na largura dos quadris e coloque as mãos atrás da cabeça, abrindo os cotovelos, encostando as escápulas e pressionado-as para baixo. Agache o máximo que puder e caminhe para a frente e para trás sem elevar ou abaixar os quadris.

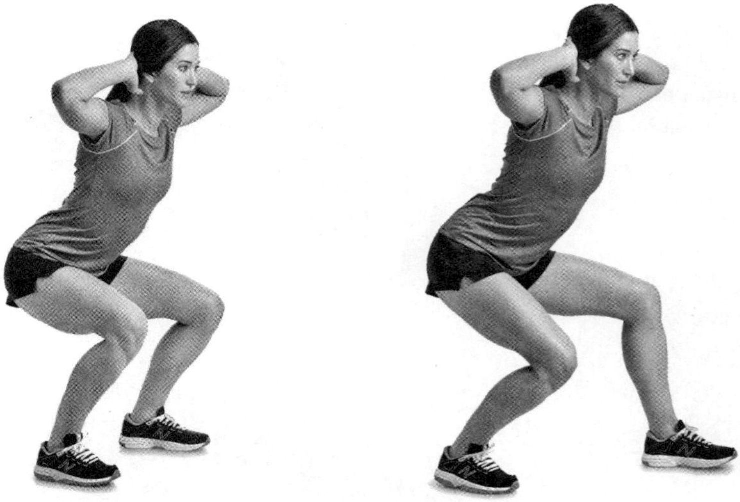

EXERCÍCIOS QUE NOS DESPERTAM E ATIVAM A CIRCULAÇÃO

Os exercícios apresentados a seguir são movimentos rápidos, que estimulam a circulação sanguínea e elevam a frequência cardíaca. Faça um exercício por 20 segundos e descanse 20. Depois faça o próximo por 20 segundos e descanse mais 20. Essa é uma série. Faça ao todo seis séries.

Meio agachamento com flexão plantar e braços elevados (*ground zero jumps*)

EXERCÍCIO 11a

Afaste os pés, alinhando-os na largura dos quadris. Ao mesmo tempo, lance os quadris para trás, flexione um pouco os joelhos e lance os braços para baixo, deixando-os pender ao lado do tronco. A posição assemelha-se à de um esquiador descendo a montanha. Partindo daí, lance os quadris com vigor para a frente, estique os joelhos e lance os braços para cima, ficando na ponta dos pés. Repita o movimento rapidamente.

PARA DIFICULTAR
Dê um salto ao jogar os braços para cima.

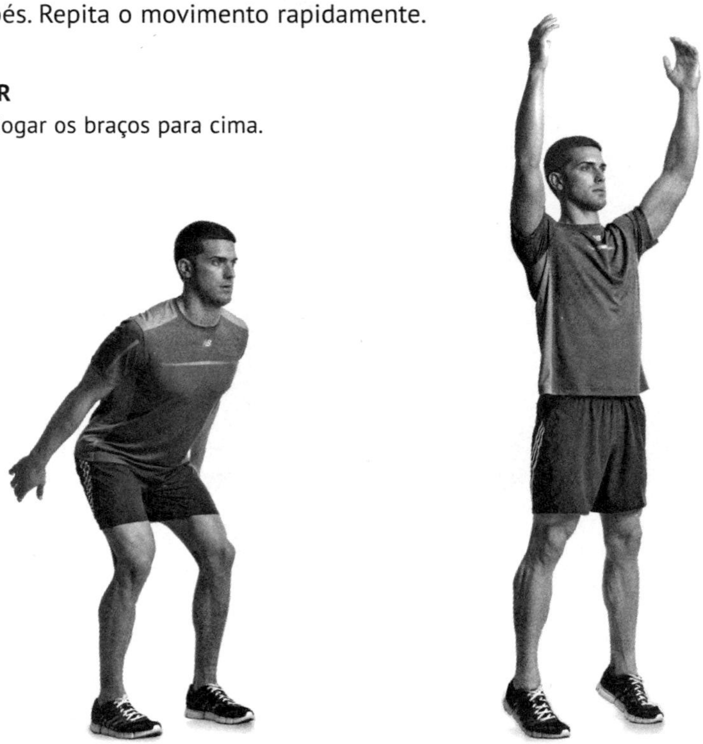

Ponte frontal com flexão e extensão de quadril

EXERCÍCIO 11b

Assuma a posição inicial de flexão, com os braços estendidos. O corpo deve formar uma linha reta da cabeça até os tornozelos. Sem deixar que a postura da região lombar mude, flexione os joelhos, lançando os quadris para trás. Retorne rapidamente à posição inicial.

PARA DIFICULTAR

Em vez de retornar à posição inicial, volte e faça uma flexão, indo em seguida para a posição com os quadris flexionados.

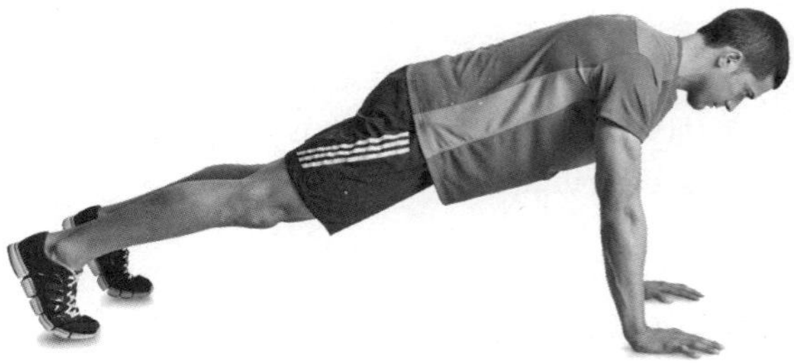

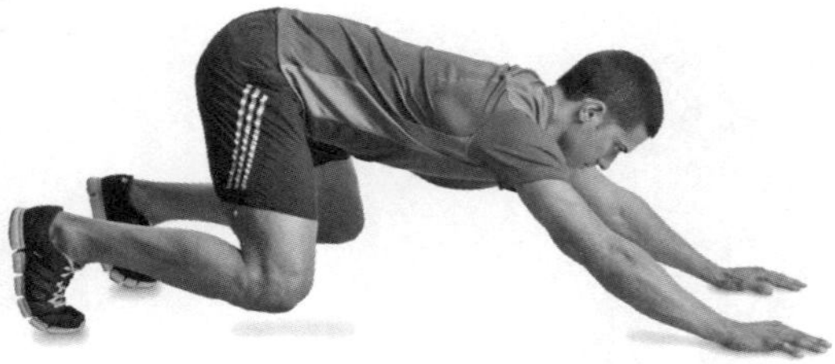

Ponte frontal com extensão alternada de cotovelo

EXERCÍCIO 12a

Assuma a posição de flexão, mas flexione os braços e apoie o peso nos antebraços, em vez de apoiar-se nas mãos. O corpo deve formar uma linha reta dos ombros até os tornozelos. Prepare seu *core*, contraindo o abdômen como se fosse receber um soco no estômago. Sem deixar que a postura mude (não deixe os quadris descerem!), coloque primeiro a mão direita no chão, depois a esquerda. Em seguida, leve o corpo até a posição de cima da flexão. Agora desça, apoiando-se novamente nos cotovelos na posição de ponte. Repita o máximo de vezes que conseguir.

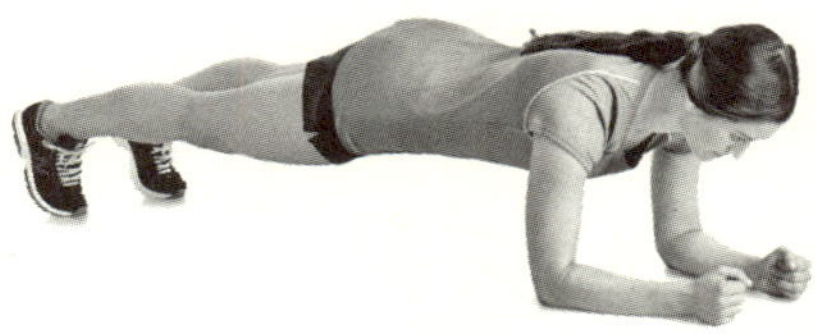

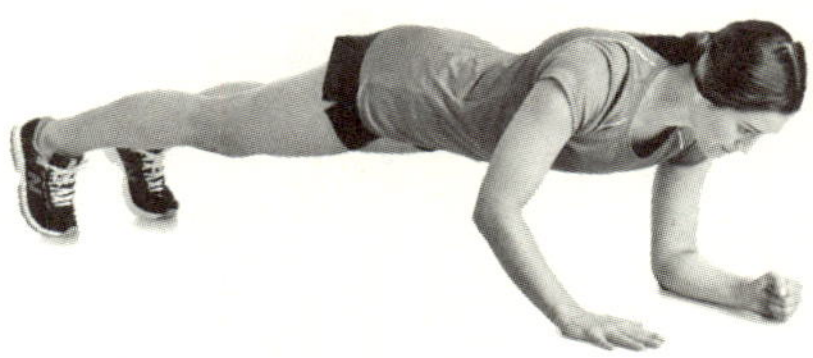

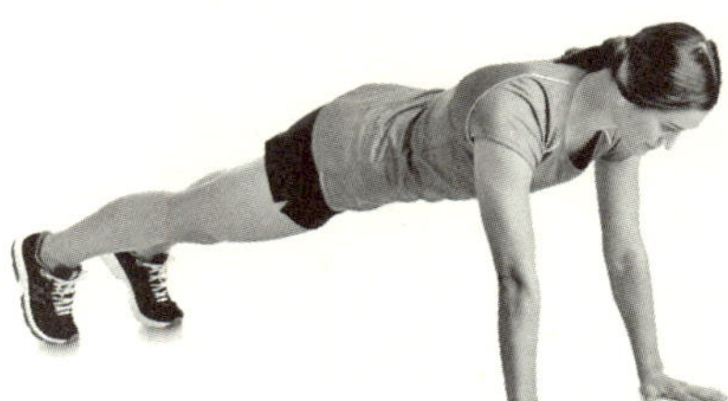

Salto lateral com o tronco inclinado

EXERCÍCIO 12b

Fique em pé sobre a perna direita, com o joelho direito um pouco flexionado e o pé esquerdo ligeiramente fora do chão. Incline o corpo para a frente e salte, trocando de perna. Com o peso no pé esquerdo, leve o direito para trás, à medida que se inclina para o lado oposto do braço que vai à frente. Inverta o movimento e repita com o outro lado.

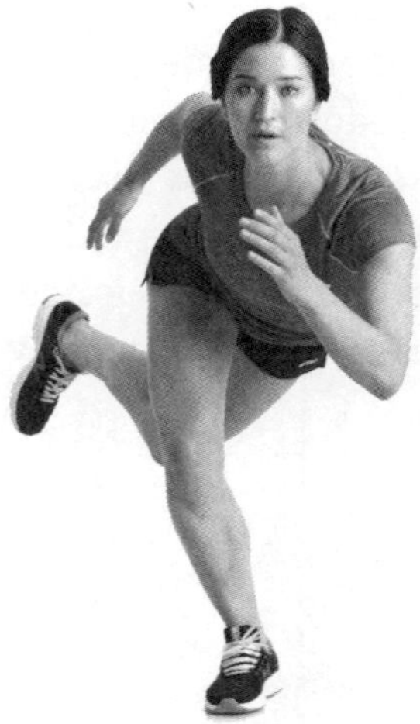

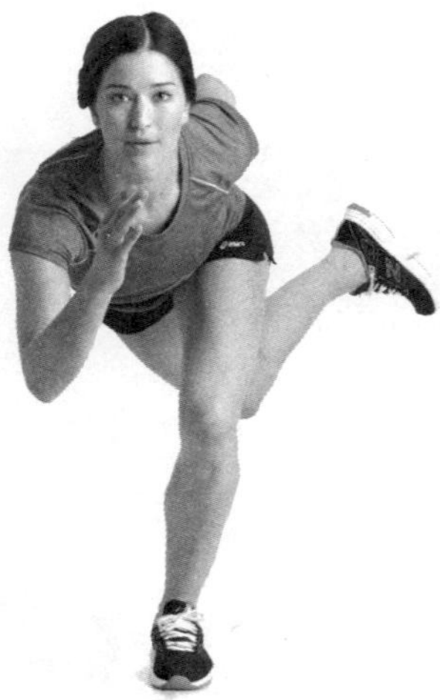

Agachamento simultâneo com braços junto ao peito

EXERCÍCIO 13a

Com os pés juntos e paralelos, dê um pulinho, abrindo as pernas em uma distância maior do que a largura dos ombros ao mesmo tempo que lança os quadris para trás, flexiona os joelhos e fica na posição de agachamento, com as coxas quase paralelas ao chão. Retorne imediatamente à posição inicial, dando um pulinho e juntando os pés novamente. Repita.

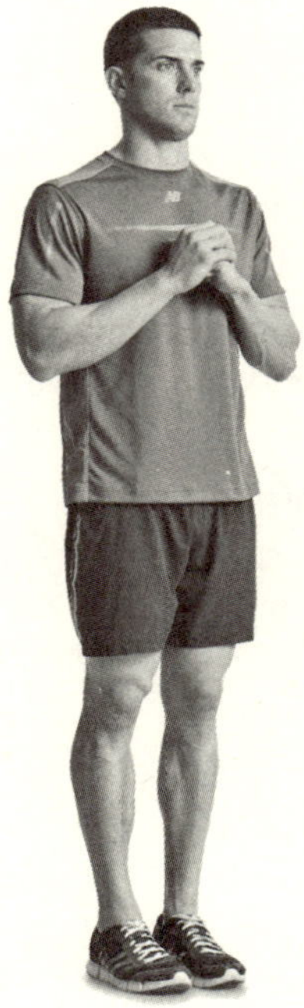

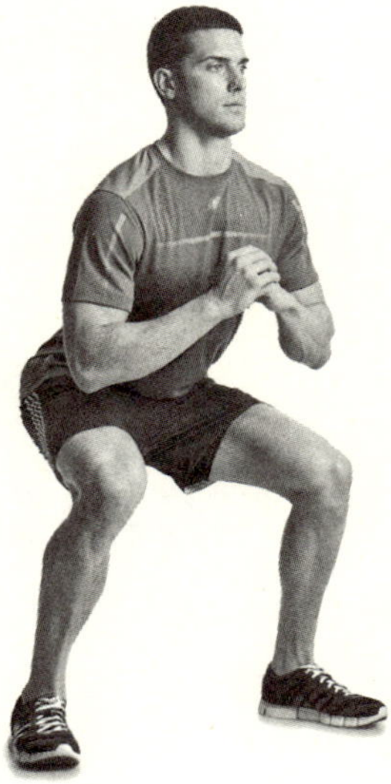

Flexão de braços com joelhos flexionados

EXERCÍCIO 13b

Fique na posição de quatro apoios, com as mãos e os joelhos no chão. Tire os joelhos do chão, cerca de 3 a 5 centímetros. Flexione os cotovelos e desça o corpo até que os joelhos praticamente toquem o chão. Estique os braços, subindo novamente, e repita o movimento. Mantenha os cotovelos o mais próximo possível do corpo durante todo o movimento.

PARA DIFICULTAR

Afaste os pés mais para trás. Você pode deslocá-los apenas um pouco, ou até que as pernas estejam completamente estendidas (mais difícil).

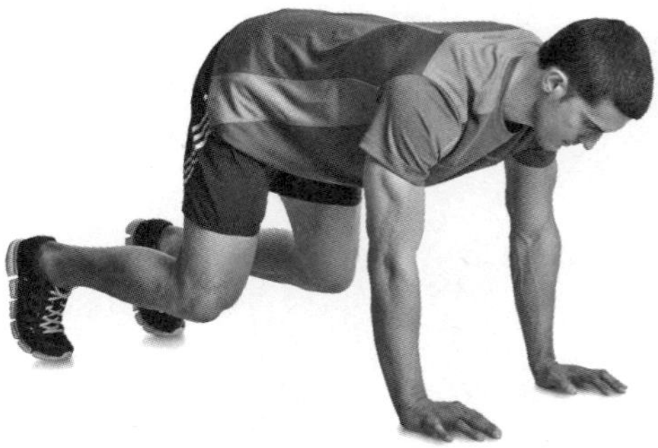

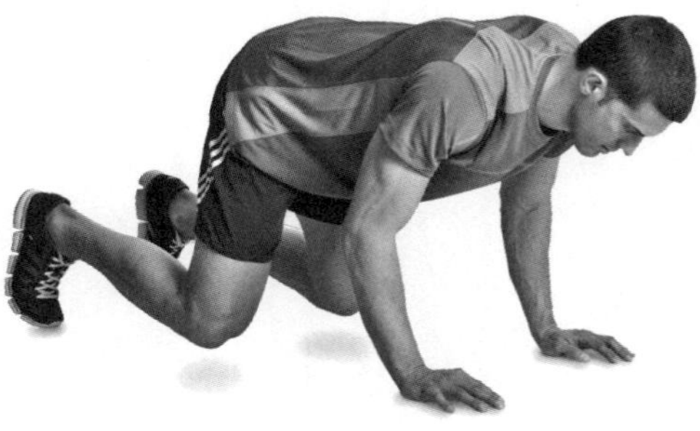

PROGRAMAS DE EXERCÍCIOS ISOMÉTRICOS

Não é preciso mover um músculo nesta rotina de 8 minutos. Basta manter a posição e sentir a gordura ser queimada. Como fazer: simplesmente segure 10 segundos no primeiro exercício, descanse 5 segundos e repita 12 vezes. Depois, descanse 1 minuto e repita o procedimento com o segundo exercício. (É uma excelente opção quando o espaço é limitado e o resto da família ainda está dormindo.)

Agachamento simultâneo com braços atrás da nuca

EXERCÍCIO 14a

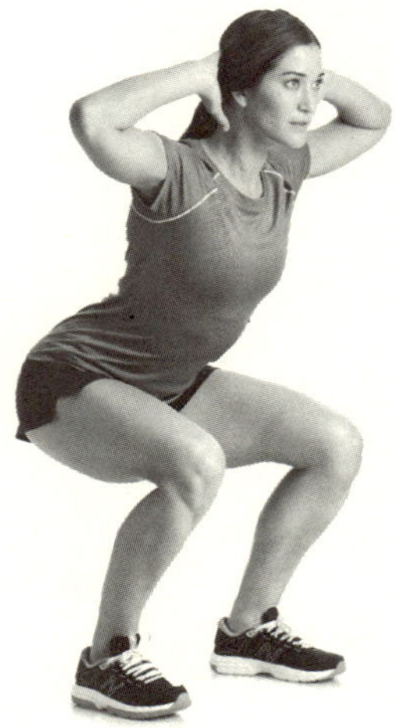

Coloque as mãos atrás da cabeça, os cotovelos abertos e os pés separados alinhados aos ombros. Abaixe o corpo o máximo que conseguir e mantenha a posição.

PARA FACILITAR
Afaste mais os pés.

PARA DIFICULTAR
Aproxime mais os pés. Ou para dificultar ainda mais, desestabilize os pés, posicionando os dedos do pé esquerdo na direção do calcanhar do pé direito. Erga o calcanhar esquerdo. Alterne a colocação dos pés cada vez que repetir o exercício.

Ponte frontal com os joelhos flexionados em isometria

EXERCÍCIO 14b

Fique na posição de quatro apoios, com as mãos e os joelhos no chão. Levante os joelhos do chão cerca de 2 a 5 centímetros e mantenha a posição.

PARA DIFICULTAR

Tire um dos braços do chão. (Alterne os braços cada vez que repetir.) Você também pode tirar uma das pernas do chão, ou tirar do chão uma perna e o braço oposto ao mesmo tempo (mais difícil).

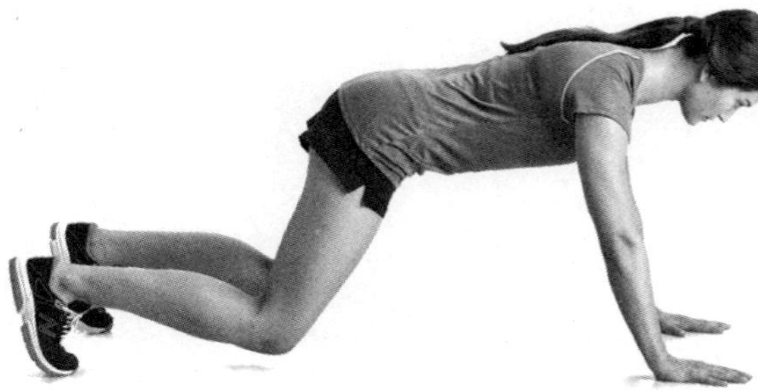

Agachamento unilateral com joelho flexionado atrás

EXERCÍCIO 15a

Fique de pé, apoiado somente no pé esquerdo, com o joelho flexionado e o pé direito para trás. Jogue os quadris para trás, flexione o joelho esquerdo, e desça o corpo até onde se sentir confortável. Segure na posição. Repita o movimento, trocando de perna. Tente descer um pouco mais a cada série.

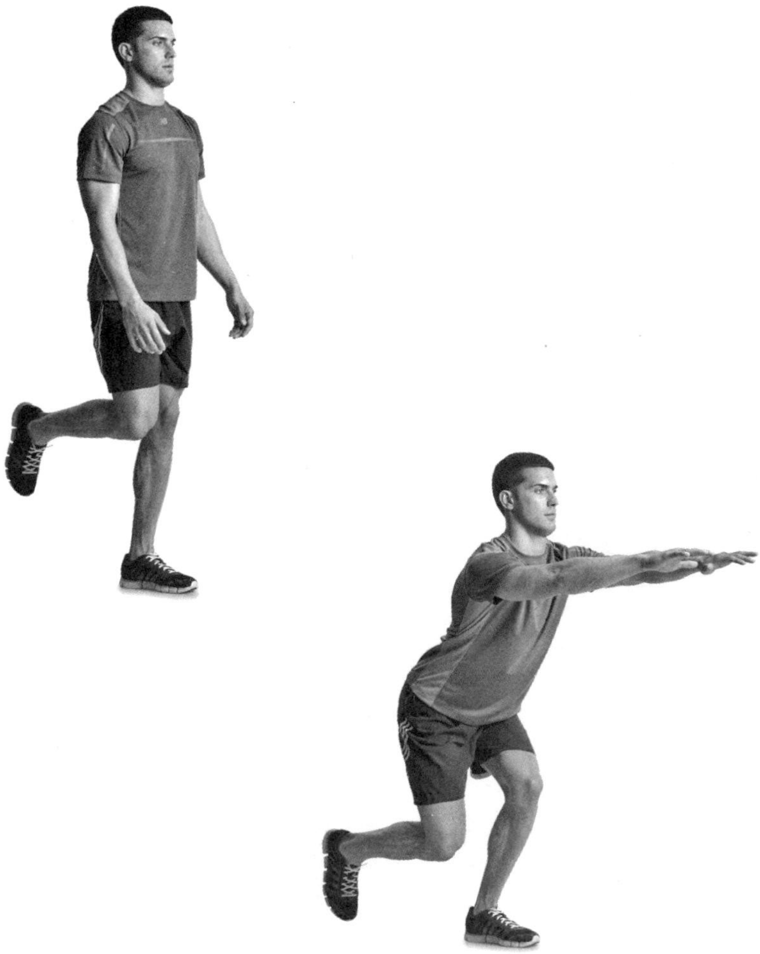

Meio agachamento com elevação de braços em isometria

EXERCÍCIO 15b

Flexione um pouco os joelhos e desça o tronco mantendo as costas retas. Eleve os braços para a frente, até ficarem alinhados ao torso e formarem um Y com a região lombar. (Os polegares devem estar voltados para cima.) Mantenha a posição.

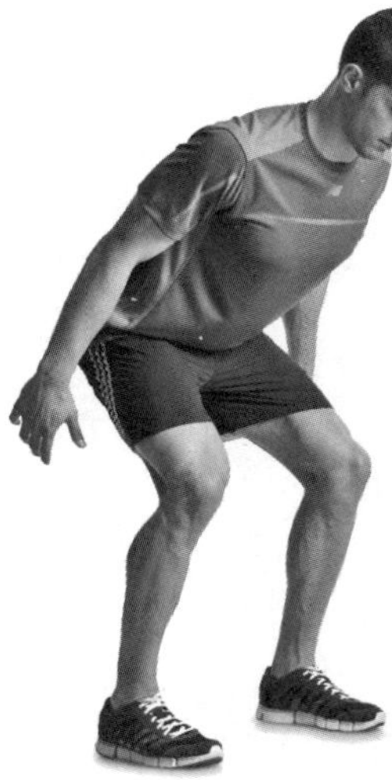

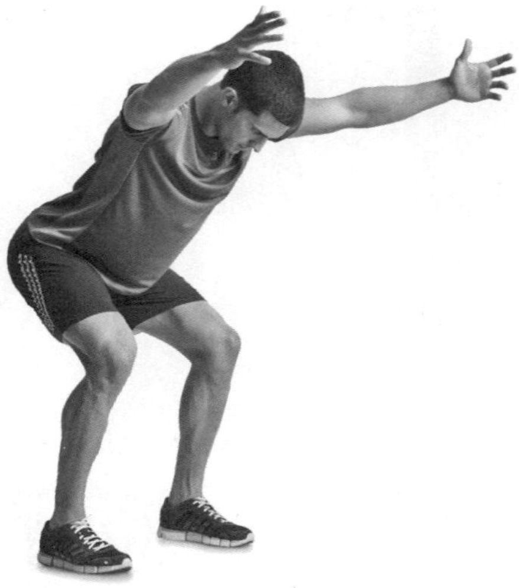

Extensão de quadril com pés elevados

EXERCÍCIO 16a

Deite-se de barriga para cima e apoie os calcanhares em um banquinho, *step* ou bola. Posicione os braços ligeiramente abertos na lateral, com as palmas das mãos para baixo. As pernas devem estar completamente esticadas. Flexione os pés, pressione os calcanhares no banco e erga o quadril, retirando-os do chão até que o corpo forme uma linha reta dos ombros até os joelhos. Mantenha a posição.

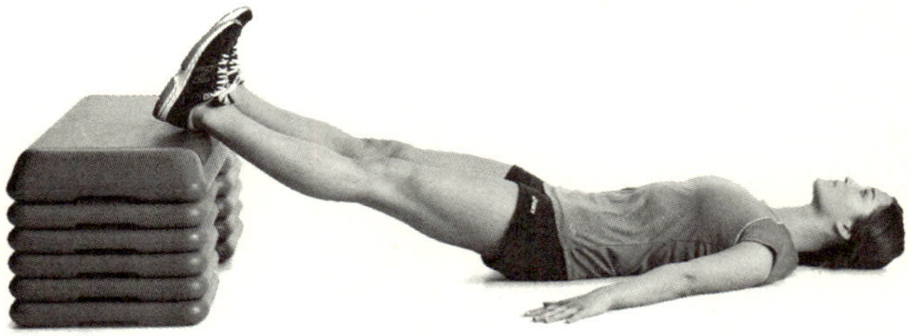

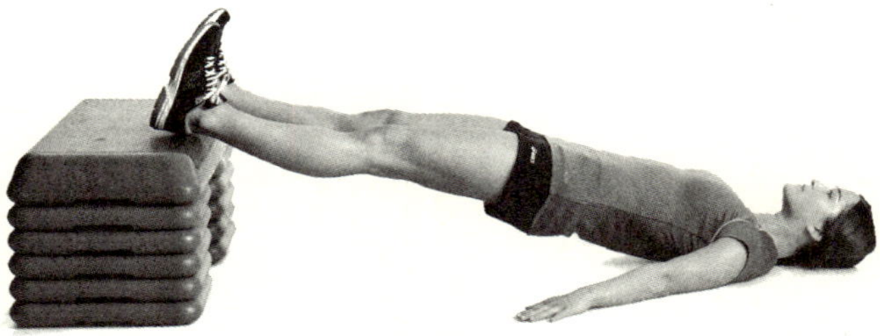

Ponte lateral com elevação de quadril

Exercício 16b

Deite-se sobre o lado esquerdo e eleve a parte superior do corpo apoiando-se no antebraço esquerdo. Estabilize o *core*, contraia os glúteos e eleve os quadris até que o corpo forme uma linha reta dos ombros até os tornozelos.
Na próxima série, troque de lado.

PARA FACILITAR
Antes de elevar o corpo, flexione os joelhos em um ângulo de 90 graus.

PARA DIFICULTAR
Eleve a perna de cima e mantenha a posição.

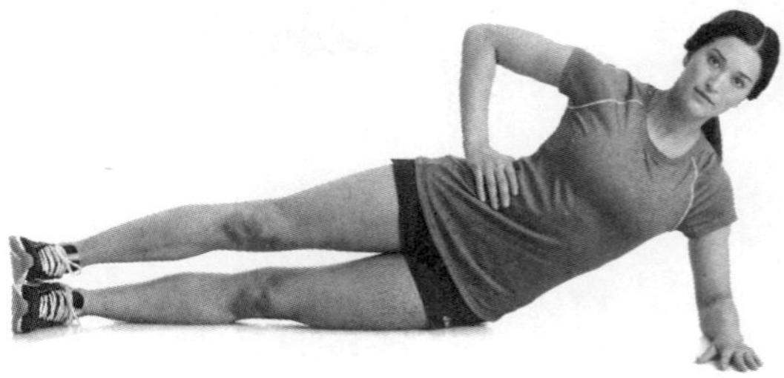

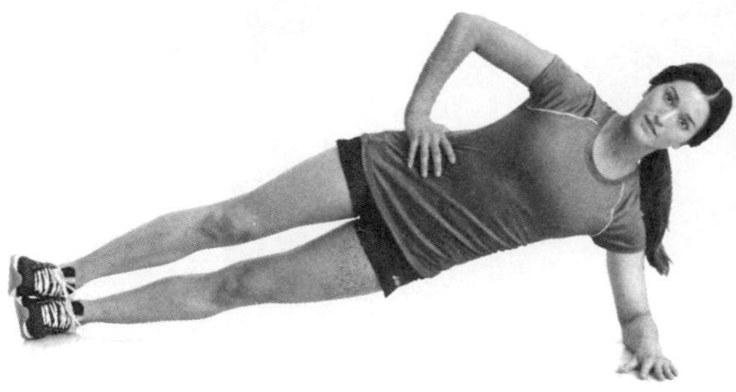

CAPÍTULO BÔNUS

Turbinando o programa de exercícios da Dieta das 8 Horas

Leve o emagrecimento a um nível completamente novo com estes movimentos que eliminam a barriga

PRONTO PARA O MELHOR PROGRAMA de exercícios da sua vida? Este plano definitivo tonificará os músculos e queimará gordura mais rápido do que nunca.

Ao seguirmos a Dieta das 8 Horas, temos uma vantagem secreta sobre todas as pessoas que vemos puxando ferro na academia, alongando-se nas aulas de ioga ou suando na esteira. Não estamos nos esforçando mais do que eles. Porém, nosso corpo está desenvolvendo músculos e queimando gordura mais rapidamente do que o deles.

É realmente um pouco injusto.

Mas é por isso que não é necessário nos exercitarmos durante tanto tempo ou com tanto vigor quanto a maioria das pessoas para obter os benefícios físicos que buscamos. Em apenas 8 minutos, podemos preparar o corpo para ficar mais enxuto, ter músculos mais tonificados e queimar mais calorias ao longo do dia. Precisamos apenas do programa adequado. Felizmente, você está no lugar certo.

8 minutos para um corpo enxuto

Para obter em 8 minutos os benefícios do ganho de massa muscular magra e queima de gordura, procurei o guru de *fitness* da *Men's Health*, B.J. Gaddour, especialista em treinamento funcional. Ele está fazendo mais pelas pessoas com seus oito DVDs do que muitos da indústria de *fitness* fizeram por elas ao longo de décadas. B.J. tem um físico incrível, mas se descreve como "ex-gordo" – e tem fotos que o comprovam. Mas o que ele não sabia até recentemente é que os exercícios físicos foram responsáveis apenas por parte do seu emagrecimento. O restante foi obtido por meio de uma versão própria da Dieta das 8 Horas.

Assim como Barack Obama, que experimentou o jejum quando era estudante da Universidade de Colúmbia, Gaddour avaliou sua vida e não ficou feliz com o que viu. E, como Obama, descobriu que poderia melhorar radicalmente a vida repensando sua alimentação. O jejum ajudou os dois a mudar – a circunferência da cintura, os objetivos de vida, a satisfação, tudo, enfim.

Gaddour conheceu a ideia de pular refeições ainda novo, com o pai, Brahim Gaddour, que havia imigrado da Tunísia para os Estados Unidos quando jovem. O pai jejuava durante o Ramadã. Além dos objetivos religiosos, Brahim aproveitava esse mês sagrado muçulmano para perder peso. Mas jamais mudou sua alimentação. Afirmava que simplesmente não conseguia comer tanto em uma única refeição durante o Ramadã porque o estômago havia diminuído. Mas talvez tenha sido devido aos exercícios físicos que praticava enquanto jejuava.

Como o Ramadã ocorre durante o verão no hemisfério norte, B.J. observava com veneração o desafio que o pai se impunha, exercitando-se ao ar livre sob o calor escaldante. Considerava inspiradora a absoluta determinação mental e a disciplina alimentar do pai. Mas observava também como o exercício físico ajudava a reforçar a prática do jejum.

A experiência enriquecerá bastante a sua prática também.

O jejum e a boa forma física começaram a mudar a vida de B.J. Gaddour aos 13 anos, mas ele continuou lutando contra o ganho de peso até a idade adulta. Quando finalmente se comprometeu a alimentar-se durante 8 horas por dia e associar essa alimentação a programas de exercícios bem definidos, passou a ter a boa forma que tem hoje. Não estamos dizendo que você vai se tornar um guru do *fitness* com apenas 8 minutos por dia, mas que pode dar uma alavancada na perda de gordura com esses 8 minutos de exercícios – mais rápido do que imagina.

Gaddour criou um incrível programa funcional de exercícios de 8 minutos que podem ser praticados assim que acordarmos, quando estaríamos tomando o café da manhã. O programa acelera a queima de gordura pelo metabolismo e proporciona o tipo de foco de que você vai necessitar quando o cheirinho do pão da padaria da esquina o chamar. Além de não precisar usar qualquer equipamento com esse programa de exercícios rápido e eficaz, você também não terá que se matricular em uma academia. Poderá praticar tudo em casa, no quarto de hotel, no escritório, em ambientes fechados ou ao ar livre, e eles queimarão de 15 a 20 calorias sob a forma de gordura corporal, ou mais, por minuto. Em jejum, já estará seletivamente queimando gordura corporal; esse programa queimará ainda mais. E, além de tudo, ele vai atingir cada músculo do seu corpo a fim de acelerar o metabolismo depois dos exercícios, mantendo a queima de gordura e de calorias. Esse circuito para o corpo como um todo pode ser fácil ou desafiador, depende de você – e não é necessário se esforçar muito para obter resultados notáveis. Segundo Gaddour, devemos começar com os movimentos mais simples até que eles se tornem fáceis, passando então às variações mais difíceis. Não importa o nível escolhido, você começa a liberar adrenalina, que ajuda a acabar com aquela gordurinha teimosa que se acumula na barriga, nos quadris e nas coxas. E em apenas 8 minutos poderá acabar com as reservas de glicogênio, açúcar armazenado nos músculos e no fígado, o que força o corpo a queimar mais gordura para obter combustível em todos os outros momentos, inclusive nos períodos de descanso e nos intervalos entre os exercícios.

Pronto para começar? Acerte o relógio: leva apenas 0,133333 de uma hora! (Por acaso mencionamos que leva 8 minutos?)

Um resumo do programa de exercícios de 8 minutos

- Alterne os programas A, B e C. Portanto, se fizer o A na segunda-feira, experimente o B na quarta e o C na sexta ou sábado. Depois volte ao A.

- Nas primeiras duas semanas, tire um dia de descanso entre os exercícios, para se recuperar. Rapidamente, você desenvolverá força e resistência.

- Nas semanas 3 e 4, pratique os exercícios todos os dias. E são apenas 8 minutos!

- Comece executando cada exercício dentro de cada circuito exatamente na ordem apresentada, trabalhando 30 segundos e descansando 30 segundos.

- A cada semana, acrescente 5 segundos de trabalho e retire 5 segundos de descanso até acabar transformando esse circuito sem equipamentos em um complexo no qual executa cada movimento por 60 segundos sem descanso entre um e outro!

- Há um aquecimento para cada exercício. O primeiro movimento em cada circuito mobiliza regiões dos tornozelos, quadris e lombar, que costumam estar contraídas.

EXERCÍCIO	PROGRAMA DE EXERCÍCIOS **A**	PROGRAMA DE EXERCÍCIOS **B**	PROGRAMA DE EXERCÍCIOS **C**
1	Alpinista/Passada lateral com tronco inclinado*	Agachamento com passada lateral	Passo de caranguejo
2	Meio agachamento com flexão plantar	Caminhada em 4 apoios	Caminhada em posição de agachamento
3	Flexão de braço com flexão de quadril	Chute em 4 apoios com rotação de tronco	Remada unilateral em isometria
4	Salto curto em posição de agachamento	Série salto unilateral no *step*/Skatista*	Série corrida estacionária no *step*/Agachamento e ponte no step*
5-8	REPITA OS EXERCÍCIOS 1-4		

* Troque os movimentos no meio.

Quer dobrar ou triplicar a eficácia deste programa de exercícios?

- Em um programa de exercícios de 17 minutos, faça 1 minuto de descanso e período de transição depois de completar o circuito de 8 exercícios e repita-o.

- Em um programa de exercícios de 26 minutos, faça 1 minuto de descanso e período de transição depois de completar o circuito de 8 exercícios e repita-o duas vezes.

Flexão alternada de quadril e de joelhos/Alpinista

PROGRAMA DE EXERCÍCIOS A
EXERCÍCIO 1a

POR QUE FUNCIONA:

Esse é possivelmente um dos melhores movimentos do planeta, sobretudo para pessoas que ficam sentadas no escritório o dia todo.

Entre seus benefícios estão:

- Fortalecer os ombros.
- Estabilizar a coluna.
- Mobilizar os flexores do quadril e da virilha.
- Ensinar a mexer os quadris em vez de movimentar a coluna lombar.

Métodos avançados treinam as fibras de contração rápida e a estabilidade balística do *core*.

COMO FAZER:

1. Assuma a posição inicial de flexão, apoiando o peso na palma das mãos, que devem estar alinhadas aos ombros, e contraindo o abdômen e os glúteos para formar uma linha reta da cabeça até o calcanhar. Agora, coloque o pé esquerdo ao lado da mão esquerda, sem mexer a região lombar.

2. Depois dê um pulo jogando os quadris para cima e troque de perna, de forma que o pé direito acabe ao lado da mão direita.

3. Continue trocando de perna e repetindo o movimento.

PARA FACILITAR
Faça o exercício mais lentamente e apoie-se no joelho de trás para diminuir a carga e a necessidade de estabilidade.

PARA DIFICULTAR
Aumente a velocidade do movimento.

1

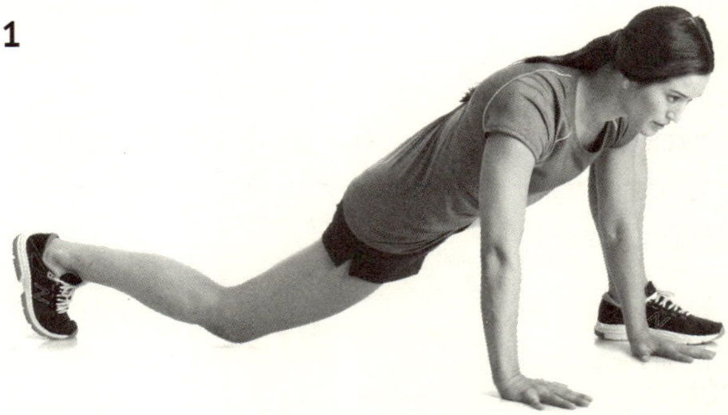

2

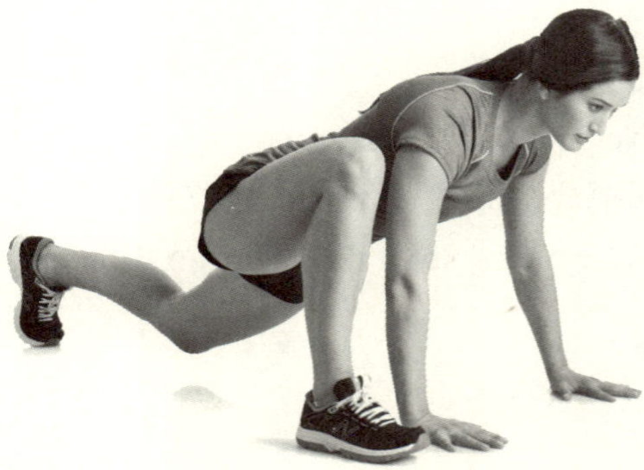

3

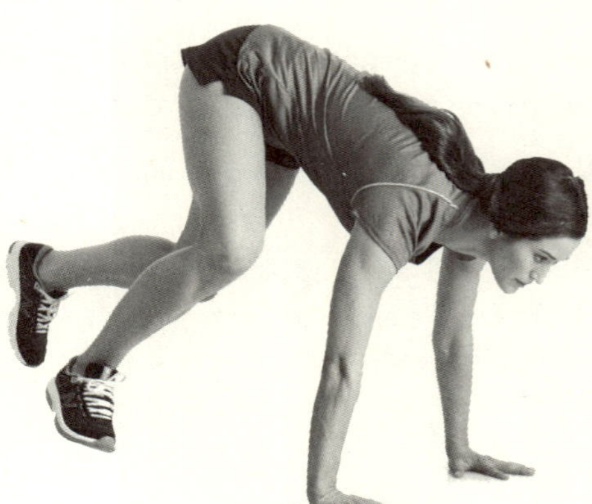

Passada lateral com o tronco inclinado apoiando as mãos no chão

PROGRAMA DE EXERCÍCIOS A
EXERCÍCIO 1b

POR QUE FUNCIONA:

A passada lateral é um exercício incrível que aumenta a amplitude de movimento na parte interna das coxas e dos quadris. Se você já sofreu alguma distensão ou rigidez na virilha, esse movimento é exatamente o que os médicos recomendam. Progrida até a corrida do macaco para acelerar o metabolismo e a frequência cardíaca. Entre os benefícios estão:

- Mobilizar os quadris no plano de movimento lateral e frontal.
- Atingir a parte externa dos quadris e músculos dos glúteos mais do que outros exercícios com flexão de quadril e quatro apoios.
- Provavelmente movimentar mais os ombros do que qualquer outro movimento no planeta.

COMO FAZER:

1. Abra as pernas e mantenha os pés paralelos, em uma distância correspondente a duas vezes a largura dos ombros, desça o tronco até que as mãos toquem no chão, lançando os quadris para trás e flexionando os joelhos.

2. Dê um passo para a esquerda, desça o tronco até a posição de agachamento lateral e coloque as duas mãos no chão. Sem mexer os pés, eleve um pouco as mãos e os quadris e passe o peso para o pé direito, de forma que termine num agachamento lateral para a esquerda. (Estique a perna direita.)

3. Agora desloque o peso para o outro lado, esticando a perna esquerda. Alterne por 30 a 60 segundos por vez.

PARA FACILITAR

Movimente-se em um ritmo mais lento e controlado, ou dando um passo menor.

PARA DIFICULTAR

Transforme o movimento em uma corrida apoiando-se simultaneamente nas mãos, elevando os quadris e trocando de perna rapidamente entre as posições.

1

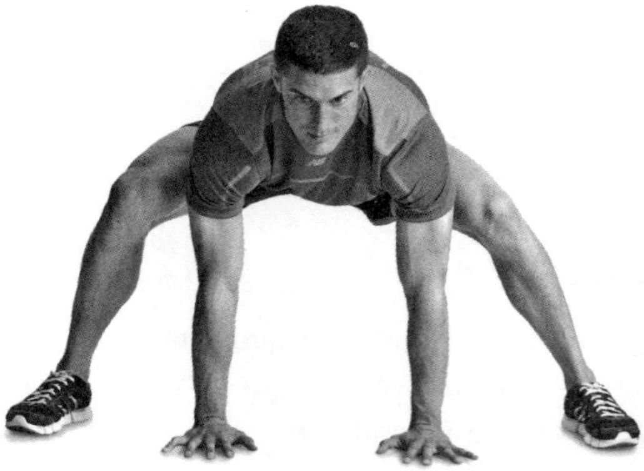

2

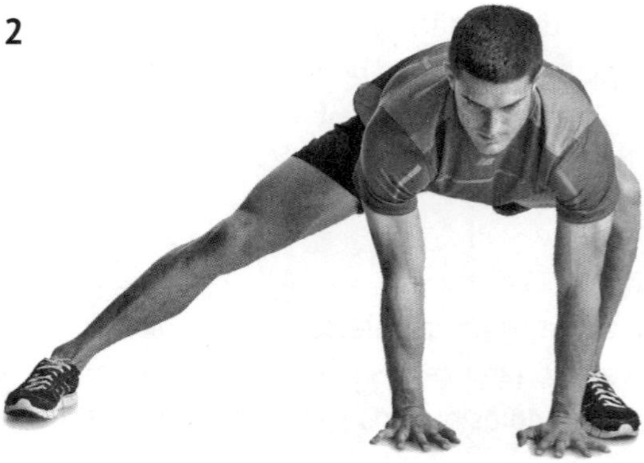

3

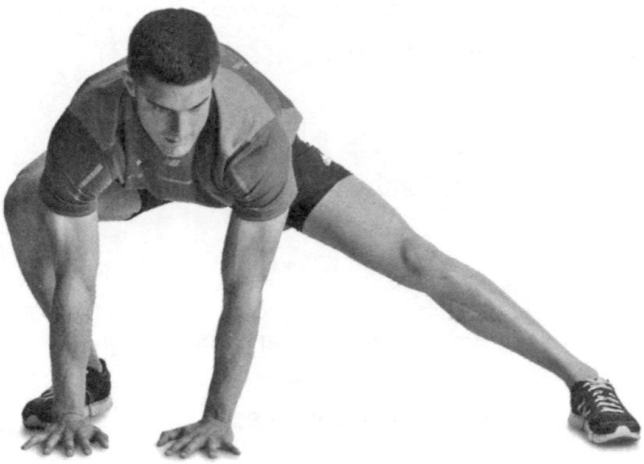

Meio agachamento com flexão plantar e braços elevados

PROGRAMA DE EXERCÍCIOS A
EXERCÍCIO 2

POR QUE FUNCIONA:

O meio agachamento com flexão plantar é basicamente uma versão sem equipamentos de exercícios com *kettlebell* e uma alternativa de baixo impacto para as tradicionais atividades com pulo.

Entre seus benefícios estão:

- Trabalhar todo o corpo, sobretudo as costas, e queimar calorias com poucos movimentos, poupando as articulações.
- Atingir fibras musculares de rápida contração que exercem maior impacto sobre o metabolismo, atividade física e frequência cardíaca.
- Fortalecer mais os quadris e o *core* do que exercícios aeróbicos tradicionais, como corrida na esteira e os movimentos no *transport*.

COMO FAZER:

1. Fique em pé com os pés paralelos e afastados alinhados aos quadris e flexione levemente os joelhos. Esta é a posição inicial. Incline-se colocando os quadris para trás, mantendo as costas eretas, e posicione os braços estendidos para baixo e para trás, como se fosse um esquiador descendo a montanha, sem se abaixar mais.

2. Lance os quadris vigorosamente para a frente até ficar totalmente ereto, erguendo os braços. Aumente o grau de dificuldade tirando os calcanhares do chão.

- Inverta o movimento e repita-o por 30 a 60 segundos por vez.

PARA FACILITAR
Execute o exercício em um ritmo mais lento e controlado.

PARA DIFICULTAR
Aumente a velocidade do movimento e saia ligeiramente do chão ao subir os braços.

1

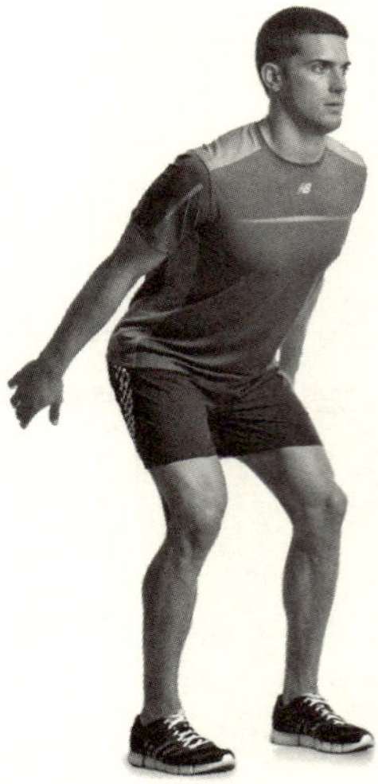

2

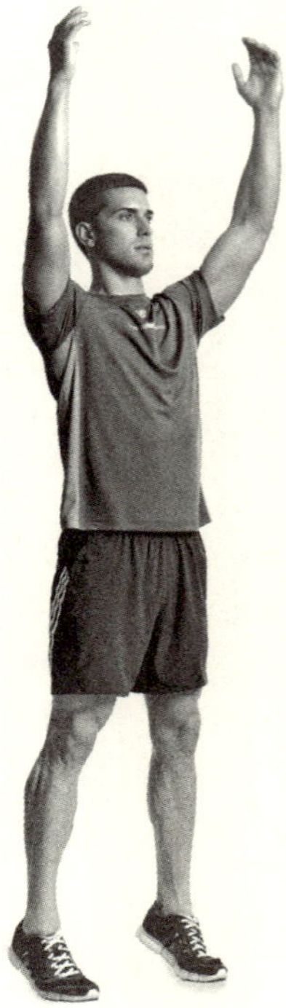

Flexão de braço com flexão de quadril

PROGRAMA DE EXERCÍCIOS A
EXERCÍCIO 3

POR QUE FUNCIONA:

Essa é provavelmente a melhor flexão que você já fez e queimará a gordura no corpo inteiro. Entre seus benefícios estão:

- Trabalhar toda a parte inferior do corpo, ao simular o movimento de um corredor na linha de partida ou um atacante de futebol americano arremessando a bola.
- Ensinar a mexer os quadris de forma explosiva sem movimentar a região lombar, com incrível estabilidade do *core*.
- Empurrar e puxar a parte superior do corpo para esculpir ombros de super-herói, deixando a frequência cardíaca lá em cima!

COMO FAZER:

1. Assuma a posição inicial de flexão, as mãos alinhadas aos ombros, o peso na palma das mãos, o abdômen e os glúteos contraídos e uma linha reta da cabeça aos calcanhares.

2. Lance os quadris para trás sem mexer a região lombar até que os joelhos estejam flexionados em um ângulo de 90 graus e a cabeça tenha ultrapassado a linha das mãos. Faça uma pausa na posição.

3. Depois estenda explosivamente os joelhos, tornozelos e quadris, lançando o tronco para a frente à medida que desce até a posição baixa de uma flexão, com os cotovelos flexionados e firmes ao lado para proteger os ombros.

- Retorne à posição inicial e repita por 30 a 60 segundos.

PARA FACILITAR
Não desça até a posição baixa da flexão ou simplesmente mantenha-se na posição de flexão.

PARA DIFICULTAR
Aumente a velocidade de movimento ou faça-o com os pés mais próximos, ou, melhor ainda, em uma perna de cada vez.

1

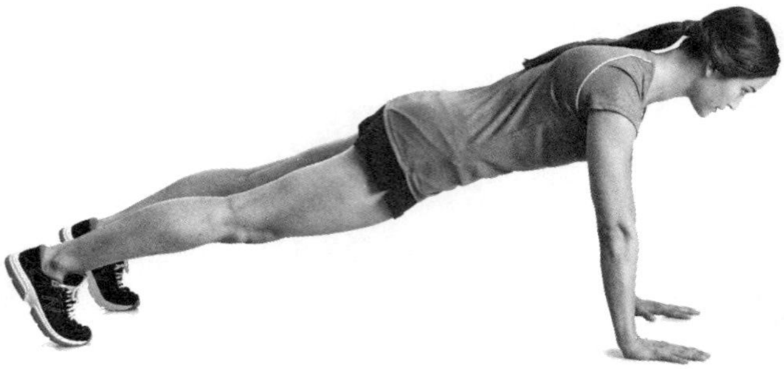

2

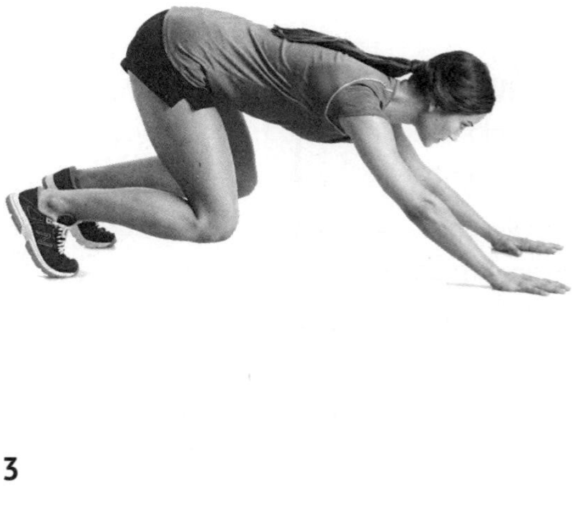

3

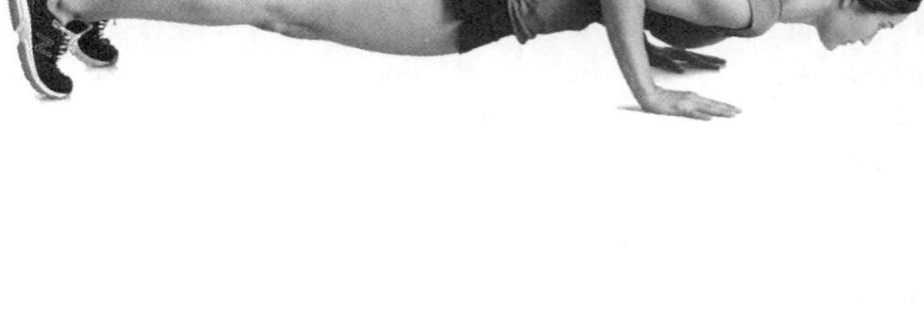

Salto curto em posição de agachamento

PROGRAMA DE EXERCÍCIOS A
EXERCÍCIO 4

POR QUE FUNCIONA:

O salto curto em posição de agachamento é o caminho mais rápido para ter pernas mais enxutas e tonificadas. Entre seus benefícios estão:

- Treinar os músculos da coxa para estabilizar os joelhos isometricamente com um movimento dinâmico lateral com os pés.
- Envolver os músculos maiores e mais fortes do corpo para incinerar a gordura e causar uma grande mudança metabólica que o deixará queimando calorias até mesmo depois do fim do exercício.
- Oferecer uma alternativa de baixo impacto aos tradicionais pulos com agachamento para indivíduos com histórico de dor no joelho.

COMO FAZER:

1. Comece meio agachado, flexionando os joelhos, tornozelos e quadris, com os pés juntos. (Essa é também a posição final.)

2. Agora salte, afastando as pernas, aterrissando de forma suave e permanecendo assim por um tempo, sem deixar os quadris subirem.

- Retorne à posição inicial e repita por 30 a 60 segundos.
- Imagine que está dentro de uma casinha com teto baixo e mantenha a cabeça e os quadris baixos durante todo o movimento para proteger os joelhos.

PARA FACILITAR
Não abaixe até a posição agachada ou simplesmente fique em uma posição que seja confortável.

PARA DIFICULTAR
Aumente a velocidade do movimento, parta de um agachamento mais acentuado, ou mexa-se em várias direções.

1

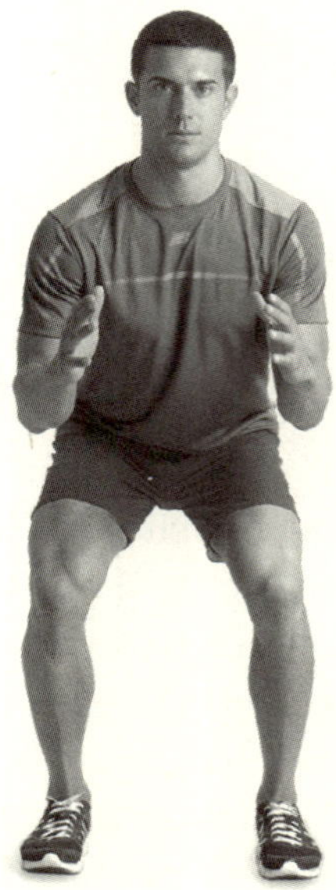

2

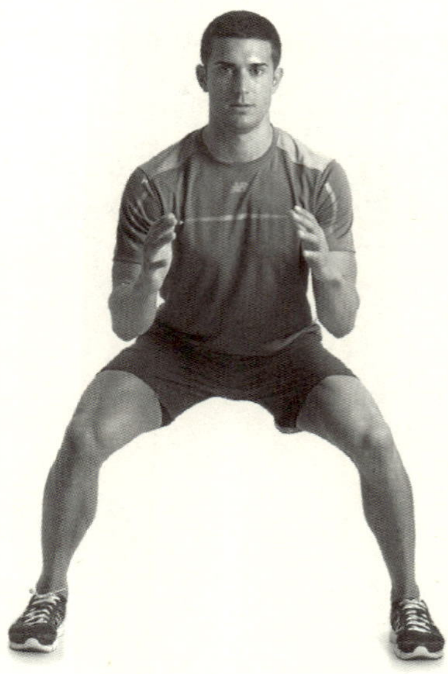

Agachamento com passada lateral e braços abertos

PROGRAMA DE EXERCÍCIOS B
EXERCÍCIO 1

POR QUE FUNCIONA:

Se você já assistiu ao filme *O predador*, já viu esse poderoso movimento funcional. Entre seus benefícios estão:

- Em no máximo 1 minuto, estimula os caminhos nervosos que ligam a mente e os músculos e mobiliza áreas firmes dos tornozelos, quadris e costas, tornando-se, possivelmente, o aquecimento mais rápido do mundo.
- Esta versão atualizada dos tradicionais polichinelos força menos os ombros porque mexemos os braços para os lados e não para cima, além de integrar o movimento do agachamento que trabalha os músculos dos quadris e das coxas que ajudam a perder a barriga.
- É também um exercício aeróbico que trabalha o corpo nos três planos de movimento, sendo melhor do que a corrida tradicional em linha reta. E realmente melhora o desempenho esportivo e reduz o risco de lesões no esporte.

COMO FAZER:

1. Afaste os pés na largura dos ombros e estique os dois braços à frente, com as palmas das mãos juntas. Esta é a posição inicial.

2. Dê um salto, afastando as pernas, lançando o quadril para trás, flexionando os joelhos e descendo o corpo até um agachamento, enquanto joga os braços para os lados e junta as escápulas. (Os braços devem ficar alinhados aos ombros ou um pouco atrás deles.)

3. Jogue o peso para a perna direita e depois para a esquerda antes de voltar para o centro e retornar à posição inicial.

- Repita por 30 a 60 segundos, aumentando gradualmente a velocidade e a amplitude do movimento.

PARA FACILITAR

Faça em uma velocidade mais lenta e controlada ou não se agache tanto.

PARA DIFICULTAR

Aumente a velocidade do movimento ou fique mais tempo na posição de agachamento.

1

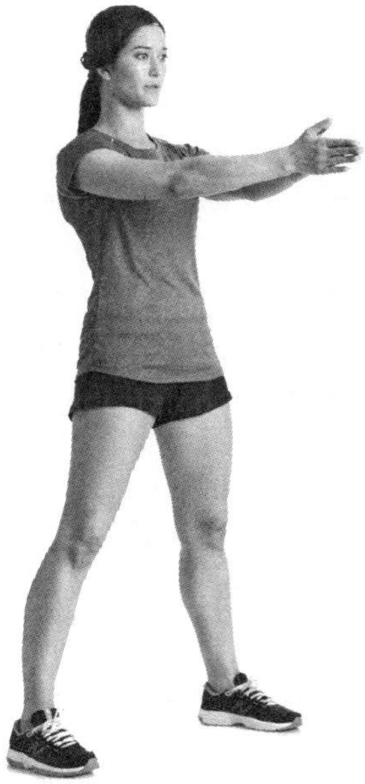

2

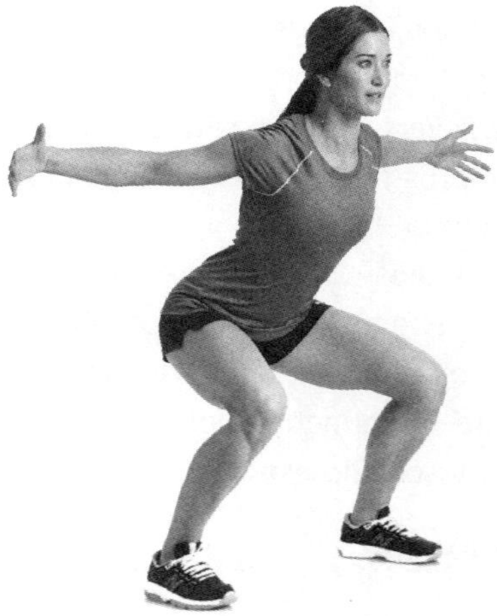

3

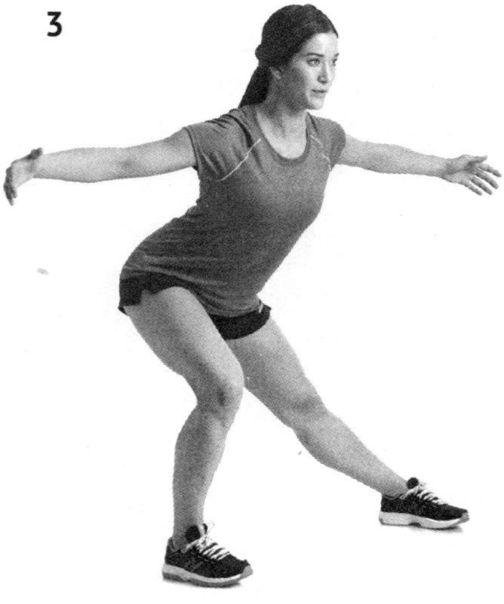

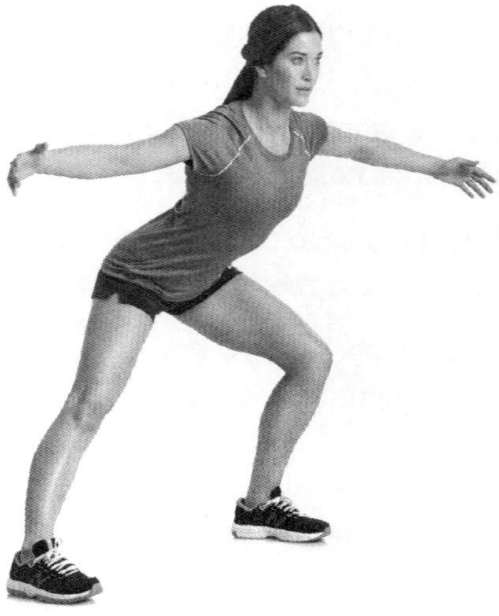

Caminhada em quatro apoios

PROGRAMA DE EXERCÍCIOS B
EXERCÍCIO 2

POR QUE FUNCIONA:

Diz o ditado: é preciso aprender a engatinhar antes de aprender a andar. E, às vezes, os melhores movimentos para queimar gordura são aqueles que já não fazemos há algum tempo (se é que fizemos), como engatinhar. Entre seus benefícios estão:

- Ser um padrão básico de locomoção que trabalha todo o corpo, enfatizando especificamente os ombros e o *core*.
- Fortalecer muito mais os quadríceps do que a posição da flexão com pernas estendidas.
- Desenvolver massa muscular na região do tórax, ao movimentar todos os quatro membros em vez de apenas as pernas.

COMO FAZER:

1. Assuma a posição de quatro apoios, com as mãos alinhadas aos ombros, e posicione os pés abaixo dos quadris.

2. Leve a mão direita e o pé esquerdo para a frente, de forma que a mão e o pé movam-se ao mesmo tempo, em um padrão bilateral.

3. Troque de lado e repita por 30 a 60 segundos por vez.

PARA FACILITAR

Engatinhe de forma mais lenta e desloque-se menos, ou simplesmente mantenha-se na posição isometricamente.

PARA DIFICULTAR

Aumente a velocidade, a distância percorrida a cada passo, ou movimente-se para trás ou para os lados. Você pode também engatinhar com a mão e o pé do mesmo lado se movimentando juntos para aumentar o desafio.

1

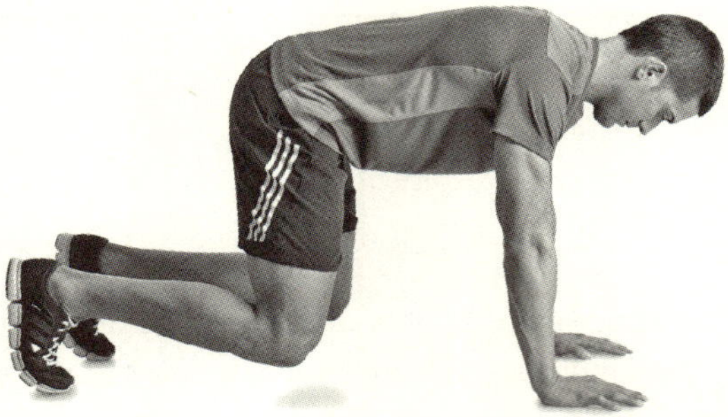

2

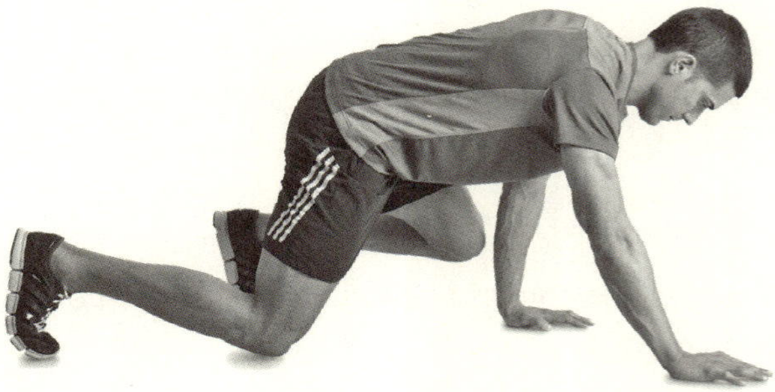

3

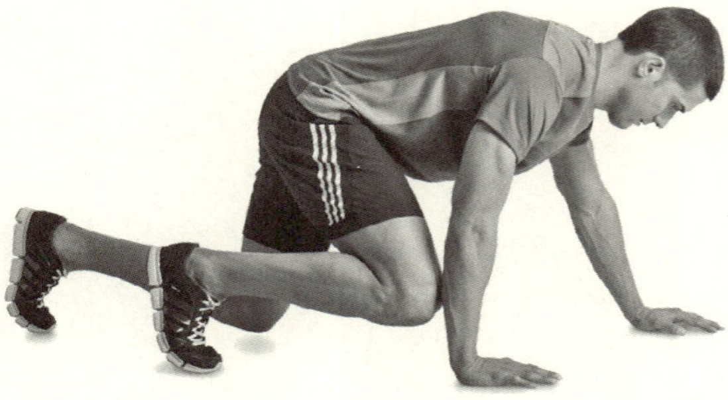

Chute em quatro apoios com rotação de tronco

PROGRAMA DE EXERCÍCIOS B
EXERCÍCIO 3

POR QUE FUNCIONA:

Muita gente considera a levantada turca, na qual começamos deitados, acabamos em pé e então deitamos outra vez, o exercício completo para o corpo. Sabendo disso, este pode ser um movimento tecnicamente difícil de executar, sobretudo em estado de fadiga. Então apresento minha versão favorita desse exercício, chamada "Chute em quatro apoios com rotação de tronco", que vai fazer com que você sinta estar queimando a gordura da barriga. Entre seus benefícios estão:

- Trabalhar força e estabilidade de um dos ombros, como uma prancha lateral.
- Ensinar a nos movimentarmos com rapidez e segurança a partir da posição de prancha para a posição de ponte e ao contrário.
- Exercitar enormemente os quadris e os músculos abdominais.

COMO FAZER:

1. Assuma a posição de flexão, com os joelhos flexionados em um ângulo de 90 graus, apoie as palmas das mãos no chão, alinhadas na largura dos ombros, e alinhe os pés na direção dos quadris.

2. Dê um chute com a perna direita, passando-a por baixo do corpo, transferindo o peso para a mão direita, até chegar na posição da ponte, apoiando-se em uma perna e um braço. Mantenha a posição por um tempo.

- Inverta o movimento e repita do outro lado por 30 a 60 segundos de cada vez.

PARA FACILITAR
Mexa-se em um ritmo mais lento e controlado, ou apoie-se sobre a lateral do quadril quando mudar de lado.

PARA DIFICULTAR
Aumente a velocidade do movimento ou mantenha-se na posição isométrica da ponte, apoiando-se em um braço e uma perna, durante 3 a 5 segundos por vez em cada lado. Esse movimento também pode ser executado para a frente, a fim de aumentar o desafio.

1

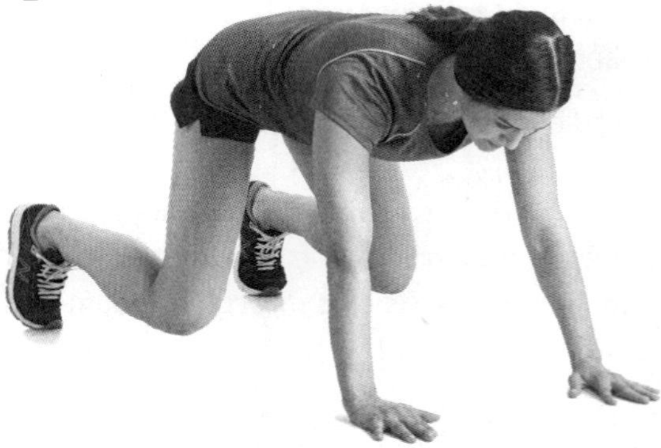

2

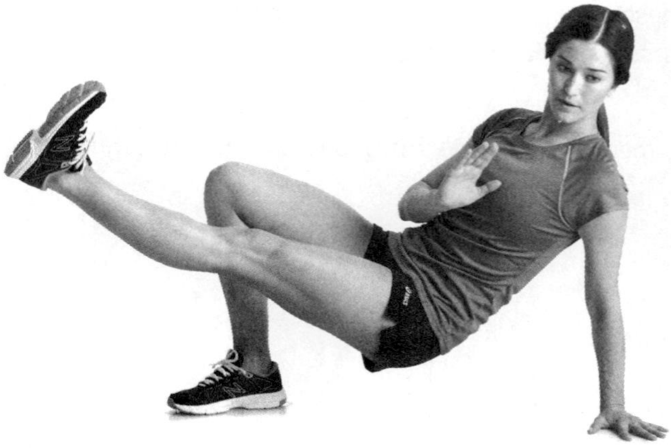

Salto unilateral no *step* alternando as pernas

PROGRAMA DE EXERCÍCIOS B
EXERCÍCIO 4a

POR QUE FUNCIONA:

Um dos melhores movimentos para esculpir os glúteos, acelerar o metabolismo e aumentar a queima de gordura é o salto unilateral no *step*. Além de ser uma versão de baixo impacto do salto com passadas que sobrecarrega, mexe também com a extensão do joelho e do quadril, fundamental para os mecanismos adequados de corrida e desempenho atlético geral. Conclusão: o complexo dos glúteos é o tecido corporal metabolicamente mais ativo e que mais queima calorias. Isso significa que, quanto mais desenvolvidos forem os músculos dos glúteos, menos gordura você terá em outras partes!

COMO FAZER:

1. Apoie o pé esquerdo em um banco ou *step* estável, com o joelho e o tornozelo alinhados, o calcanhar no *step* e a tíbia na vertical.

2. Dê um pequeno pulo e troque de perna no *step*, lançando os braços estendidos para cima, e aterrisse suavemente.

▸ Repita durante 30 a 60 segundos por vez.

PARA FACILITAR
Execute um pulo no *step* excêntrico, levando 5 segundos para descer no movimento. Mantenha o joelho e o tornozelo alinhados e a tíbia na vertical.

PARA DIFICULTAR
Aumente a altura da caixa ou *step*, aumente a velocidade do movimento ou a altura dos saltos, ou execute-os deslocando-se para a lateral.

1

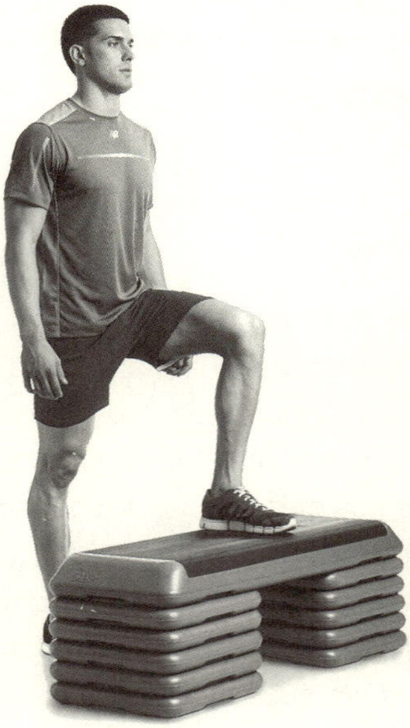

2

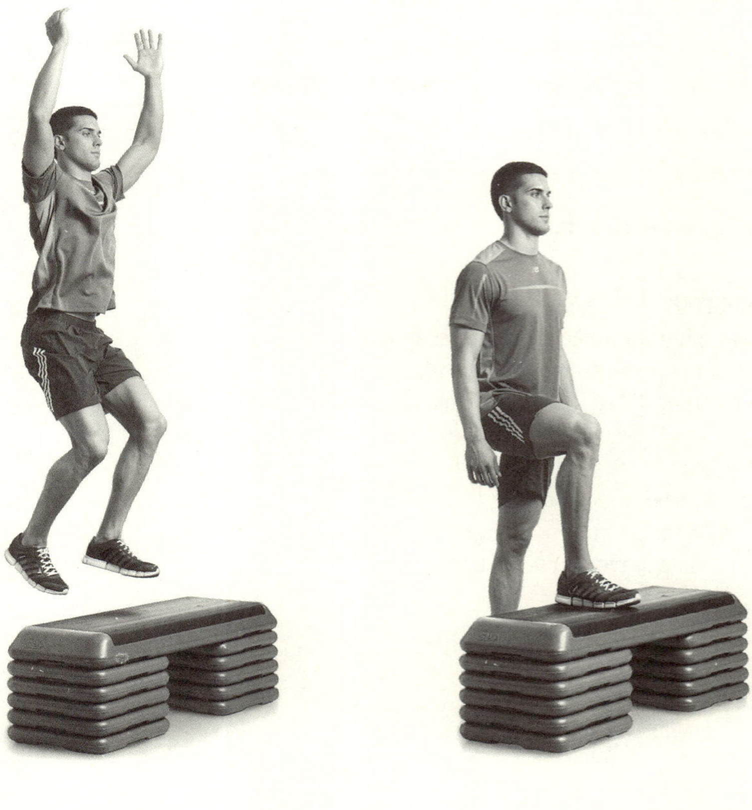

PROGRAMA DE EXERCÍCIOS B
EXERCÍCIO 4b

POR QUE FUNCIONA:

Se quisermos trabalhar os pulmões e as pernas, com esse exercício estamos no caminho certo. Entre seus benefícios estão:

- Mexer com os quadris e acelerar a frequência cardíaca sem exercer muita pressão sobre os joelhos, como fazem outros exercícios que envolvem saltos.
- Imitar o movimento dos skatistas.
- Exercitar os quadris no plano de movimento frontal de um lado para outro, a fim de ajudar a reduzir o risco de lesões no ligamento cruzado anterior durante o treino ou a prática de esportes.

COMO FAZER:

1. Comece com a posição do atletismo, flexionando joelhos, tornozelos e quadris. (Essa também é a posição final.) Eleve para trás a perna esquerda e pule para a perna direita, pisando levemente e permanecendo nela um tempo, com os quadris para trás e para baixo.

2. Inverta o movimento e repita por 30 a 60 segundos, aumentando de maneira gradual a velocidade e o alcance do movimento.

- Imagine-se no interior de uma casinha com teto bem baixo e mantenha a cabeça e os quadris para baixo durante todo o exercício para proteger os joelhos.

PARA FACILITAR
Execute o exercício em uma velocidade mais lenta e controlada ou apoie o pé de trás para ter suporte e estabilidade maior quando passar de um lado para outro.

PARA DIFICULTAR
Aumente a velocidade do movimento ou a distância percorrida, ou pratique o exercício em várias direções.

1

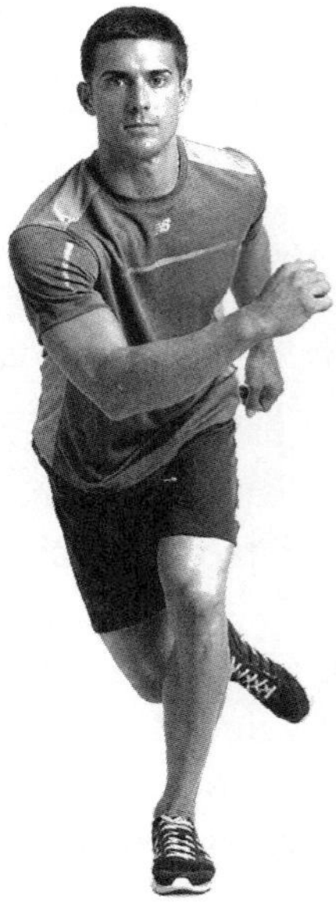

2

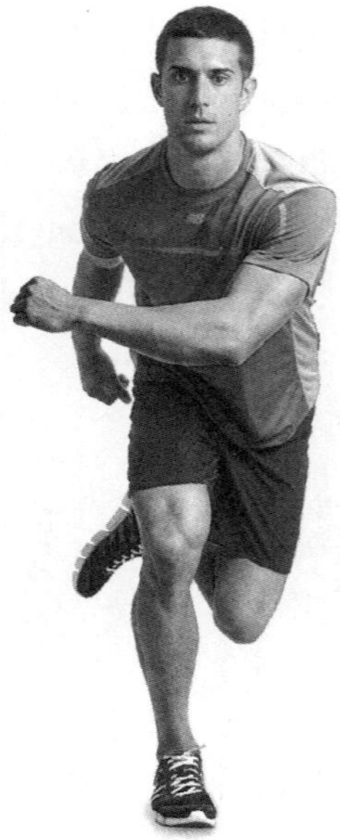

Passo de caranguejo

PROGRAMA DE EXERCÍCIOS C
EXERCÍCIO 1

POR QUE FUNCIONA:

Considere o passo de caranguejo o oposto da caminhada em quatro apoios. Enquanto a caminhada usa toda a parte da frente do corpo, o passo de caranguejo utiliza toda a parte de trás. Entre seus benefícios estão:

- Mobilizar os quadris e os ombros, algo especialmente importante atualmente, uma vez que passamos o dia todo sentados trabalhando.
- Desenvolver os glúteos e os tendões do jarrete, regiões do corpo cujo desenvolvimento é importante para melhorar a aparência e o desempenho.
- Atingir o tríceps, que abrange dois terços da massa muscular dos braços, fortalecendo-os.

COMO FAZER:

1. Sente-se com a palma das mãos apoiadas no chão, alinhadas aos ombros, e flexione os joelhos em um ângulo de 90 graus. Eleve os quadris até tirar os glúteos do chão.

2. Movimente a mão direita e o pé esquerdo para a frente, ao mesmo tempo.

3. Repita o movimento com a mão esquerda e o pé direito, 30 a 60 segundos cada vez.

PARA FACILITAR
Faça o movimento de forma mais lenta ou dê passos menores, ou simplesmente faça um exercício isométrico, segurando na posição.

PARA DIFICULTAR
Aumente a velocidade do movimento, a distância percorrida ou desloque-se para trás e para os lados. Você também pode executar o passo de caranguejo partindo de uma posição de ponte alta, fazendo uma linha reta da cabeça aos quadris.

1

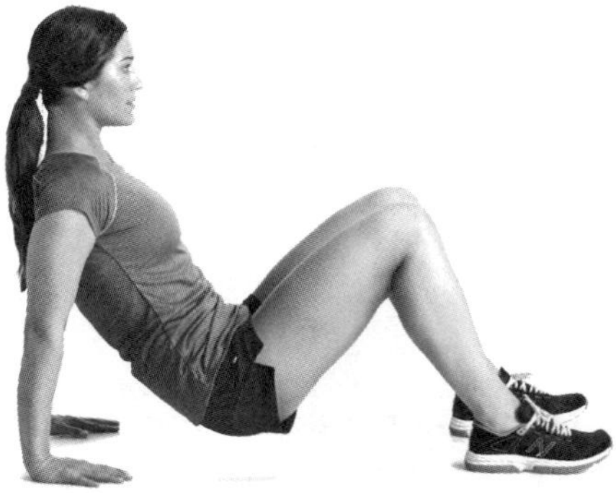

2

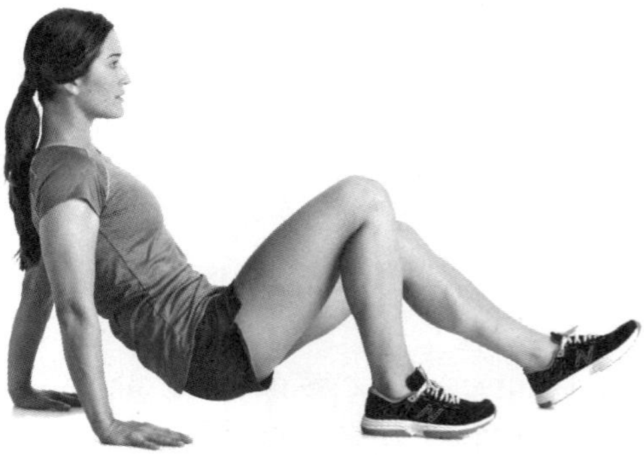

3

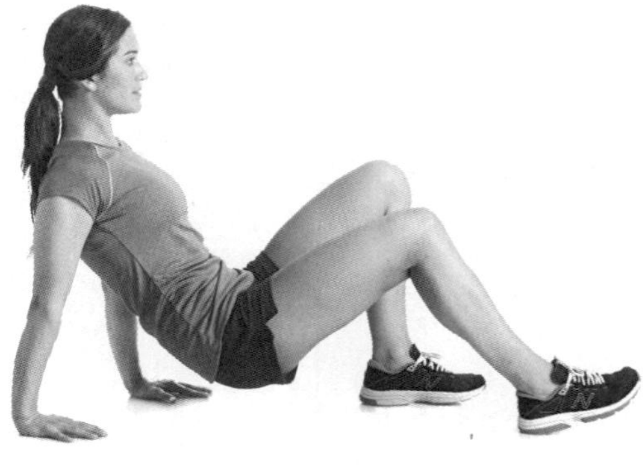

Caminhada em posição de agachamento

PROGRAMA DE EXERCÍCIOS C
EXERCÍCIO 2

POR QUE FUNCIONA:

Sabemos que os agachamentos trabalham as pernas, mas na verdade eles trabalham o corpo como um todo. Associar uma caminhada com esses exercícios que desenvolvem a parte posterior do corpo é a maneira mais rápida de queimar mais calorias e mais gorduras. Entre seus benefícios estão:

- Elevar mais a frequência cardíaca do que somente os agachamentos simples, resultando em maior condicionamento cardiovascular e maior queima de calorias.
- Trabalhar os quadríceps, mas também ensinar como transferir adequadamente o peso de um quadril para outro em uma situação de instabilidade.
- Ensinar a desacelerar e pisar com um pé só de forma adequada, o que aumenta o desempenho na corrida e reduz o risco de lesões por excesso de treino, como a síndrome do joelho de corredor.

COMO FAZER:

1. Assuma a posição de agachamento, com o pé direito na frente, inteiramente apoiado no chão, e o pé esquerdo em flexão plantar e com os dedos do pé alinhados com o calcanhar direito. Lance os quadris para trás e para baixo o máximo que puder, mantendo a coluna ereta e permanecendo assim durante todo o exercício.

2. Ande para a frente, para o outro lado e repita por 30 a 60 segundos por vez.

COMO FACILITAR
Movimente-se mais lentamente ou em um ritmo mais controlado, ou apenas permaneça na posição de agachamento por um tempo.

PARA DIFICULTAR
Parta de um agachamento mais profundo, desloque-se para a frente e para trás, ou dê passadas maiores para treinar mais a estabilidade.

1

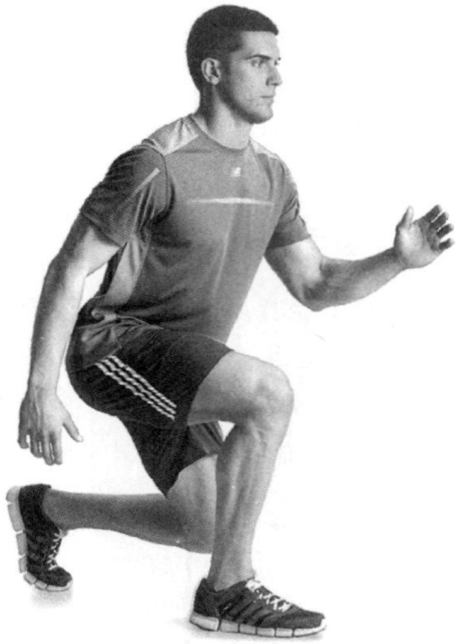

2

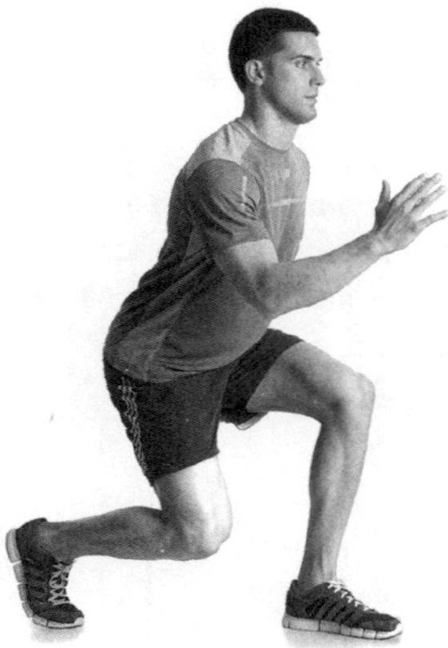

Remada unilateral em isometria

PROGRAMA DE EXERCÍCIOS C
EXERCÍCIO 3

POR QUE FUNCIONA:

A região das costas abrange o tecido muscular metabolicamente mais ativo da parte superior do corpo e também a que mais elimina calorias. Porém, pode ser difícil trabalhar essa área sem equipamentos como halteres e faixas elásticas em exercícios como remadas, ou roscas ou barras para serem levantadas. Mas não tenha medo, porque podemos usar uma toalha de praia para gerar uma resistência manual por meio de uma técnica chamada isometria máxima, na qual criamos uma tensão muscular máxima contra uma força imóvel ou objeto. O resultado? Postura melhor, ombros mais saudáveis, a parte posterior do corpo mais equilibrada e um corpo torneado que chama a atenção por onde quer que passe.

COMO FAZER:

1. Flexione a perna esquerda, bem na frente da direita. Apoie o pé esquerdo na ponta da toalha e segure a outra ponta da toalha com a mão direita.

2. Puxe a toalha com a mão direita com a maior força que puder, sem prender a respiração. Mantenha a posição por 30 a 60 segundos, então troque de lado e repita.

PARA FACILITAR

Diminua o tempo da isometria para períodos de 5 a 10 segundos com breves períodos de descanso entre eles, de 1 a 2 segundos, para desenvolver gradualmente força e resistência.

PARA DIFICULTAR

Faça a isometria aproximando mais de sua caixa torácica e das axilas, para envolver de forma mais completa os músculos das costas.

1

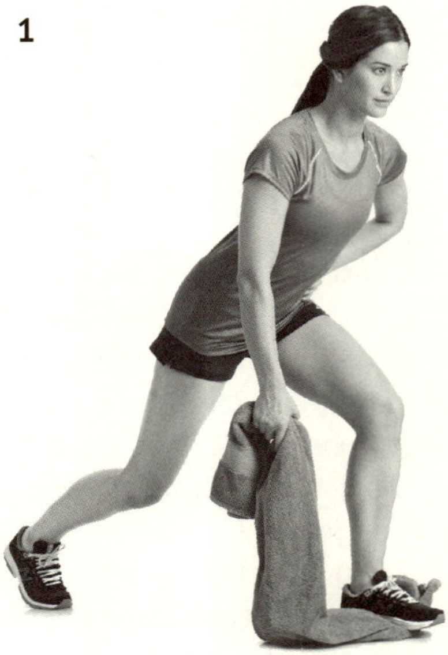

2

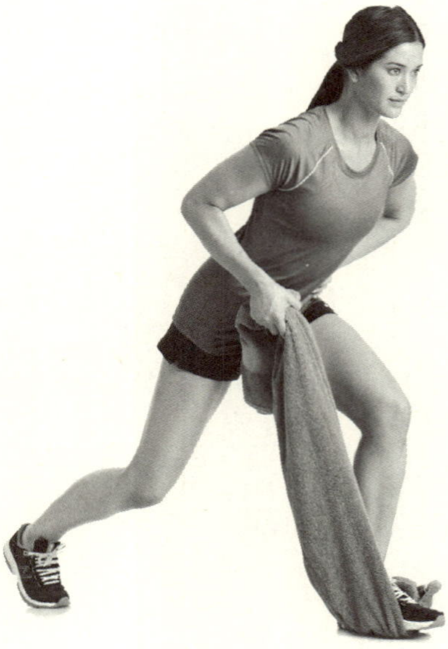

Corrida estacionária no *step*

PROGRAMA DE EXERCÍCIOS C
EXERCÍCIO 4a

POR QUE FUNCIONA:

Embora estudos revelem que o exercício aeróbico não seja tão eficaz para a perda real de peso, o uso adequado de um *step* pode ser fatal para os depósitos de gordura, como vemos na corrida estacionária no *step*. Entre seus benefícios estão:

- Dissipar parte da força exercida pelo impacto associado a exercícios pliométricos, permitindo-nos ativar o sistema cardiovascular e acelerar a queima de calorias sem causar dores nas articulações.
- Fazer com que movimentemos os pés e os braços rapidamente para aumentar a maleabilidade e a elasticidade dos músculos e diminuir a perda de força associada ao processo de envelhecimento.
- Ser ótimo para se associar ao agachamento com ponte no *step* (o próximo exercício da nossa lista), para acrescentar o fortalecimento geral do corpo à rápida perda de gordura.

COMO FAZER:

1. Apoie o pé esquerdo em uma caixa estável ou *step* (até uma lista telefônica serviria nesse caso) com o braço direito para a frente, lembrando a posição de corrida.

2. Troque rapidamente as mãos e os pés e repita por 30 a 60 segundos.

- Apoie a parte da frente do pé no *step* e mantenha os joelhos ligeiramente flexionados durante todo o movimento.

PARA FACILITAR

Execute o exercício em ritmo mais lento e controlado, concentrando-se em trocas bem-feitas e corretas das mãos e dos pés.

PARA DIFICULTAR

Aumente a velocidade do movimento, bata os pés por dois tempos antes de trocar as pernas, ou movimente-se em várias direções.

1

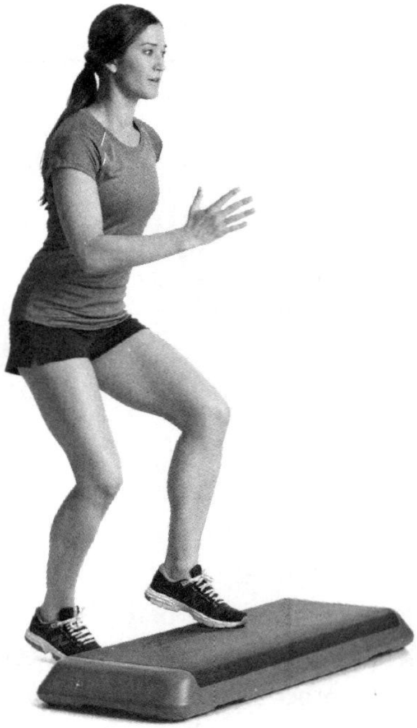

2

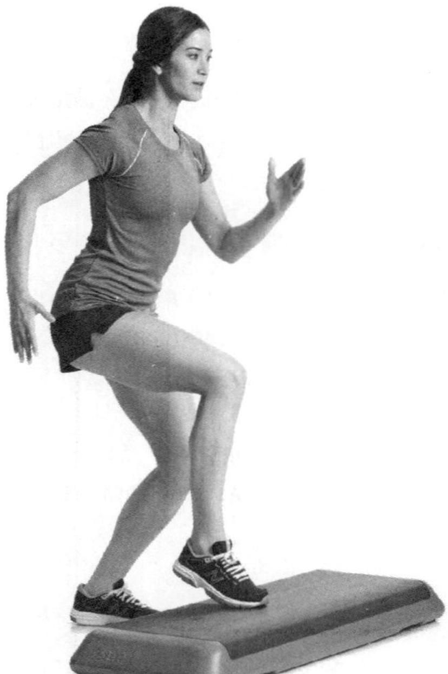

Agachamento com ponte no *step*

PROGRAMA DE EXERCÍCIOS C
EXERCÍCIO 4b

POR QUE FUNCIONA:

O agachamento com ponte no *step* é o exercício mais puxado do planeta porque estar em pé e ir para a posição de flexão e voltar envolve o corpo todo e incinera a gordura da barriga. O problema é que a maioria das pessoas o executa muito rapidamente, arredondando as costas e lançando os joelhos para a frente. Para resolver esse problema, adote a postura do sumô para jogar o peso nos calcanhares e trabalhar os músculos do glúteo, o que também tira a pressão dos joelhos. Utilize uma caixa baixa ou *step* (*steps* aeróbicos com altura ajustável são os ideais) que permita que você abaixe os quadris e coloque as mãos sobre a caixa sem flexionar a região lombar. Aumente ou diminua a altura da caixa ou *step* quando necessário e comece a trabalhar!

Podemos esperar os seguintes benefícios:

- Como utilizamos os maiores músculos do corpo, a queima de calorias será fantástica.
- Problemas comuns causados por estresse dos joelhos podem ser evitados tirando a pressão das articulações vulneráveis.
- Esse exercício trabalha os glúteos, que são os músculos metabolicamente mais ativos, portanto você queima o máximo de calorias ao mesmo tempo que melhora a aparência das costas.
- Ganhamos mais força para movimentos com pulos e torções, fundamentais em todos os esportes.

COMO FAZER:

1. Afaste os pés, alinhando-os aos ombros.

2. Mantenha as costas eretas, os pés totalmente apoiados no chão e desça os quadris até conseguir tocar na caixa ou *step*.

3. Apoie as mãos no *step* e salte, jogando os pés para trás e indo até a posição de flexão, sem esquecer de contrair os glúteos.

- Inverta o movimento e repita por 30 a 60 segundos.

PARA FACILITAR

Utilize uma caixa, *step* mais alto ou até uma superfície inclinada para diminuir o alcance do movimento.

PARA DIFICULTAR

Aumente a velocidade, acrescente uma flexão no final do movimento e/ou um pulo até a caixa no auge do movimento. A partir daí, experimente outras variações.

1

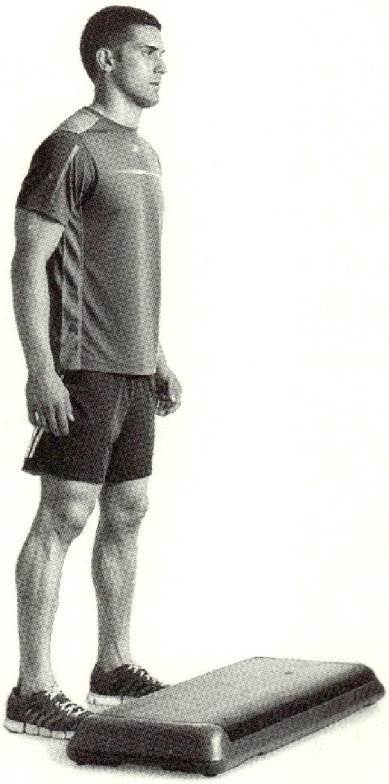

2

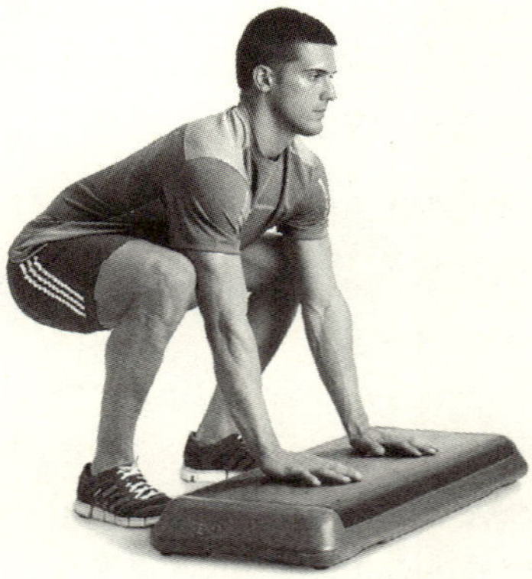

3

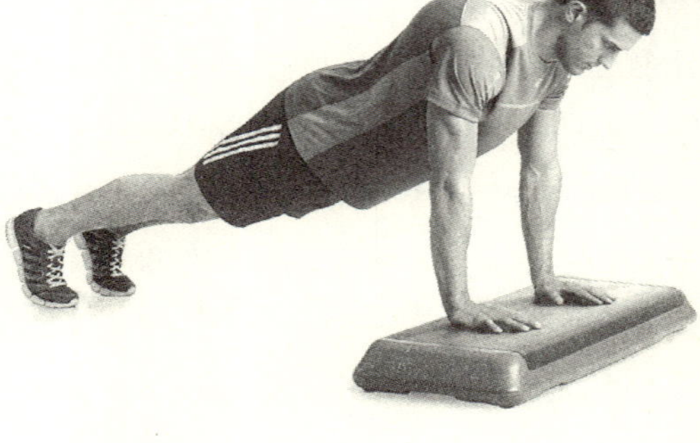

AGRADECIMENTOS

GOSTARÍAMOS, EM ESPECIAL, DE LEVAR nossos agradecimentos a Satchidananda Panda, Ph.D., professor associado do Laboratório de Biologia do Instituto Salk em La Jolla, Califórnia, e Mark Mattson, Ph.D., diretor do Laboratório de Neurociências do Instituto Nacional sobre Envelhecimento, bem como suas respectivas equipes, por suas revolucionárias investigações sobre os benefícios do jejum intermitente para a saúde. As principais teorias e a ciência nessa área são deles; o plano para implementá-las foi desenvolvido por nós.

Gostaríamos de agradecer a Maria Rodale e à família Rodale, cuja dedicação a fazer o possível e o impossível nos estimulou a agir. Obrigado por nos permitir ajudar as pessoas a melhorarem suas próprias vidas e o mundo ao seu redor.

A George Karabatsos e sua equipe de design, em especial Mike Smith e Elizabeth Neal, que deram a essa revolução uma embalagem muito atraente.

A Laura Roberson, Jordan Sward, Grant Stoddard, Lila Battis, Cathryne Keller, Theresa Dougherty e Stephanie Smith, que também nos ajudaram a concluir o livro, em parte ignorando o conceito das 8 horas diárias de trabalho do dia.

Agradecemos também ao nosso extraordinário amigo e coautor de *Eat This, Not That!*, Matt Goulding, por elaborar outras receitas fabulosas para este esforço, e a B.J. Gaddour pelo trabalho árduo no programa de exercícios que é top de linha.

A Yelena Nesbit, Aly Mostel, Allison Keane e Kateri Benjamin, que ajudaram a disseminar este progrma revolucionário.

À equipe da Rodale Books, em especial Debbie McHugh, Steve Perrine, Chris Krogermeier, Jeff Csatari, Mike Zimmerman, Nancy Bailey, Beth Lamb, Bob Niegowski, Beth Bischoff, Ayla Christman, Adam Campbell, Michael Easter e a equipe de produção da Rodale. Apreciamos seus esforços heroicos para levar o livro a todos que precisam dele.

Agora que você já conhece todas as pessoas que se esforçaram para levar este livro até você, esqueça-as. Nós nos esforçamos porque queríamos que o emagrecimento fosse fácil para você – a pessoa que realmente importa daqui por diante.

INFORMAÇÕES SOBRE A SEXTANTE

Para saber mais sobre os títulos e autores
da EDITORA SEXTANTE,
visite o site www.sextante.com.br
e curta as nossas redes sociais.
Além de informações sobre os próximos lançamentos,
você terá acesso a conteúdos exclusivos
e poderá participar de promoções e sorteios.

www.sextante.com.br

facebook.com/esextante

twitter.com/sextante

instagram.com/editorasextante

skoob.com.br/sextante

Se quiser receber informações por e-mail,
basta se cadastrar diretamente no nosso site
ou enviar uma mensagem para
atendimento@esextante.com.br

Editora Sextante
Rua Voluntários da Pátria, 45 / 1.404 – Botafogo
Rio de Janeiro – RJ – 22270-000 – Brasil
Telefone: (21) 2538-4100 – Fax: (21) 2286-9244
E-mail: atendimento@esextante.com.br